HOMÖOPATHISCHE SYMBOL APOTHEKE

PSYCHE UND GEMÜT

»Es gibt viel Trauriges in der Welt und viel Schönes.
Manchmal scheint das Traurige mehr Gewalt
zu haben, als man ertragen kann,
dann stärkt sich indessen leise das Schöne
und berührt wieder unsere Seele.«

Hugo von Hofmannsthal

Hinweis für die Leser:
Die Autorinnen haben bei der Erstellung dieses Buches Informationen und Ratschläge mit Sorgfalt recherchiert und geprüft, dennoch erfolgen alle Angaben ohne Gewähr. Verlag und Autorinnen können keinerlei Haftung für etwaige Schäden oder Nachteile übernehmen, die sich aus der praktischen Umsetzung der in diesem Buch vorgestellten Anwendungen ergeben. Bitte respektieren Sie die Grenzen der Selbstbehandlung, und suchen Sie bei Erkrankungen einen erfahrenen Arzt oder Heilpraktiker auf. Die vorgestellten Therapievorschläge sollen den Besuch beim entsprechenden Facharzt nicht ersetzen, sondern ergänzen. Lassen Sie hier Ihre Sorgfaltspflicht und auch den gesunden Menschenverstand walten. Die Mittel sollen einen energetischen Impuls in die richtige Richtung geben, jedoch benötigt es in vielen Fällen eine gute therapeutische Begleitung, um auf die Ursachenebene zu gelangen.

Wichtig: Wir möchten ausdrücklich darauf hinweisen, dass es fahrlässig wäre, psychisch Erkrankte nicht an eine ärztliche, psychotherapeutische oder sonstige fachgerechte Stelle zu verweisen. Schwerwiegend psychisch Erkrankte können eine Gefährdung für sich selbst und andere darstellen und gehören in die Hände von Profis.

Christina Baumann & Roswitha Stark

Homöopathische Symbol Apotheke

Psyche und Gemüt

Haben Sie Fragen an den Mankau Verlag?
Anregungen zum Buch?
Erfahrungen, die Sie mit anderen teilen möchten?

Besuchen Sie unsere sozialen Netzwerke:
www.mankau-verlag.de

mankau

Inhalt

Teil I: Grundlagen

Teil II: Die Symbolapotheke für Psyche und Gemüt

Teil III: Alle 111 Symbolmittel

Die 68 homöopathischen und spagyrischen Symbole

Die 4 Miasmen-Symbole

Die 39 Bachblüten-Symbole

Vorwort

Wir freuen uns sehr, dass wir mit den Büchern und Kartensets der Homöopathischen Symbolapotheke einige Bestseller im Bereich der Alternativheilkunde auf den Markt bringen konnten, deren Inhalte bereits viele Nutzer mit Begeisterung und Engagement in die Praxis umgesetzt haben. Das Thema Energiemedizin und Heilen mit Symbolen geht schon immer weit über die reine Symptombehandlung hinaus. Homöopathische Mittel greifen tief in die Ursachenebene von Seele, Gemüt und Psyche hinein und können uns auf diesem Weg in eine grundlegende Transformation begleiten. Sie können Traumata auflösen helfen, die der Körper in Form von Symptomen oder auch Situationen aufzeigt, die wir einfach nicht überwinden können, obwohl wir doch schon so viel unternommen haben. Die Kombination aus dem über zweihundert Jahre alten Erfahrungsschatz der klassischen Homöopathie Samuel Hahnemanns und dem Blick auf die Bedürfnisse der neuen Zeit und ganz neue Anliegen – wie überbordender Leistungsdruck, permanenter Stress, Überforderung sowie eine Zunahme psychischer Erkrankungen von Burn-out über Depressionen bis zu Dissoziationen (Abspaltungen) lebendiger Anteile unseres Selbst – hat uns gezeigt, wie notwendig ein neues Herangehen an die Homöopathie heutzutage ist. Zudem hat uns die sogenannte »Corona-Zeit« deutlich gemacht, wie verheerend sich Isolation, Eingesperrt-Sein, »zwanghafte« Impfungen, das Gefühl, Außenseiter zu sein oder auch gegen andere Meinungen aufstehen zu müssen (Gruppendruck), auswirken. Vor allem Kindern und Jugendlichen, aber auch alten Menschen in den Heimen, die nicht besucht werden durften, geht es heute zunehmend schlecht. Der Schaden, der hier angerichtet wurde, ist immens und hat die latente Spaltung in der Gesellschaft nur noch verschärft. Spaltung bedeutet immer eine Trennung, von anderen, aber vor allem auch von sich selbst: von seinem Selbst-Bewusstsein, Selbst-Vertrauen, Selbst-Wert, seiner Selbst-Achtung und Selbst-Ständigkeit. Wenn man Hilfe für die Psyche sucht, muss man oft bis zu einem Jahr warten, um einen Therapieplatz zu bekommen.

Dieser Band der Homöopathischen Symbolapotheke ist aus einem echten und tiefen Anliegen heraus entstanden, um unserer seelisch-emotional-mental-psychischen Ebene zu helfen, weil wir glauben, dass sich dann auch die körperliche Ebene im Sinne von Heilung transformieren kann und auch ungute Situationen verlassen werden können.

Wir haben für dieses Buch einerseits etliche bekannte homöopathische Mittel aufgegriffen, die für das Thema Psyche besonders wichtig sind, z. B. so essenzielle Traumamittel wie Aconit, Arnika oder Opium. Andererseits auch weniger bekannte, jedoch sehr erstaunliche Mittel, die der Spagyrik angehören, wie Brassica nigra, Lavandula oder Propolis. Auch sie können potenziert als Homöopathika wirksam werden.

Zum ersten Mal finden Sie hier jetzt auch sämtliche 38 Bachblüten und das bekannte Rescue-Mittel, die schon lange Zeit als wichtige Seelenbegleiter im Einsatz sind, in Symbolform übersetzt. Viele Menschen hatten sich das in den letzten Jahren von uns gewünscht. Nun sind wir dem nachgekommen und freuen uns selbst »wahnsinnig« darüber. Die Bachblüten sind mit ihrem sanften Wesen unglaublich starke Kräfte und können so einiges in Gemüt und Seele zurechtrücken. Wir staunen jeden Tag, was alles möglich ist.

Leider leben wir insofern in einer sehr herausfordenden Zeit, als dass wir vielfältigen neuen bzw. verstärkten Einflüssen von außen ausgesetzt sind. Das sind ungewohnte Frequenzen aller Art wie Funkstrahlung oder 5G, jedoch auch kosmische Strahlungen oder die Auswürfe der Sonne oder andere Teilchen, die vermehrt auf die Erde treffen und auch unseren Gemütszustand massiv beeinflussen können. Viele dieser Frequenzen kennen wir gar nicht. Wohl aber spüren wir sie in Form von diffusen Symptomen (unerklärliche Kopfschmerzen, Schwindel, seltsame Gedanken oder andere psychische Befindlichkeiten). Dadurch ist aus unserer Sicht ein neues Miasma (Kollektivthema) entstanden, für dessen Tragweite wir das Symbol »Core-Miasma« erschaffen haben. Es ist eines von vier wichtigen miasmatischen Mitteln in Symbolform, die wir für das Thema »Psychische Störungen« als essenziell erachten und in unsere Betrachtung einbeziehen wollen. Die anderen drei Miasmen-Mittel sind das Tuberkulinie-Miasma (Rastlosigkeit), das Noxinie-Miasma (Intoxikationen) und das Streptococcinum-Miasma (Immunsystem). Hier geht es um die Heilung des Individuums über das miteinander verbundene Kollektivfeld, ohne dessen Berücksichtigung oft krank machenden Einflüssen nicht genügend begegnet werden kann und ein entscheidender Teil zur Ursachenheilung fehlen würde.

Wir wünschen allen Anwendern ganz viel Freude und Erfolg mit diesem Buch!

Christina Baumann und Roswitha Stark im August 2024

Einleitung

Psychische Erkrankungen sind im Gegensatz zu anderen gesundheitlichen Beeinträchtigungen »unsichtbar« und medizinisch oft nicht messbar. Von einer ernsthaften psychischen Erkrankung spricht man, wenn Denken, Fühlen, Wahrnehmung und Handeln über einen längeren Zeitraum verändert, also auffällig sind und nicht mehr der gesellschaftlichen Norm entsprechen. Der Mensch kann sich dann nicht mehr in das, was »normal« ist, einfügen, z. B. in den Arbeitsprozess oder das soziale Leben. Besondere Auswirkungen von Krisen wie der Coronapandemie und des Krieges in der Ukraine oder im Gazastreifen auf die Psyche von Berufstätigen werden in Statistiken sichtbar, die jedoch nicht besonders aussagekräftig sind, weil die Dunkelziffer von psychischen Störungen mit Sicherheit weit höher ist.

So erfasste die Kaufmännische Krankenkasse KKH z. B. 2022 ein Plus von 16 Prozent bei Krankschreibungen und Fehltagen wegen seelischer Erkrankungen. Die häufigste Diagnose seien depressive Episoden, dicht gefolgt von depressiven Reaktionen auf schwere Belastungen und Anpassungsstörungen.

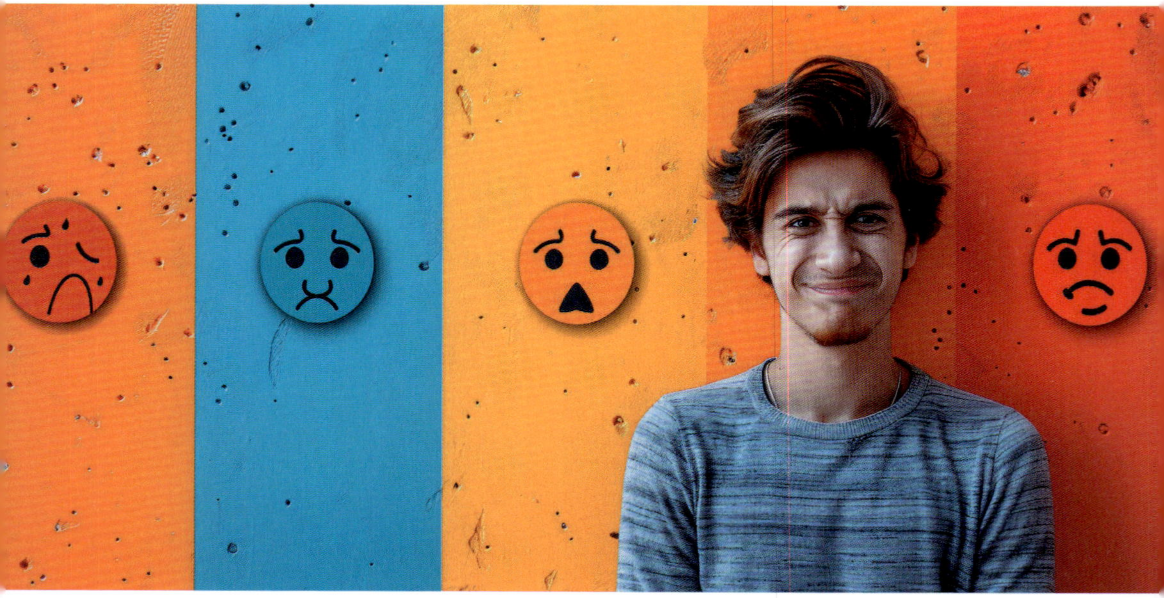

Psychische Probleme haben viele Gesichter.

Zudem verursachten chronische Erschöpfung, Angststörungen sowie somatoforme Störungen viele Fehltage. Depressionen, chronische Erschöpfung oder Angststörungen treten demnach weiterhin häufiger bei Frauen auf, doch bei Männern stieg die Zahl der Fehltage besonders stark. Während der Pandemie mussten Frauen, Kinder und Männer ihre körperliche Aktivität auf ein Minimum reduzieren, die vorher z. B. im Vereins- und/oder Mannschaftssport eingebunden waren. Nicht nur der Bewegungsmangel, sondern auch der fehlende soziale Austausch haben sich negativ auf die Psyche, den Antrieb, die Motivation und die allgemeine Stimmungslage ausgewirkt. Dazu drücken die (wirtschaftlichen) Folgen von Kriegen weltweit und insbesondere die Inflation aufs Gemüt. Sorgen und Existenzängste haben zugenommen. Frauen geben häufiger den Spagat zwischen Job, Betreuung von Kindern und pflegebedürftigen Angehörigen als Ursache psychischer Belastungen an. Flächendeckend verschärften sich diese psychischen Belastungen in den letzten Jahren. Der Rückzug und die Vereinzelung sowie der Versuch einer Kompensation mithilfe von sozialen Medien tun ihr Übriges. Auch wenn der Zwang zum Homeoffice und Homeschooling jetzt beendet ist, dauert das Leiden fort. Körper und Geist merken sich das Gewesene und kämpfen später immer noch damit.

Klassifizierung psychischer Störungen

Nach den offiziellen Klassifizierungen gibt es viele verschiedene psychische Erkrankungen. Sie kommen häufiger vor, als man gemeinhin denkt. Jeder zweite Mensch erkrankt einmal im Leben an einer psychischen Störung. Darunter fallen:

- Angststörungen
- Belastungsstörungen
- Bipolare Störung
- Borderline-Persönlichkeitsstörungen
- Burn-out
- Depression und depressive Störungen
- Essstörungen
- Psychotische Störungen
- Schizophrenie
- Suchtstörungen und Abhängigkeitserkrankungen
- Traumata

Was kann dieses Buch leisten?

Ganz gleich, wie die offiziellen schulmedizinischen Einteilungen und Bezeichnungen von psychischen Erkrankungen lauten – wir wollen und können mit diesem Buch keine gründliche und kompetente Therapie durch ausgebildete Psychologen und Ärzte ersetzen. Jedoch hat die Homöopathie in vielen Tausenden von Fällen bewiesen, dass sie nicht nur bei körperlichen Beschwerden hilfreich sein kann, sondern auch bei chronischen Erkrankungen, die der Patient vielleicht schon seit vielen Jahren hat. Das Gleiche gilt für psychisch-emotionale Befindlichkeitsstörungen. Manchen Menschen hilft schon eine Bachblütengabe weiter oder das Schockmittel Aconit bei plötzlichen erschreckenden Ereignissen. Jedoch zeigt der Einsatz der »Homöopathie-Symbolapotheken« oft auch bei tieferen seelischen Erkrankungen, Ängsten, Verhaltensstörungen, Erschöpfung oder bei schulischen Problemen erstaunliche Ergebnisse und belegt, wie sanft und nebenwirkungsfrei diese Art der Schwingungstherapie sein kann. Auch begleitend zu einer längeren Therapie können die Symbolmittel sinnvoll eingesetzt werden.

Alle Mittel der Homöopathischen Symbolapotheke können die körpereigene Abwehr und die Selbstheilungskräfte gut und nebenwirkungsfrei anregen, ähnlich wie auch die Klassische Homöopathie es vermag.

In diesem Buch möchten wir Ihnen diese Art der Informationsmedizin speziell für die Behandlung von psychisch-emotionalen Themen näherbringen. In den ersten drei Bänden haben wir sehr viele bekannte und unbekanntere Mittel und etliche Spezialsymbole wie Störfrequenzen ausführlich beschrieben. Im vorliegenden Buch haben wir nun erstmals die wundervollen Bachblüten als »Spezialmittel« integriert und in Symbolschwingung übersetzt. Homöopathische und Bachblüten-Heilimpulse wirken allein oder miteinander, damit es den betroffenen Menschen besser geht. Da jedes Symptom, jede Beschwerde, und dazu gehören eben auch psychische Befindlichkeitsstörungen, als Blockade bzw. als »Widerstand« im Energiefeld interpretiert werden kann, muss der Heilimpuls auch darauf hinwirken, diese Blockade zu harmonisieren, damit das Symptom letztendlich nicht mehr benötigt wird. Dieser Heilimpuls kann in Form von Symbolen gegeben werden, die sehr vielfältig angewendet werden können, z. B., indem sie in das feinstoffliche Feld des Betroffenen (Aura) als Lichtenergie einfließen, damit es auch im Gemüt wieder heller wird. Da psychisch-seelische Beziehungen zwischen Erwachsenen und Kindern oder auch unseren Ahnen bestehen, werden wir auch hierauf eingehen, denn nicht selten

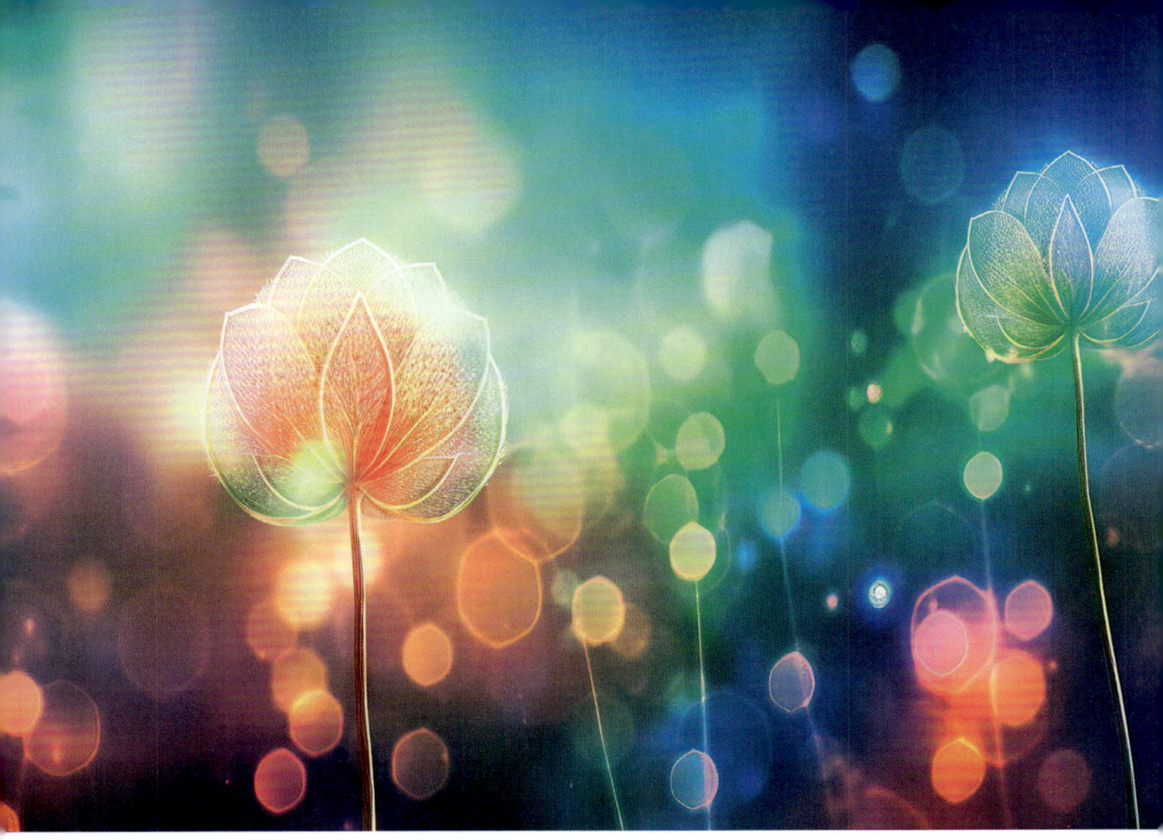

Homöopathische Mittel und Blütenessenzen sind Wege zurück zur Freude.

fühlen wir uns nicht wohl oder werden gar psychisch krank, weil wir unerlöste Familienthemen (unbewusst) tragen.

Und letztendlich gibt es auch im Kollektivfeld, diesem »gemeinsamen Gedächtnis« der Menschheit, sehr viele Energien, die uns nicht guttun. Sie zeigen sich als (manipulierende) Gedankenformen, Angriffe durch bestimmte Frequenzen (5G u. a.), stoffliche Verunreinigungen, denen wir nicht mehr entkommen (Gifte, Chemikalien, Abgase), oder auch kosmische Energien (Sonnenteilchen, kosmische Strahlung u. a.) und ein labiles Erdmagnetfeld, das direkt mit dem Magnetfeld des Herzens in Resonanz ist. Mit den besonderen miasmatischen Mitteln werden wir in diesem Buch einen Weg vorschlagen, trotz dieser Herausforderungen eine bestmögliche Anpassung und Harmonisierung zu erreichen.

Teil I
Grundlagen

Sie erfahren, was wir allgemein unter Psyche verstehen, und es werden auch Aspekte der energetischen Behandlung von psychischen Störungen vermittelt, die in der klassischen Therapie wenig Beachtung finden, wie z. B. die Tatsache, dass Symptome auch von Vorfahren übernommen sein können.

Was versteht man unter »Psyche«?

Was ist die Psyche, und woraus besteht sie, was verstehen wir darunter? Darüber haben sich schon die größten Philosophen den Kopf zerbrochen. Im Duden wird das Wort Psyche als die »Gesamtheit des menschlichen Fühlens, Empfindens und Denkens« bezeichnet. Die menschliche Psyche bezieht sich in der Regel auf die bewussten und unbewussten Teile des menschlichen Geistes bzw. der sogenannten Seele. Die heutigen Vorstellungen von der Psyche wurden von den unterschiedlichen Theorien von Sigmund Freud (1856–1939) und Carl Gustav Jung (1875–1961) sehr stark beeinflusst. Freud und Jung hatten jeweils ihre ganz eigenen Definitionen.

Das Freud'sche Modell unterteilt die Psyche in die folgenden Bewusstseinsebenen:

- **das Bewusstsein**
- **das Vorbewusste**
- **das Unbewusste**

Jungs Definition der menschlichen Psyche war komplexer als die von Freud, er spricht vom »persönlichen Unbewussten«, das sich weiter in verschiedene Komplexe aufgliedert:

- **das kollektive Unbewusste**
- **das Selbst**
- **die Persona**
- **der Schatten**

In der Jung'schen Theorie ist jeder der verschiedenen Teile der menschlichen Psyche als separat und individuell anzusehen und funktioniert unabhängig vom Rest, also von all den anderen Teilen. Für Carl Gustav Jung haben alle Menschen Anteil am kollektiven Unbewussten, das Archetypen enthält, denen alle Menschen folgen können. Jeder Mensch entwickelt auch ein persönliches Unbewusstes, zu dem der Schattenkomplex gehört. Wie Sigmund Freuds Unbewusstes besteht der Schatten aus unerwünschten Eigenschaften und Vorstellungen des Menschen, aber er hat auch Ähnlichkeit mit dem Vorbewussten, da die Inhalte des Schattens oft im Bewusstsein auftauchen.

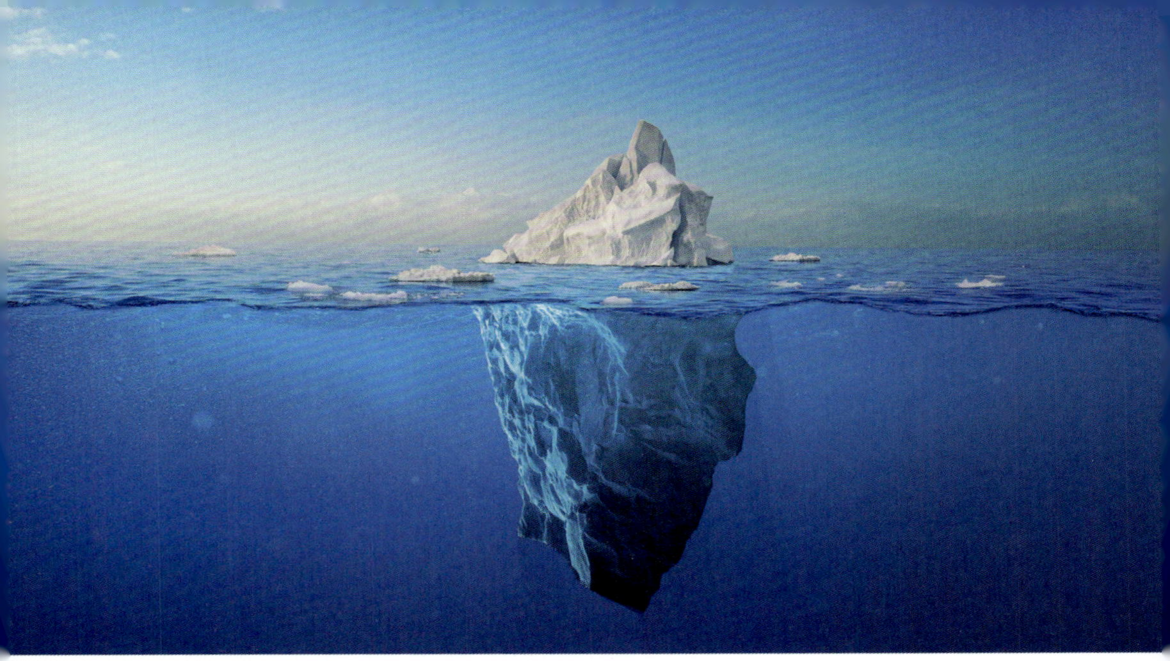

Das Unterbewusstsein nimmt einen viel größeren Raum ein als das Bewusste, was sich gut anhand des Bilds eines Eisbergs veranschaulichen lässt.

Die modernere Neurowissenschaft untersucht dagegen die Zusammenhänge zwischen Psyche und Gehirn. Nach dem Verständnis der Neurowissenschaften gehören auch Fühlen, Denken, Emotionen, Empathie, Wahrnehmung, Empfindung, Wissen, Intuition oder Motivation zur Psyche.

Fast jeder kennt schon das Modell des Eisbergs, um die Ebenen des Bewusstseins darzustellen:

- **Bewusstsein**

Das Bewusstsein ist der Teil über dem Wasser. Er enthält alles, dessen sich der Mensch im Moment bewusst ist, wie z. B. Gedanken, Wünsche, Gefühle und Erinnerungen.

- **Vorbewusstsein**

Der Teil des Eisbergs, der sich direkt unter dem Wasser befindet, ist das Vorbewusstsein. Es besteht aus Gedanken, die potenziell ins Bewusstsein gebracht werden könnten.

- **Das Unbewusste**

Der unterste Teil des Eisbergs, der am tiefsten im Wasser liegt, steht für das Unbewusste. Im Unterbewusstsein befinden sich unangenehme Dinge wie emotionale Schmerzen, Ängste, traumatische Erinnerungen, auch aus anderen Leben bzw. vorgeburtlicher Zeit. Dies könnte eines Tages wieder im Vorbewusstsein und im Bewusstsein auftauchen.

Auswirkung der Psyche auf den Körper

Gesundheit definiert man heutzutage als positives Zusammenspiel zwischen Körper (soma), Geist und Seele. Die Gesundheit der Psyche ist eine wesentliche Voraussetzung für unser allgemeines Wohlbefinden, und wenn es dem Körper gut geht, dient dies auch dem psychisch-seelischen Gleichgewicht. Allerdings haben »körperlich-stoffliche« Faktoren wie Toxine oder Strahlung über Veränderungen der Körperchemie durchaus auch Auswirkungen auf den psychischen Zustand des Menschen.

Die Corona-Krise machte deutlich, wie wichtig das Thema psychische Gesundheit für uns ist. So hätte man bei einem Lockdown nicht nur berücksichtigen müssen, wie viele Menschen man eventuell vor einer Corona-Erkrankung schützen kann, sondern auch mit einberechnen, welche möglichen Schäden für die Psyche man damit in Kauf nimmt. Insbesondere negative Kindheitserfahrungen können die psychische wie auch die physische Gesundheit gefährden und u. a. Depressionen, Angststörungen, Persönlichkeitsstörungen, dissoziative Identitätsstörungen, reaktive Bindungsstörungen oder soziale Störungen verursachen.

Gemütssymptome nach Hahnemann

Die Neurowissenschaften haben lange versucht, das Gehirn im Hinblick darauf zu kartieren und bestimmte Gemütssymptome einer spezifischen anatomischen Region zuzuordnen. Das ist jedoch (noch) nicht gelungen. Traditionell räumte bereits Hahnemann den sogenannten »Gemütssymptomen« einen besonderen Rang zur Mittelfindung ein, was in zahlreichen Falldarstellungen bestätigt werden kann. Viele klassische Homöopathen gewichten heute noch bei der letztendlichen Auswahl des Mittels die Gemütssymptome als ausschlaggebend. Wie genau Gemütssymptome interpretiert werden können, wird jedoch von Anfang an bei klassischen Homöopathen kontrovers diskutiert. Beispiele für Gemütssymptome wären z. B. folgende Formulierungen:

- Angst beim Husten
- Weinen in fröhlichen Situationen
- Lachen in traurigen Situationen
- Eifersucht ohne Grund
- Rasend sein vor Zorn
- Verlangen nach oder Abneigung gegen Trost

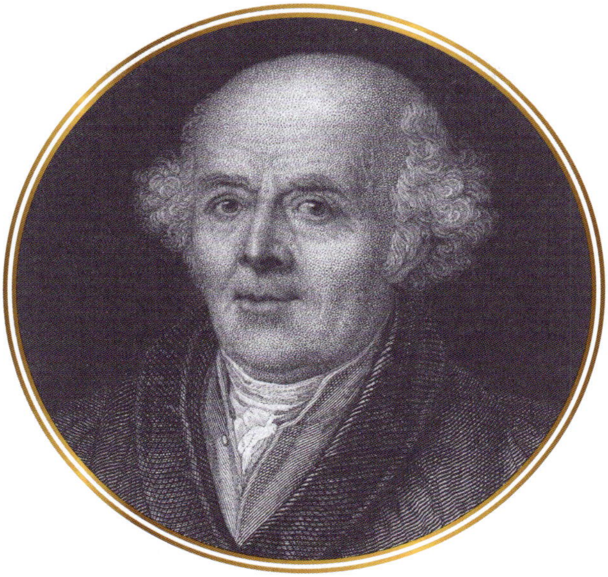

Samuel Hahnemann lieferte das Grundprinzip der Homöopathie.

Neben den Gemütssymptomen sollte auch die Causa (Ursache) bei der Mittelfindung eine hohe Priorität habe, formuliert z. B. als Folgen von:

- Schreck
- Schock
- Operationen
- Impfungen
- Kälte, Nässe
- Sonneneinstrahlung usw.

Wir wollen uns hier aber nicht länger mit der klassisch-homöopathischen Mittelfindung aufhalten, sondern nur zeigen, für wie wichtig wir die psychischen bzw. Gemütssymptome der Mittelbeschreibungen erachten. In diesem Buch jedoch finden wir das passende Mittel mit unseren Testsystemen und/oder intuitiv heraus. Das ist wie bei allen Büchern der Homöopathischen Symbolapotheke unser großer Vorteil!

Ahnen und Übernahmen

Eines der spannendsten Kapitel in der Heilarbeit ist es zu erkennen, dass Symptome und Beschwerden ihre Ursachen oft in einer gestörten »Ahnenbeziehung« haben. Auch bei psychischen Symptomen können Sie sich fragen: »Bei wem liegt eigentlich wirklich die Ursache beziehungsweise das Problem? Bei mir selbst oder bei einem Elternteil? Oder bei einer anderen Person, deren unerlöstes Thema ich zu tragen versuche (Großeltern, Urgroßeltern, Verwandter usw.)?« Selbst verstorbene Personen können in diesem Zusammenhang eine Rolle spielen. Man kann testen, zu wie viel Prozent das Thema eigentlich wirklich meines ist und zu wie viel Prozent von jemand anderem übernommen. Über das morphogenetische Feld und unsere Aura sind wir energetisch eng mit unseren Ahnen verbunden. Bei allen relativ hartnäckigen Themen liegt der Verdacht nahe, dass jemand in unserem familiären Umfeld ebenfalls dieses Thema trägt bzw. früher getragen hat und dies noch immer unerlöst ist. Kinder übernehmen wiederum Anteile von uns.

Unbewusst wollen wir den einst Betroffenen mit der Übernahme ihrer Themen sowie deren Ausdruck in Form von Körper- oder geistigen Symptomen helfen, ihren Schatten zu erlösen. Deshalb lassen sich psychische und körperliche Krankheiten manchmal nicht nur direkt bearbeiten, sondern auch indirekt durch Behandlung der blockierten Muster von Ihnen nahe stehenden Personen. Z. B. können wir in so einem Fall das Symbol als Lichtenergie in unsere eigene Aura und die Aura der (verstorbenen) anderen Person einfließen lassen.

Der erste Schritt zur Heilung besteht in diesen Fällen oft darin, zu akzeptieren und auch gefühlsmäßig anzunehmen, dass die eigentliche Ursache eventuell nicht zu 100 Prozent bei einem selbst liegt. Dieses hat mit einer Schuldzuweisung an irgendeinen Ahnen rein gar nichts zu tun. Schuldgefühle und Schuldzuweisungen sind im Gegenteil kontraproduktiv und helfen nicht weiter. Denken Sie daran: Dies alles geschieht nahezu vollständig auf der unterbewussten und unbewussten Ebene. Denn es ist ja Mutter oder Vater oder einem Verstorbenen nicht bewusst, dass Sie (zum Teil) sein unerlöstes Thema austragen. Sie wollen einfach nur helfen, und ihre Symptome dienen als Wegweiser, das zu verstehen. Leider haben wir es verlernt, diese Sprache beziehungsweise die Signale als »symbolisch« zu verstehen. Selbst Säuglinge und Kleinkinder können »in Resonanz« gehen mit den unerledigten Themen der Eltern oder

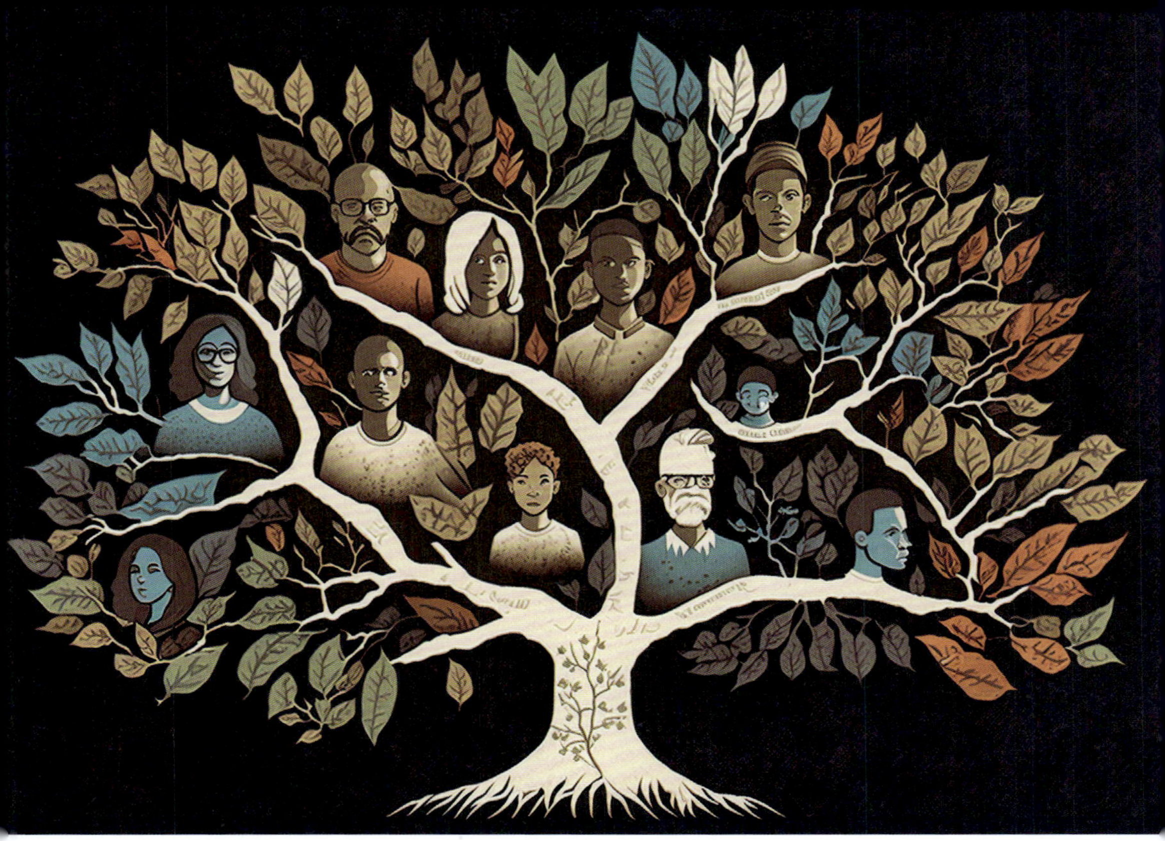

Mehr, als wir ahnen, kommt von unseren Ahnen.

z. B. auch der Großeltern oder anderer Ahnen. Das symptomatische Geschehen auf der Körperebene kann dann unter Umständen ausdrücken, dass der »Nachfahre« ein emotionales Thema seiner Vorfahren aufzeigen möchte, um miteinander das Thema zu erlösen. Es ist der Vorteil eines energetischen Testsystems wie Kinesiologie, Pendel- oder Rutentestung, dass wir den wahren Ursachen der Beschwerden und vor allem der Frage »Wer ist verantwortlich?« (nicht schuldig!) auf die Spur kommen.

Parallelbehandlungen

So kann es sogar manchmal sein, dass es gar keinen Sinn hat, den im Hier und Jetzt Betroffenen zu behandeln, sondern dass zusammen mit dem betroffenen Familienmitglied ein bis dato verdrängtes traumatisches Ereignis energetisch mit dem gewählten Symbol behandelt werden sollte. Die Frage, die deshalb vor einer Behandlung immer interessant ist, lautet: »Trage ich eigentlich selbst die Ursache für diese Erkrankung?«, beziehungsweise: »Wie viel Prozent dieses

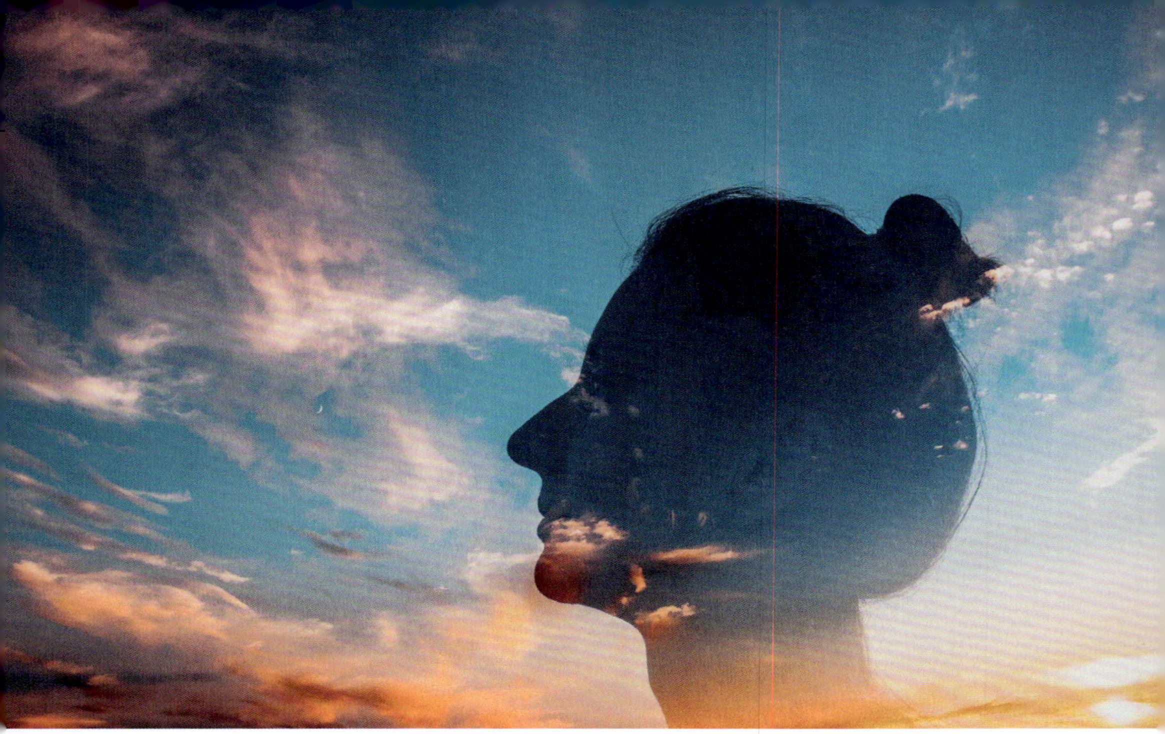

Wir sind mit Seelenwelten aus anderer Zeit oder anderem Raum verbunden.

Themas ist meines? Oder sollte jemand in meinem Umfeld/meiner Ursprungsfamilie mit behandelt werden?« Wie das geht, erläutern wir im Kapitel »Einsatzmöglichkeiten der Symbolmittel«. Wir selbst sind darüber hinaus noch mit jenen Seelenwelten verbunden, die zu einer anderen Inkarnation von uns selbst gehören (Zeitdimension) oder in andere kosmische Bereiche hineinreichen (Raumdimension). Mit der Jetzt-Geburt in diese Inkarnation sind wir ein weiteres Mal aus der Geborgenheit der mütterlichen Geburtshöhle herausgefallen, andererseits aber auch aus der »kosmischen Geborgenheit«, dem »Mit-allem-eins-Sein«. Wir sind auf die Erde gekommen und mussten hier noch einmal das Erlebnis des »Getrennt-Seins« erfahren. Und das macht in erster Linie eines: ANGST. Und es erinnert uns an karmische Erlebnisse, wo wir genau dieses Thema noch nicht erlösen konnten. Dass dies auch eine unserer Realitäten ist, hat das Tagesbewusstsein vergessen – auf der Zellebene aber sind diese oft traumatischen Erlebnisse sehr wohl gespeichert und können unter Umständen irgendwann im Leben auch körperliche oder emotionale Beschwerden verursachen, wenn sie entsprechend »angetriggert« werden. Die Wirkung von Symbolen kann in der JETZT-Zeit gut greifen, aber auch in die Vergangenheit zurückreichen und sogar Energien verändern, die ihren Ursprung noch in vorherigen Inkarnationen hatten.

Die Heilung des Inneren Kindes

Wir Erwachsene sind selbst auch immer Kind. Und dieses kleine Kind, das emotional so oft verletzt wurde und sich häufig ungeliebt gefühlt hat, wohnt noch immer tief in uns selbst – in unserem Bauch und Herzen verborgen sehnt es sich noch immer nach der Liebe und der Aufmerksamkeit, die es einfach nur durch seinen Eintritt in diese Welt verdient hat.

Was dieses eigene Kind nicht bekommen hat, projizieren wir unbewusst auf unsere Kinder, unsere Partner, Freunde, Arbeitskollegen, ja sogar auf unsere Eltern. Das Innere Kind befindet sich in unserem Bauchraum beziehungsweise dem »Bauchhirn« und ist ein symbolischer Ausdruck für den Teil unserer Seele, in dem unsere tiefsten Empfindungen, unsere Intuition und »Bauchgefühle« wohnen. Es lohnt sich, das Innere Kind bewusst wahrzunehmen, ihm einen Namen zu geben und mit ihm regelmäßig zu kommunizieren.

Über die Ebene des rationalen Verstandes funktioniert das allerdings kaum. Lassen Sie sich Zeit dabei. Nach und nach werden Sie spüren, wie es Ihrem Inneren Kind geht, was es zu Ihren Themen meint, und seine Ratschläge werden zu einer immer wertvolleren, intuitiven Hilfe für Sie. Wenn Sie für sich als erwachsene Person ein Symbolmittel ausgesucht haben, tut es oft gut, dieses Mittel parallel auch Ihrem Inneren Kind zugutekommen zu lassen. Stellen Sie sich intuitiv vor, wie alt sich Ihr Inneres Kind im Augenblick zeigen möchte. Dann füllen Sie es ganz mit der Symbolenergie auf. Dies sieht aus wie Licht, das in den ganzen Körper Ihres jüngeren Ichs hineinfließt und in seine Aura. Atmen Sie dann tief ein, die neue Energie ist gespeichert.

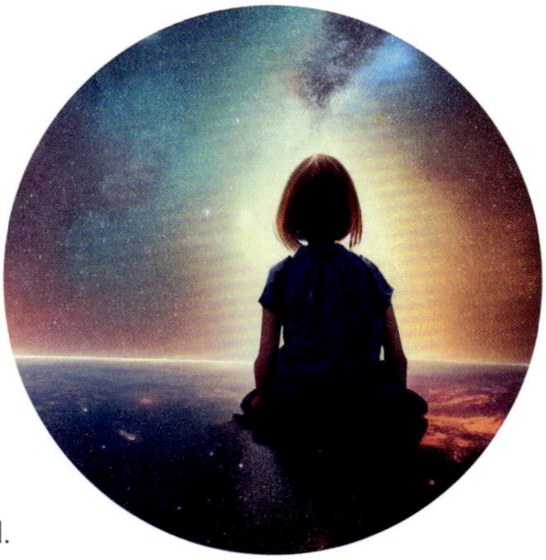

Wir sind eine Einheit
mit unserem Inneren Kind.

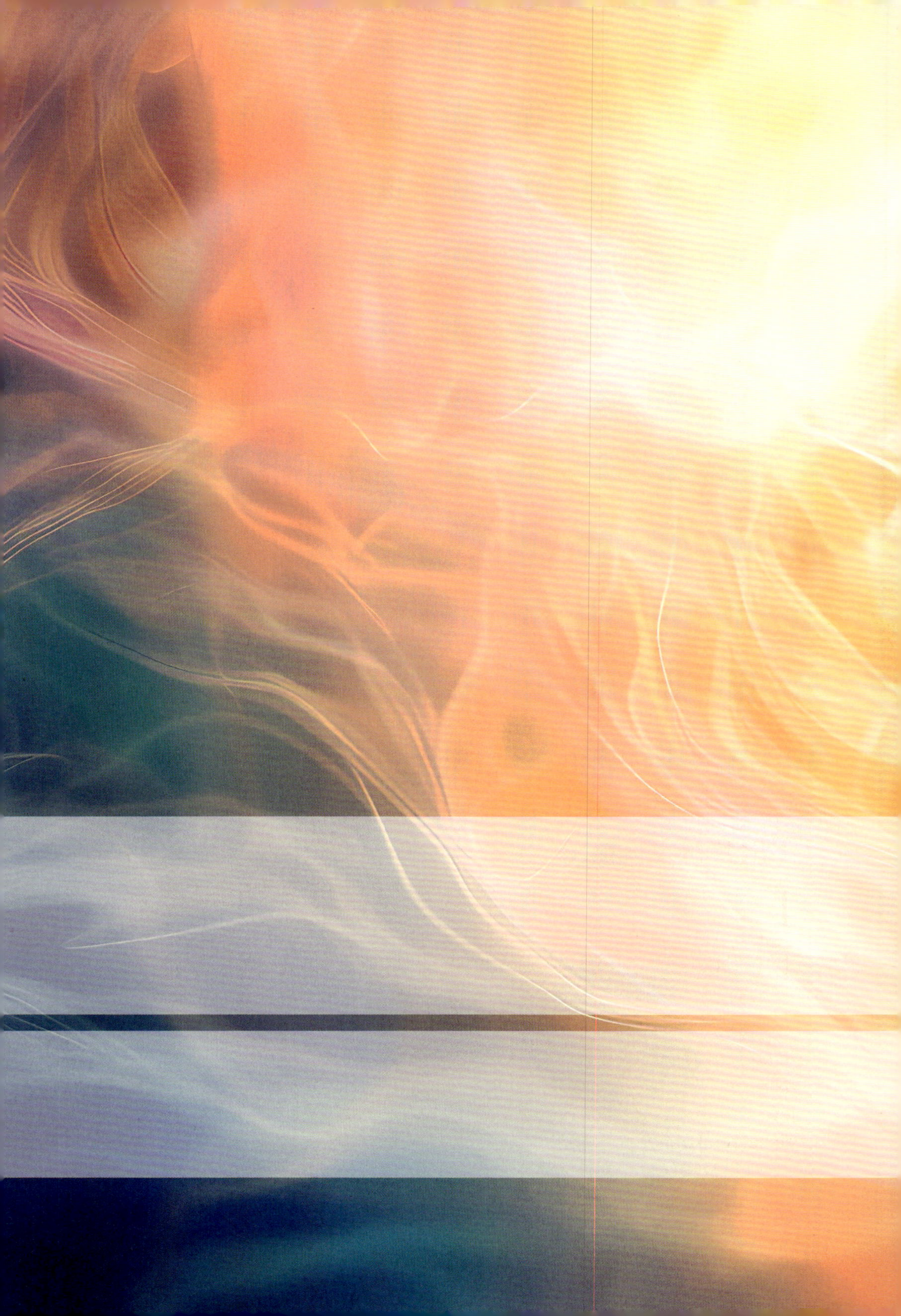

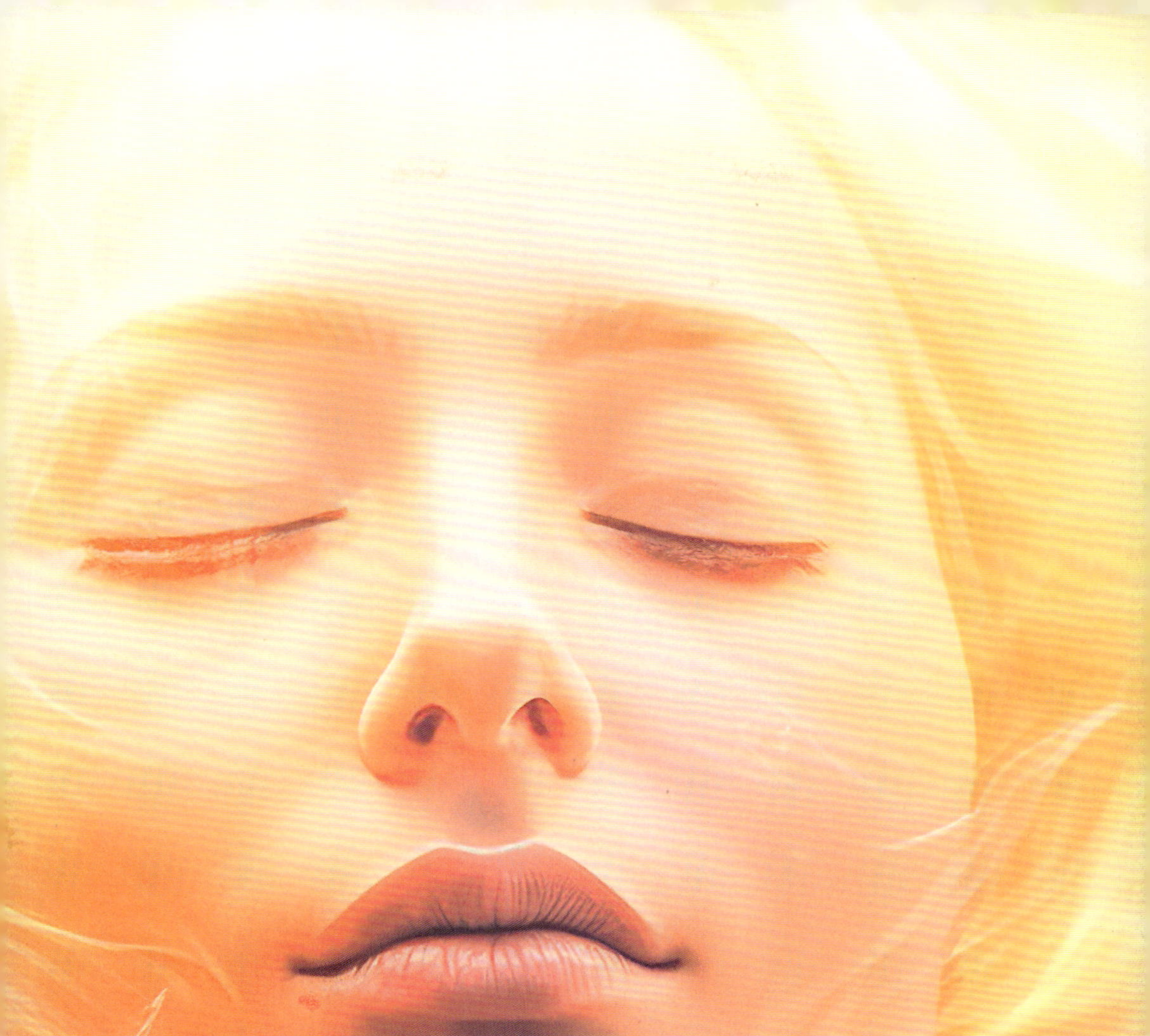

Teil II

Die Symbolapotheke für Psyche und Gemüt

In diesem Teil möchten wir Ihnen nun die Symbolarten für die Schwingungsbalance von Psyche und Gemüt vorstellen und Ihnen zeigen, wie Sie das jeweils richtige Mittel herausfinden und wie Sie es sinnvoll und nutzbringend einsetzen können.

Die 68 homöopathischen und spagyrischen Mittel

Die Fachleute in der Homöopathie unterscheiden sogenannte »große« von den »kleinen« homöopathischen Mitteln. Unter einem großen Mittel versteht man ganz einfach ein Mittel, das an verschiedenen Testpersonen ausgiebig geprüft wurde und deshalb von seinen Symptomen her gut beschrieben ist. Große Mittel wie Arnika, Aconit oder Belladonna werden von der Bevölkerung häufig angewendet. Es liegt hierfür in den Büchern ein ausführliches Arzneimittelbild vor; man kann die Einsatzgebiete nachlesen. Für dieses Buch haben wir aus unserer Sicht wertvolle bekanntere homöopathische Mittel herausgesucht – und auch unbekanntere Mittel wie Kalium phosphoricum, Sticta pulmonaria oder die für das Thema »Geborgenheit« sehr wertvollen Milchmittel wie Lac caninum oder Lac defloratum u. a. Aber auch wirksame Mittel aus der Spagyrik haben wir in Symbolform kodiert, z. B. den für Schlafthemen wertvollen Lavendel (Lavandula), die Passionsblume (Passiflora incarnata) oder Brassica nigra, den schwarzen Senf – den Ankurbler für Geist und Körper.

Ein kleines Mittel ist in der Regel nicht gut geprüft oder nur auf der körperlichen, nicht aber auf der seelischen Ebene. Weil kein ausführliches Arzneimittelbild existiert, werden diese Mittel eher selten eingesetzt; zu Unrecht, wie wir meinen. Wenn man sich energetisch-geistig mit dem Wesen der Ursubstanz verbindet, kann man die Informationen über das Mittel auch außerhalb des klassischen Arzneimittelbildes einsammeln und als Schwingungsmedizin nutzen. Wir freuen uns darauf und auf Ihre Erfahrungen damit!

Statt sich die Globuli zu kaufen, können Sie diese Symbole nun zur Informationsübertragung nutzen oder sich einfach unarzneiliche (»leere«) Globuli anschaffen, auf die Sie mit Gedankenkraft die entsprechenden Symbole aufspeichern können. Machen Sie ruhig auch Experimente damit, wie die Symbole allein wirken oder die »echten« Globuli plus das Symbol. Wir bewegen uns hier im Bereich der sogenannten »Grenzwissenschaften«, und Sie wissen ja bestimmt, dass diese keinesfalls »wissenschaftlich« anerkannt sind. Sie sind also vor Nebenwirkungen sicher, nicht aber vor Wirkungen! Wirkung bedeutet, dass sich etwas verändert, also in Bewegung setzt. Und Heilung geschieht nur dort, wo Veränderung stattfindet und eine Situation der Starre gelöst wird. Und dazu sind Symbole sehr wohl in der Lage.

Die 4 miasmatischen Spezialmittel

Zusätzlich zu den in Symbolform codierten homöopathischen Mitteln bieten wir Ihnen mit diesem Symbolfundus noch etwas ganz Besonderes und bisher Einmaliges an: die vier miasmatischen Symbolmittel, die einen höchst aktuellen Hintergrund haben. Es gibt inzwischen so viele ungewohnte und für viele Menschen, Tiere oder Pflanzen schädliche Einflüsse, die auf unseren Organismus und auf alles Lebendige einwirken und mit dem die Organismen auf der Erde mehr oder weniger Probleme haben. Frequenzen und Substanzen wie Elektrosmog, Funkwellen, Mikrowellen, Handystrahlung, Glyphosat und andere Gifte kannte Hahnemann zu seiner Zeit noch nicht. Die digitale Vernetzung hat genauso wie die industrielle Aufbereitung unserer Nahrungsmittel ihren Preis. Zahlreiche körperliche wie psychische Symptome sind bereits dokumentiert, wenn auch noch nicht wirklich von der Schulmedizin als Auswirkungen auf Körper und Psyche anerkannt. Bei Themen wie Bienen- oder Insektensterben richtet sich die Aufmerksamkeit zum großen Teil auf chemische Gifte und die »klassische« Umweltverschmutzung. Tiere reagieren jedoch sehr sensibel auf Störfrequenzen, verlieren ihren Orientierungssinn, haben Herzstillstände oder sterben »einfach so«. Vögel fallen vom Himmel, und es wird »keine Ursache« gefunden. Weil man den Zusammenhang mit den unsichtbaren Frequenzen nicht untersucht.

Zahlreiche Menschen empfinden sich jedoch mittlerweile als zu den Elektrosensiblen gehörig, bekommen leicht und schnell Kopfschmerzen vor dem Computer oder können nur noch sehr kurze Zeit das Handy am Kopf haben. Manche fühlen sich sogar von unsichtbaren Frequenzwaffen bedroht, weil sie anfallsweise unerklärliche Schmerzen haben. Die psychischen Auswirkungen sind so gut wie gar nicht untersucht und schon gar nicht systematisiert und dokumentiert. Man kann nur Vermutungen anstellen in Richtung von Themen wie Konzentrationsfähigkeit, Demenzerkrankungen, Autismus und anderen Verhaltensstörungen. Weil diese Störungen nicht nur einzelne Personen betreffen, sondern flächendeckende Verbreitung gefunden haben und wir ihnen immens schwer auskommen bzw. ausweichen können, sind diese Belastungen wie z. B. Abgase, Chemikalien und Gifte zum »Kollektivthema« geworden. Die klassische Homöopathie spricht hier von »Miasmen«. Mit der Zeit entwickeln sich neue Miasmen, weil sich weitere Herausforderungen ergeben, die viele lebendige Organismen betreffen, die dann gezwungen sind, sich irgendwie daran anzupassen. Unsere vier miasmatischen Mittel Streptococcinum, Tuberkulinie, Core-Miasma und Noxinie-Miasma wollen auf diesem Weg helfen, so gut es eben geht.

Miasma

Miasma ist ein homöopathischer Begriff und bezeichnet eine tief verankerte Schwäche eines Menschen oder Neigung zur Entwicklung bestimmter Krankheiten. Sie ist sozusagen die chronische und tief verborgene Grundkrankheit hinter einer Erkrankung. Diese Neigung kann sowohl an eigene Nachkommen über viele Generationen weitervererbt werden oder durch eine ungesunde Lebensweise oder ein Trauma aktiviert werden. Für Hahnemann drang die krank machende Fehlinformation in Form einer »Ansteckung« in das Lebensgefüge des Patienten ein, wobei der Begriff Ansteckung eine erweiterte Bedeutung hat. Wir denken auch an ansteckende Denkmodelle oder (erzwungene) ungesunde Lebensweisen (z. B. durch Luftverschmutzung). Die Verhinderung der Heilung ist in einem früher auf die Lebenskraft einwirkenden, schädlichen Einfluss zu suchen, der in sie eingedrungen ist und sich mit ihr verbunden hat. Dieser früher aufgenommene Krankheitsauslöser hat spezifischen krankhaften Reaktionsmustern (Prägungen) den Weg gebahnt, derer die Lebenskraft sich nicht selbst entledigen kann. Miasmen werden sehr häufig vererbt. Die Miasmen beschrieb erstmals Samuel Hahnemann nach gründlichen Beobachtungen der Naturgesetzmäßigkeiten bei der Entwicklung und Heilung der Krankheiten. Dabei beobachtete er, dass eine chronische Krankheit immer ein Ausdruck der darunter liegenden Grundkrankheit (Miasma) ist und stets einer logischen Entwicklung im Organismus unterliegt. Eine Krankheit verschlechtert sich sozusagen von der Oberfläche ins Innere des Menschen hinein. Wenn z. B. eine akute Erkrankung unterdrückt wird, verlagert sich die Krankheit tiefer in den Organismus hinein und zeigt dann andere, vielleicht chronischere Symptome. Wenn diese Ebene dann nicht geheilt wird, sondern kurzfristig symptombezogen behandelt wird, muss der Organismus kompensieren und durch Entzündungen an Hohlorganen (Nebenhöhlen, Darm, Gallenblase, Magen etc.) die

Reaktionsfähigkeit des Immunsystems versuchen wiederherzustellen. Die Krankheit steigt so immer tiefer in den Organismus hinein. Wir müssen dann schauen, wo sich die eigentliche Grund-Ursache, z. B. eine Immunschwäche, befindet. Im Gegensatz zu den akuten Erkrankungen verlaufen chronische Krankheiten in Schüben durch sogenannte Miasmen-Ebenen. Schon Samuel Hahnemann nahm z. B. an, dass die Pockenimpfung bei den Menschen durch Unterdrückung das Miasma der »Sykose« auslösen könne. In der traditionellen Medizin ging die Miasmen-Theorie davon aus, dass aus der Erde aufsteigende Dünste aus verwesenden Tieren und verrottenden Pflanzen für das Auftreten von Seuchen verantwortlich seien. Neben den ursprünglichen Miasmen Psora (leichteste Form, Mangel, Unterfunktion), Sykose (Überfluss, Überfunktion) und Syphilis (Zerstörung, Fehlfunktion) kamen im Laufe der Zeit weitere Miasmen hinzu, z. B. die Karzinogenie (Krebs-Miasma), der die Autoimmunerkrankungen zugeordnet werden. Die Krankheitsneigung kann überwunden werden, so die therapeutische Erfahrung, wenn sie in der Psora durch einen Ausschlag den Körper verlassen darf. Es ist kein Zufall, dass die Erkältungskrankheiten in der Kindheit, wenn der Organismus noch gesund reagiert und nicht so viele Blockaden aufweist, häufig mit hohem Fieber verlaufen und den Körper schließlich als unspezifisches Ekzem verlassen (Ausscheidung der Giftstoffe).

Für jedes Miasma gibt es bestimmte homöopathische Arzneien, die eine gezielte Wirkungstiefe besitzen, sodass die entsprechende Miasmen-Ebene der Krankheit erreicht werden kann: von der schwerwiegenden Ebene der Syphilinie auf die leichteren Ebenen bis hin zur Psora. Dies zu vertiefen, würde jedoch den Rahmen dieses Buches sprengen. Wenn eine grundlegende tiefe Ebene berührt wird bzw. ein Miasma wirkt, kann es sein, dass auch ein gut gewähltes homöopathisches Mittel nicht anschlägt. An einem bestimmten Punkt wird seine Wirkung quasi gestoppt. Dann kann man ein Miasmen-Mittel dazunehmen, in unserem Falle eines der vier Miasmen-Symbole, um eventuell gemeinsam mit einem anderen Mittel zum Kernpunkt vorzudringen. Das Miasmen-Modell ist in der Auseinandersetzung mit den Gesetzmäßigkeiten chronischer Krankheiten entstanden, wobei hier verschiedene Homöopathen verschiedene Ansätze vertraten.

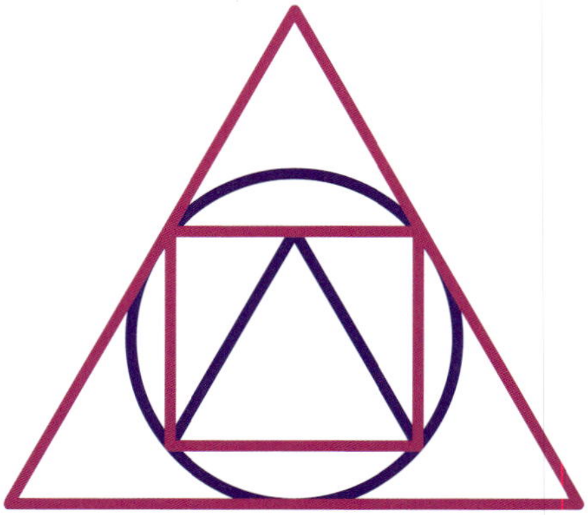

Das Core-Miasma

Mit dem Core-Miasma (*cor:* Herz, Gemüt, Gefühl, Seele; *core:* der Kern, das Kernstück) greifen wir auf die Ebene der Evolution des Menschen zu, der sich auch auf Veränderungen des universellen Geschehens einstellen und ihnen anpassen muss. Die Strahlenbelastung bzw. Strahlenexposition hat in diesem Jahrhundert immens zugenommen. Wir sind natürlicher Strahlung, künstlicher Strahlung und kosmischer Strahlung stark ausgesetzt. Dazu gehören auch die Strahlung der Sonne und die Veränderungen des Erdmagnetfeldes. Der menschliche Organismus reagiert hier je nach Fühligkeit sehr stark darauf und mit vielfältigen körperlichen und psychischen Beschwerden. Auch dies ist noch nicht sehr gut untersucht und guter Rat für die Betroffenen teuer. Vielen Menschen geht es nicht gut, wenn wieder heftige Eruptionen der Sonne im Gang sind oder das Erdmagnetfeld schwächelt. Die Haut des Menschen ist hierbei weit weniger empfindlich gegenüber einer Strahlenexposition als verschiedene innere Organe. Da das Magnetfeld der Erde mit dem Herzmagnetfeld verbunden ist, reagiert auch unsere emotional-mentale Ebene auf starke Erschütterungen in diesem Bereich.

Heute weiß man, dass ionisierende Strahlung eine schädigende Wirkung auf die Zelle als kleinste biologische Einheit ausüben kann, indem sie die Erbsubstanz verändert oder zerstört. Der Organismus besitzt in begrenztem Maße die Fähigkeit, Zellverluste auszugleichen sowie geschädigte Zellen zu erkennen und durch bestimmte Mechanismen den Normalzustand wiederherzustellen. Die Abwehr- und Reparatursysteme können jedoch versagen oder überfordert sein. Themen wie Elektrosmog, Funkwellen, Mikrowellen, Handystrahlung usw. kannte Hahnemann noch nicht. Die digitale Vernetzung hat ihren Preis.

Strahlenexposition durch natürliche Quellen

Die gesamte Welt und damit auch die Menschen sind ständig ionisierender Strahlung ausgesetzt. Die Ursache dafür sind natürliche Strahlenquellen, die unabhängig vom Menschen entstanden sind und existieren. Aus dem Weltall gelangt kosmische Strahlung auf die Erde. Aufgrund der schützenden Lufthülle ist die Stärke von der Höhenlage abhängig. Reist man mit einem Flugzeug, so reduziert sich die Schutzwirkung der Lufthülle, in Abhängigkeit von Flughöhe und geografischer Breite des Fluges. Eine weitere Strahlungsquelle sind die natürlichen Radionuklide in den Böden und Gesteinen der Erdkruste. Sie wird als terrestrische Strahlung bezeichnet. Sie wird verursacht von Radionukliden, die vor der Entstehung des Sonnensystems gebildet wurden und nun aufgrund ihrer langen Halbwertzeit noch übrig geblieben sind. Aus dem Boden gelangen die natürlichen Radionuklide in Wasser, Pflanzen und Tiere und damit in die Nahrung des Menschen. Alle Nahrungsmittel und auch das Wasser enthalten geringe Konzentrationen natürlicher Radionuklide. Am häufigsten ist das radioaktive Element Kalium-40. Dies führt dazu, dass auch der Mensch selbst eine gewisse Menge natürlicher Radionuklide enthält. Eine besondere Stellung unter den natürlichen Radionukliden nimmt das Radon ein. Radon-222 ist ein radioaktives Edelgas, das aus dem Boden stammt und in geringer Konzentration praktisch überall vorkommt. Es entsteht aus dem Zerfall von Uran und zerfällt selbst in eine Reihe weiterer Nuklide. Im Freien wird es rasch verdünnt, in Wohnungen kann es sich jedoch unter Umständen zu höheren Konzentrationen anreichern. Mit der Entwicklung von Industrie, Forschung und Medizin hat sich der Mensch in zunehmendem Maße radioaktive Stoffe und ionisierende Strahlung nutzbar gemacht. Diese sind Ursache einer zusätzlichen, sogenannten zivilisatorischen Strahlenexposition. Der weitaus größte Teil davon ist der Medizin zuzurechnen, vor allem der diagnostischen Anwendung der Röntgenstrahlung und in der Nuklearmedizin.

Die psychischen Auswirkungen sind kaum untersucht. Das Core-Miasma-Symbol möchte einen Beitrag auf der Schwingungs- und Energieebene dazu leisten, unser ganzes System auch in Bezug auf kosmische Strahlungen und neue Herausforderungen des Universums ein Stück weit harmonisieren zu können.

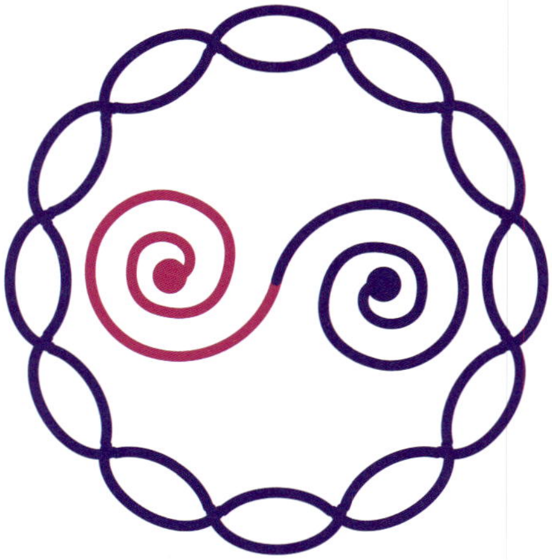

Das Noxinie-Miasma

Dem Thema Giftbelastung widmet sich das Miasma der »Noxinie«. Diesen Begriff haben wir für dieses Buch als passend empfunden. Es ist keines der bekannten Miasmen. Unter Noxinie verstehen wir alles, was für den menschlichen Organismus nicht natürlich ist und als Gift wirken kann. Dazu zählen chemische Medikamente genauso wie Umweltgifte, die in den letzten Jahrzehnten immens zugenommen haben. Wir können ihnen nicht mehr ausweichen, denn sie befinden sich in der Luft, im Essen, im Boden, im Trinkwasser. Auf irgendeinem Weg nehmen wir sie auf, auch wenn wir noch so vorsichtig sind. Umweltgifte betreffen alles und jeden. Sie stellen eine unterschätzte Gefahr für die Biodiversität, jedes Ökosystem und den Menschen dar. Deshalb ist dieses Thema ein Kollektivthema geworden und die Basis dafür, dass wir eine ganze Reihe komplexer und chronischer Krankheiten entwickelt haben. Sicherlich hat es z. B. über den Hormonhaushalt und die nervale Ebene Auswirkungen auf Emotionen und Psyche. Dies wird aber von der allgemeinen »Wissenschaft« nur mehr als dürftig, wenn überhaupt untersucht. Eine sinnvolle und schützende Verbraucherpolitik wird immer noch durch Lobbyisten und Industrie torpediert. Umweltgifte sind ein unterschätztes Tabu. Sie sind unsichtbar, geschmackslos, geruchslos. Deshalb sind Umweltgifte arglistig, und sie verursachen Leid und Übel.

Der menschliche Körper ist dafür geschaffen, Toxine aus dem Organismus nach draußen zu befördern. Das praktische Entgiftungssystem sowie die dafür geschaffenen Organe kommen dieser Aufgabe nach. Sie verwandeln schädli-

Umwelttoxine

Bei den Umwelttoxinen handelt es sich um schädliche Chemikalien, die den menschlichen Organismus und die Ökosysteme auf lange Sicht schädigen. Sie greifen in den Hormonhaushalt ein und hinterlassen Schäden in Form von Krankheiten, die chronisch werden können. Chronische Beschwerden werden dann wiederum mit chemischen Arzneimitteln behandelt. Des Weiteren stehen Umweltgifte im Verdacht, Krebs auszulösen. Umwelttoxine können ebenso Autismus, Alzheimer sowie zahlreiche weitere neurologische Krankheiten fördern. Sie befinden sich in der Luft, im Boden und im Wasser, die das gesamte Ökosystem und der Mensch zum Leben benötigt. Auch in der Flüssigkeit und Nahrung, die Lebewesen konsumieren, existieren zahlreiche Umweltgifte. Fachleute nennen Toxine aus der Umwelt übrigens Xenobiotika. Der Begriff stammt aus dem Griechischen und steht für Substanzen, die in einem Lebewesen nichts verloren haben. Schwermetalle werden in der Kosmetikbranche genutzt, Polychlorierte Biphenyle PCB finden sich in Gehirnen von Föten, Pestizide landen auf dem Tisch, Phthalate (Weichmacher) sind in fast allen Plastikerzeugnissen anzutreffen. Die feinen Teilchen lösen sich und gelangen auf diese Weise in den menschlichen Organismus. Volatile Organic Compounds (VOC) finden sich in Trinkwasser und Kosmetikprodukten und verursachen Atembeschwerden. Fluoride sind giftig und befinden sich in Zahnpflegeprodukten und im Wasser. Arsen fördert Herz-Kreislauf-Erkrankungen. Es findet sich in Reis. Blei lagert sich vor allem in unseren Entgiftungsorganen an. Quecksilber, Kadmium, Aluminium, Reinigungsmittel ... Die Liste lässt sich unendlich erweitern, und jeder kann sich selbst in der entsprechenden Literatur darüber informieren.

che Substanzen in unschädliche Stoffe. Das war vielleicht einmal so. Heute sieht die Realität komplett anders aus, weil Umweltgifte in einer so großen Anzahl und Aggressivität vorkommen. Stoffe, die Mensch und Ökosystem schaden, sind überall präsent. Auch wenn es eine Herausforderung ist, der Belastung zu entgehen, möchten wir mit dem Noxinie-Symbol einen Beitrag auf der Schwingungs- und Energieebene dazu leisten, um unser ganzes System stabiler, anpassungsfähiger und gesünder zu machen. Dies ist eine experimentelle Ebene. Wir sind gespannt auf Ihre Erfahrungen.

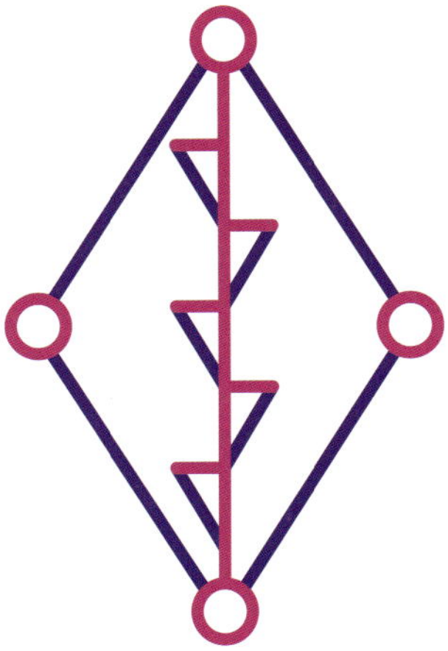

Das Streptococcinum-Miasma

Streptococcinum ist ein homöopathisches Mittel, das aus mikrobiellen Reinkulturen des Bakteriums Streptococcus pyogenes gewonnen wird. Damit zählt es zu den sogenannten Nosoden. Unter Nosoden versteht man homöopathische Mittel, die auf Grundlage von krankem Gewebe, Eiter, Krebszellen oder infektiösem Blut hergestellt werden. Auch andere chronische Erkrankungen wie bedrohliche Stoffwechselstörungen, chronische Hauterkrankungen sowie Herz- und Blutkrankheiten können aus einer Streptokokken-Infektion hervorgehen. In der Homöopathie wird zur Heilung akuter Streptokokken-Infekte wie z. B. Angina oder Scharlach unter anderem die Nosode eingesetzt. Die Heilanzeigen (Indikationen) für die Gabe von Streptococcinum sind in der Regel akute Infekte, wie Streptokokken-Angina und Scharlach. Aber auch bei Menschen, die unter Hauterkrankungen leiden, bei denen sich kleine Bläschen auf der Haut bilden, die platzen, eitrig werden und verkrusten (Impetigo contagiosa), sind Streptococcinum-Nosoden ein Mittel der Wahl. Auch bei rezidivierenden, sprich wiederkehrenden Wundrosen (Erysipel), kann der Wirkstoff zur Linderung der Symptomatik beitragen.

Betroffen sind meist Menschen, die schon seit der Kindheit mit wiederkehrenden Mandelentzündungen und Mittelohrentzündungen zu kämpfen hatten. In der Folge kommt es häufig zu Verhaltensauffälligkeiten wie z. B. Zwängen oder Essstörungen. Streptococcinum-Patienten zeichnen sich meist durch Ängstlichkeit (z. B. Angst vor Krebs), Ungeduld und Eile aus. Sie sind in der Regel empfindlich gegen Licht, Luftzug und Geräusche und können sich oft

Streptokokken

Zur Gattung Streptococcus gehört eine Reihe von Spezies grampositiver Kokken, die sich in Ketten oder Paaren anlagern. Streptokokken sind typische Bakterien des Schleimhautmikrobioms, überwiegend mit positiver Wirkung auf die Physiologie der Wirte. Die pathogene Arten enthaltende Gruppe der β-hämolysierenden Streptokokken bewirken eine vollständige Hämolyse. Streptokokken können eine Vielzahl von Krankheitsbildern verursachen, z. B. lokale eitrige Infektionen des Rachens oder der Haut, generalisierte bzw. toxinvermittelte Krankheitsbilder und immunologische Folgeerkrankungen. In einigen Fällen kommt es im Anschluss an die akute Infektion zu verzögert auftretenden, nicht eitrigen Komplikationen (rheumatisches Fieber, akute Glomerulonephritis). Auch das Übergreifen auf andere Organe, beispielsweise in Form einer Herzinnenhautentzündung (Endokarditis), Lungenentzündung oder Hirnhautentzündung (Meningitis) sind mögliche Komplikationen. Um derartige Leiden zu verhindern, werden in der klassischen Medizin Streptokokken-Infektionen meist mit Antibiotika behandelt. Trotz dieser Behandlung heilen diese häufig nicht vollständig aus. So kommt es bei nicht wenigen Betroffenen in den Folgejahren oder -jahrzehnten zu chronischen Erkrankungen wie beispielsweise Rheuma, Polyneuropathie oder Fibromyalgie.

nur schlecht konzentrieren. Darüber hinaus werden sie häufig von Schnupfen geplagt. Auch entzündliche Veränderungen der Mundwinkel sind bisweilen zu beobachten. Streptococcinum greift überall dort an, wo Organe oder Organsysteme von Streptokokkenbakterien befallen sind oder waren. Es kann daher auf eine Vielzahl der Organsysteme positiv einwirken und bietet für schlecht ausheilende Streptokokken-Infekte sowie für Streptokokken-Folgeerkrankungen eine gute Behandlungsmöglichkeit. Für das Verständnis des Streptococcinum-Miasmas beachten Sie bitte das Mittelbild »Streptococcinum-Miasma«.

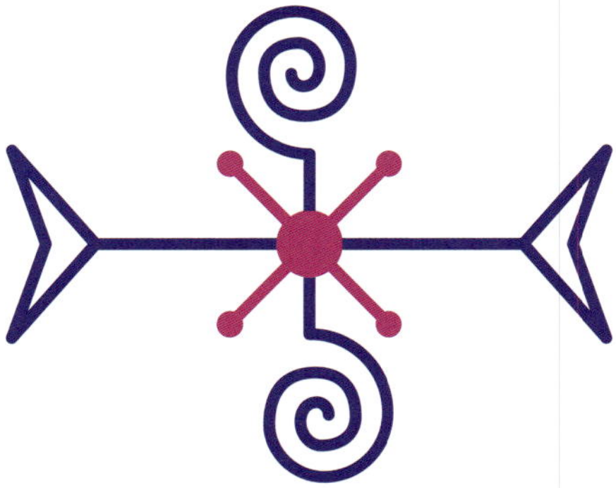

Das Tuberkulinie-Miasma

Die Tuberkulinie zählt nicht zu den ursprünglichen Miasmen, die von Hahnemann in die Homöopathiewelt eingeführt wurden. Hahnemann hatte sich auf die drei Klassiker Psora, Sykose und Syphilis beschränkt, das tuberkulare Miasma wurde von späteren Homöopathen hinzugefügt. Sie fassten damit eine Gruppe von Erkrankungen zusammen, die eine Verschmelzung aus Psora und der Syphilis darstellen. In jedem Fall kann man die beiden Miasmen nicht mehr voneinander trennen, ihre Symptome und Krankheitsverläufe sind häufig komplexer und schwerer zu behandeln als die der drei Grundmiasmen. Auch hier entsteht das Miasma als Folge von Unterdrückung der Krankheitszeichen der Tuberkulose in früheren Generationen. Ursprünglich gab es einmal eine tatsächliche Erkrankung, z. B. TBC, die eine energetische Schicht geschaffen hat, die jetzt immer wieder aufflackert und genährt wird. Nachfolgende Generationen neigen dann zu »tuberkulinischen Beschwerden«. Sie können, müssen aber keine Lungenschwäche haben.

Das tuberkuline Miasma lässt uns nicht die Ruhe und Zeit für eine nachhaltig tiefe Entwicklung. Veränderungen sollen möglichst sofort und ohne langen, schwierigen Prozess passieren. Kurze, schnelle und effiziente Lösungen sind gefragt – ein typisches Miasma unserer Zeit. Heute noch fröhlich unterwegs, kann der Tuberkuliniker morgen schon todkrank sein. Für ein tieferes Verständnis beachten Sie bitte die Beschreibung des Symbolmittels »Tuberkulinie-Miasma«.

Die Tuberkulose

Tuberkulose ist eine chronische, wiederkehrende Infektionserkrankung. Das Wort »Tuberkulose« stammt aus dem Griechischen und bedeutet »Knötchenkrankheit«, weil sich in den befallenen Geweben Erregerherde abkapseln – die sogenannten Tuberkel. Hervorgerufen wird die Erkrankung durch das Mycobacterium tuberculosis. Es zählt zu den Stäbchenbakterien und wurde 1882 von Robert Koch entdeckt. Das Bakterium kann verschiedene Gewebe befallen, am häufigsten betrifft die Erkrankung die Lunge. Eines der ersten Symptome dort ist der Husten – am Beginn der Erkrankung ohne Sekret, im fortgeschrittenen Stadium auch mit reichlich Auswurf, erst hell, später gelb und grün, im Endstadium hustet der Patient Blut. Weitere Symptome der Lungentuberkulose sind Atemnot, Heiserkeit und Dysphagie.

Der Organismus des Patienten wird nach und nach mit den Stoffwechselprodukten (Gifte) des Krankheitserregers befallen – mit weitreichenden negativen Auswirkungen: verminderte Leistungsfähigkeit, Muskelschwäche, Kreislaufschwäche, Nervenreizungen, Abmagerung, psychische Veränderungen, Schweißausbrüche, Unruhe in der Nacht etc.

Die 38 Bachblüten

Ein weiteres, ganz besonderes Kapitel in diesem Buch ist die Kategorie der Bachblüten. Nun haben Sie auch diese wundervollen Wesen und Schwingungen als kraftvolle Symbole zur Verfügung. Wir haben sie auf vielfachen Wunsch jetzt endlich realisiert. Bachblüten sind Blütenessenzen, die von dem britischen Arzt Dr. Edward Bach (1886–1936) entwickelt wurden. In den 1930er-Jahren definierte Bach zunächst 19, später insgesamt 38 grundlegende Gefühlszustände, deren Ungleichgewicht aus seiner Sicht mitverantwortlich für die Entstehung sämtlicher körperlicher und psychischer Krankheiten ist. Um diese Dysbalance auszugleichen und die Harmonie von Körper und Geist wiederherzustellen, ordnete er den Gemütszuständen 38 korrespondierende Blütenessenzen zu. Diese Essenzen werden heute unter dem gängigen Oberbegriff »Bachblüten« zusammengefasst. Die traditionelle Gewinnung von Bachblütenessenzen erfolgt in einem speziellen Verfahren. Dazu werden Blüten und Pflanzenteile, die zur höchsten Blütezeit an unterschiedlichen Orten gesammelt werden, in Quellwasser gelegt und der Sonne ausgesetzt, um deren Schwingungen auf das Wasser zu übertragen. Durch Zugabe von Alkohol und starke Verdünnung wurden daraufhin die haltbaren Blütenessenzen hergestellt. Anders als in der Homöopathie, in der das sogenannte Simile-Prinzip die Mittelauswahl bestimmt, nachdem eine Behandlung von Ähnlichem mit Ähnlichem (von den Symptomen ausgehend) die beste Wirkung erzielt, sollen Bachblüten ausgleichend auf verschiedene seelische Disharmonien wirken. Demnach helfen die Essenzen, das emotionale Gleichgewicht zu verbessern und damit auch die körperliche Genesung zu fördern. Sei es bei Angst vor einer Prüfung, bei Überforderung, bei Flugangst oder bei Unruhezuständen, Aggression …

Für jeden erdenklichen Gemütszustand gibt es spezielle Bachblüten, die Sie entweder einzeln oder kombiniert verwenden können. Je nach Symptomen und Beschwerden können auch individuelle Mischungen aus Bachblüten selbst zusammengestellt werden, die exakt auf Ihre jeweilige Gefühlssituation zugeschnitten sind. Wie die Homöopathie auch lassen sich Bachblüten nicht nur bei Erwachsenen und Kindern, sondern auch bei Tieren, Pflanzen oder der Natur allgemein anwenden.

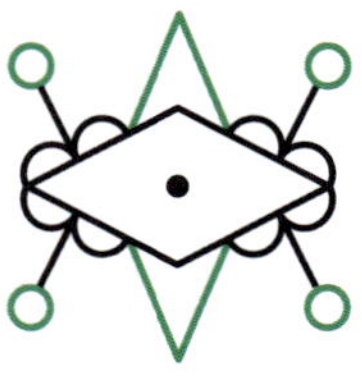

Wichtig: Weil die Notfalltropfen »Rescue« (Kombinationsmittel) so weitverbreitet sind, haben wir dafür noch ein Symbol mit dessen Schwingung erschaffen.

Kurzfassung der Bachblüten

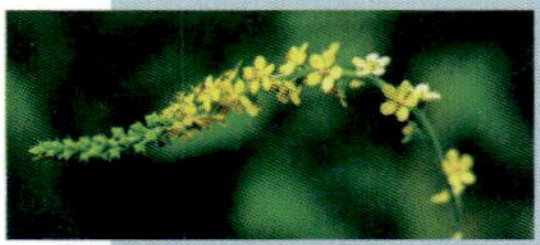

1 AGRIMONY: Quälende Gedanken und innere Unruhe hinter der Fassade von Fröhlichkeit und Sorglosigkeit

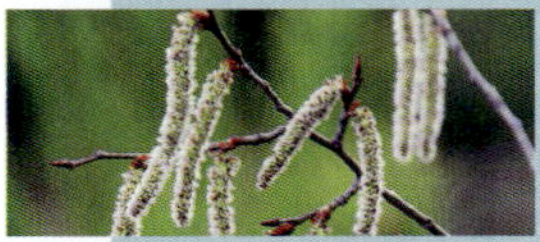

2 ASPEN: Unerklärliche, vage Ängstlichkeit; Vorahnungen; geheime Furcht

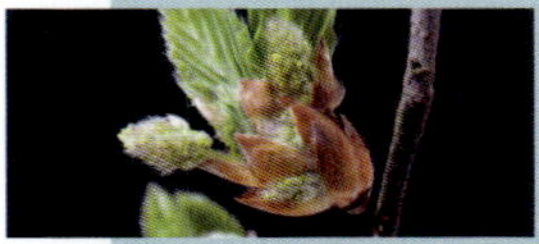

3 BEECH: Überkritische, intolerante Haltung; wenig Mitgefühl und Einfühlungsvermögen

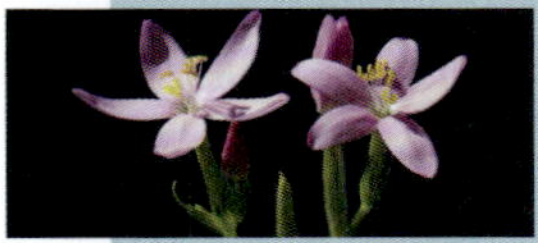

4 CENTAURY: Willensschwach, kann nicht Nein sagen; Überreaktion auf Wünsche anderer

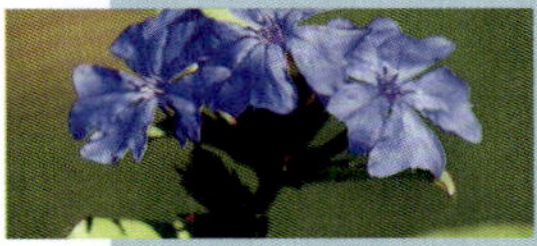

5 CERATO: Hat zu wenig Vertrauen in eigene Meinung, fragt andere ständig um Rat

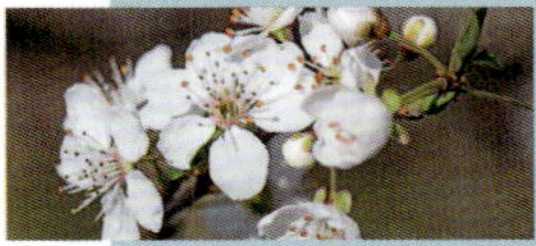

6 CHERRY PLUM: Es fällt schwer, innerlich loszulassen; Angst vor seelischer »Kurzschlusshandlung«; unbeherrschte Temperamentsausbrüche

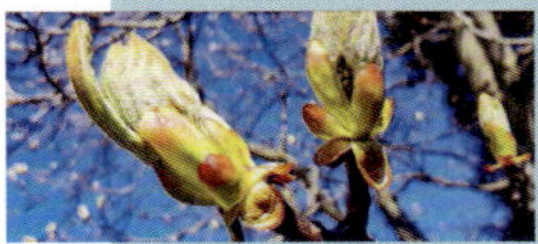

7 CHESTNUT BUD: Hat immer die gleichen Probleme, weil Erfahrungen nicht verarbeitet werden und nichts daraus gelernt wird

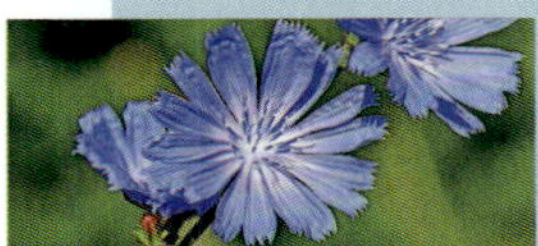

8 CHICORY: Besitzergreifende Persönlichkeit, die sich viel einmischt; glaubt, manipulieren zu können

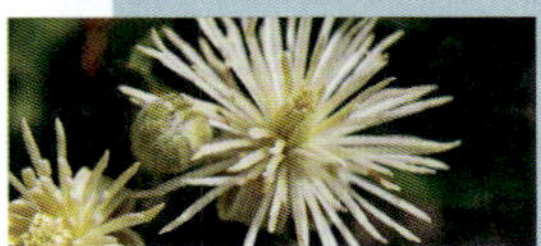

9 CLEMATIS: Ist mit den Gedanken woanders; wenig Aufmerksamkeit für das, was um einen herum vorgeht; Tagträumer

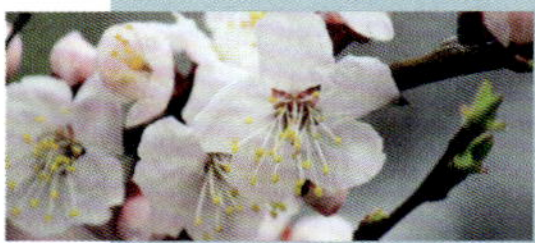

10 CRAB APPLE: Fühlt sich beschmutzt, unrein oder infiziert; überstarkes Reinheits- und Ordnungsideal; Detailkrämer

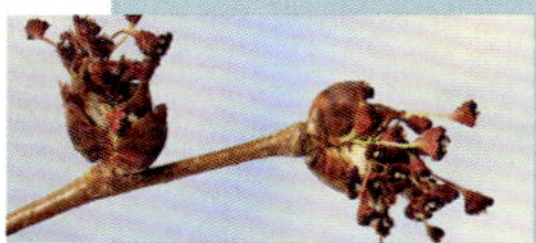

11 ELM: Gefühl, seiner Aufgabe oder Verantwortung nicht gewachsen zu sein; das psychologische Riechsalz

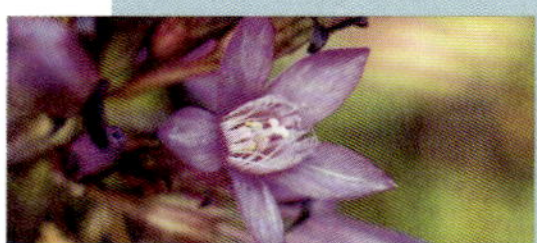

12 GENTIAN: Ist skeptisch, zweifelnd, pessimistisch, leicht entmutigt

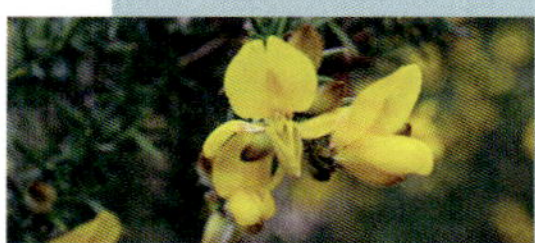

13 GORSE: Ist ohne Hoffnung, hat resigniert. »Es hat doch keinen Zweck mehr«; negative Gefühle

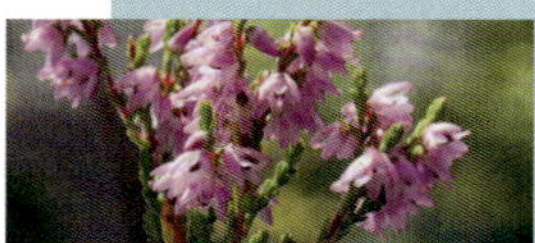

14 HEATHER: Selbstbezogen, völlig mit sich beschäftigt; braucht Publikum; »das bedürftige Kleinkind«

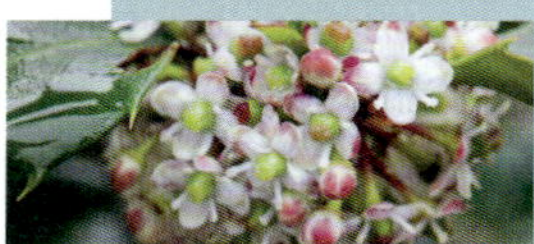

15 HOLLY: Ist gefühlsmäßig irritiert; Eifersucht, Misstrauen, Jähzorn, Hass- und Neidgefühle

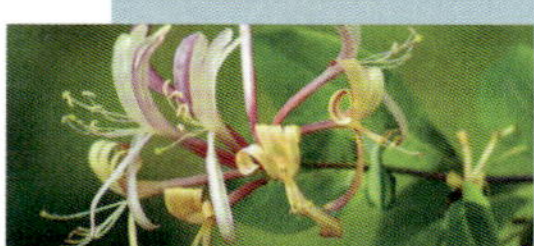

16 HONEYSUCKLE: Sehnsucht nach Vergangenem; Wehmutsgefühle; weigert sich unbewusst, bestimmte Ereignisse zu »verarbeiten«

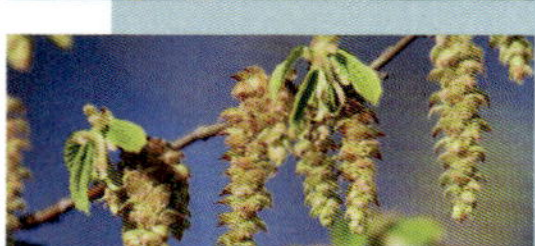

17 HORNBEAM: Mentale Erschöpfung; glaubt zu schwach zu sein, um tägliche Pflichten zu bewältigen, schafft es dann doch

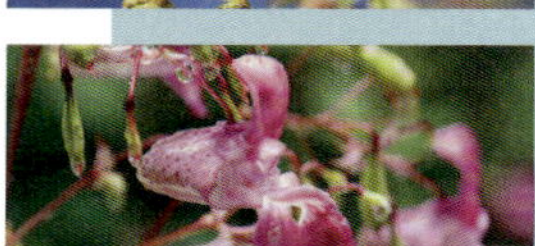

18 IMPATIENS: Ungeduldig, leicht gereizt; zeigt überschießende Reaktionen

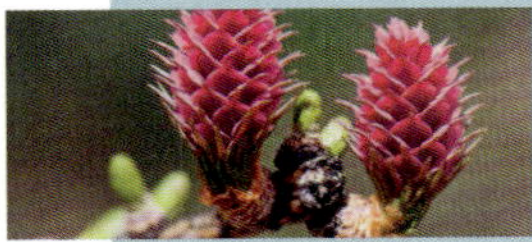

19 LARCH: Minderwertigkeitskomplexe; Erwartung von Fehlschlägen durch Mangel an Selbstvertrauen

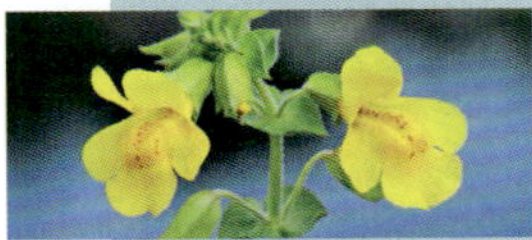

20 MIMULUS: Schüchtern, scheu, furchtsam, zurückhaltend; hat viele kleine Ängste

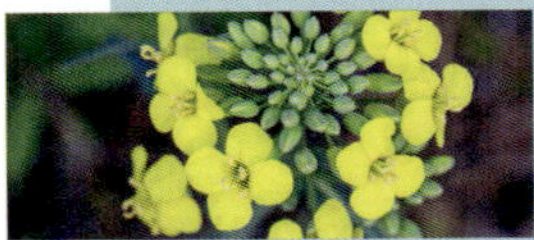

21 MUSTARD: Perioden tiefer Traurigkeit kommen und gehen ohne erkennbare Ursache

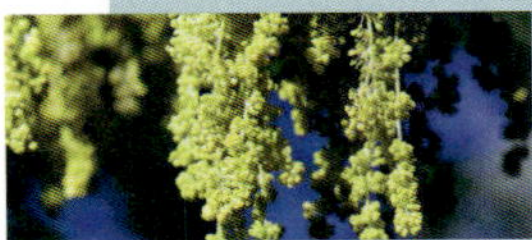

22 OAK: Fühlt sich als niedergeschlagener, erschöpfter Kämpfer, der tapfer weitermacht und nie aufgibt

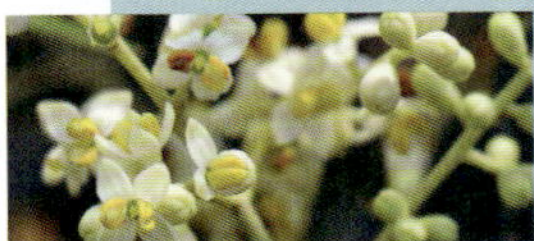

23 OLIVE: Fühlt sich körperlich und seelisch ausgelaugt und erschöpft: »Alles ist zu viel!«

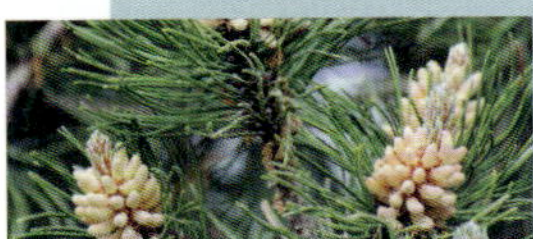

24 PINE: Macht sich Vorwürfe, hat Schuldgefühle; bedrücktes Lebensgefühl

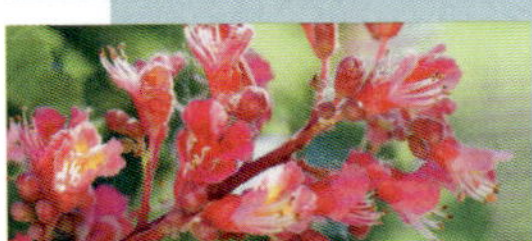

25 RED CHESTNUT: Macht sich mehr Sorgen um das Wohlergehen anderer als um das eigene; zu starke innere Verbundenheit mit nahestehenden Personen

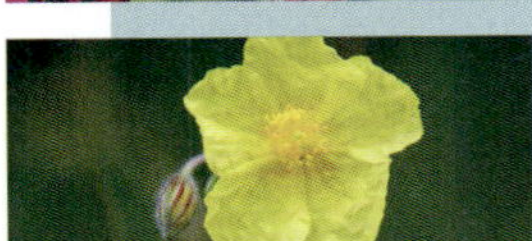

26 ROCK ROSE: Innere Panik- und Terrorgefühle; akute Angstzustände nach lebensbedrohenden Ereignissen, z. B. Erstickungsanfälle

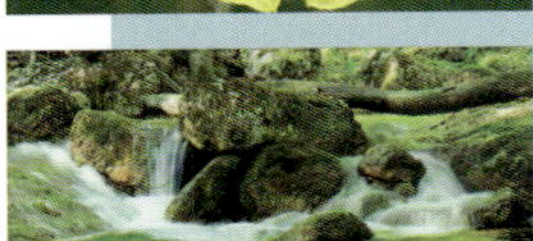

27 ROCK WATER: Zu hart zu sich selbst, hat strenge, starre Ansichten, unterdrückt vitale Bedürfnisse

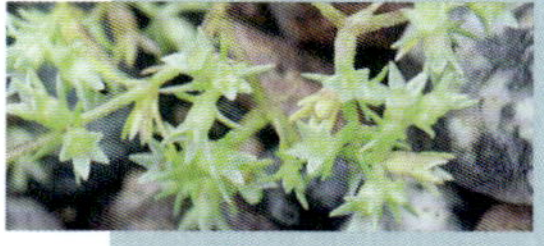

28 SCLERANTHUS: Unschlüssig, sprunghaft, innerlich unausgeglichen; Meinungen und Stimmungen wechseln ständig

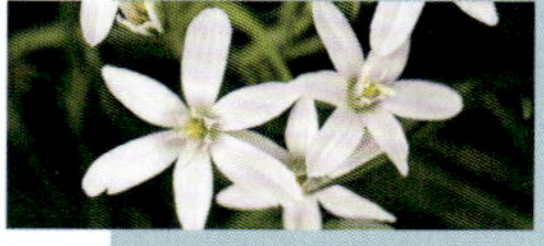

29 STAR OF BETHLEHEM: Hat seelische und körperliche Erschütterung noch nicht verkraftet; der »Seelentröster«

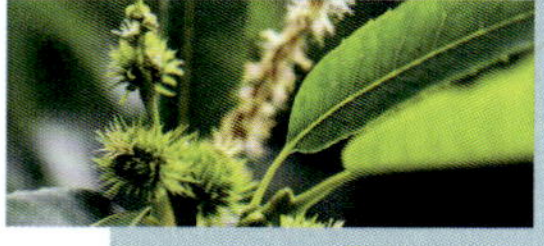

30 SWEET CHESTNUT: Innere Ausweglosigkeit; glaubt, die Grenze dessen, was ein Mensch ertragen kann, sei erreicht

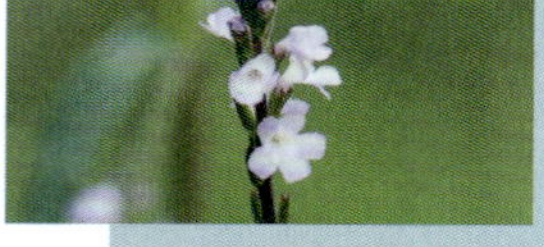

31 VERVAIN: Im Übereifer, sich für eine gute Sache einzusetzen; treibt Raubbau an seinen Kräften; reizbar bis fanatisch

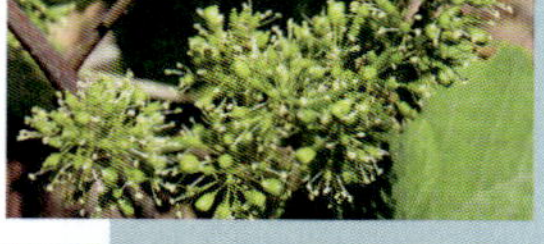

32 VINE: Will seinen Willen durchsetzen; ehrgeizig dominierend; der kleine Tyrann

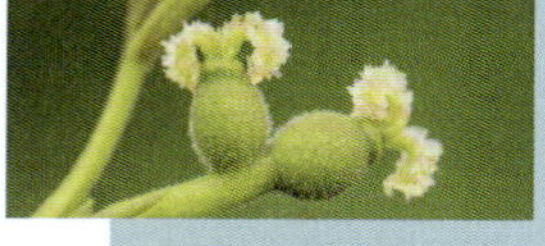

33 WALNUT: Man lässt sich verunsichern; Beeinflussbarkeit und Wankelmut während entscheidender Neubeginnphasen im Leben; »die Blüte, die den Durchbruch schafft«

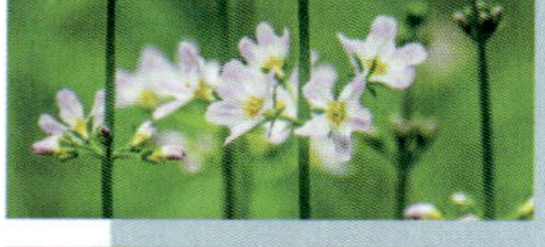

34 WATER VIOLET: Man zieht sich innerlich zurück; isoliertes Überlegenheitsgefühl

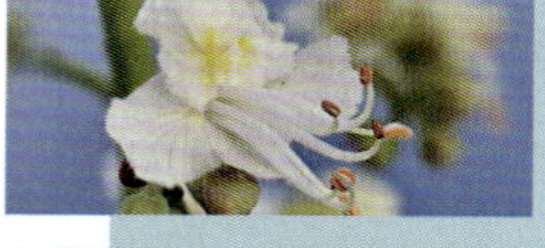

35 WHITE CHESTNUT: Gedanken kreisen unaufhörlich im Kopf, man wird sie nicht los; innere Selbstgespräche/Dialoge

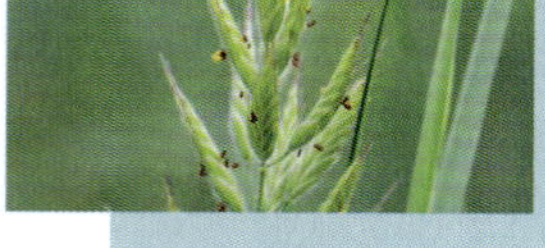

36 WILD OAT: Unklarheit über Zielvorstellungen, innerlich unzufrieden; findet seine Lebensaufgabe nicht

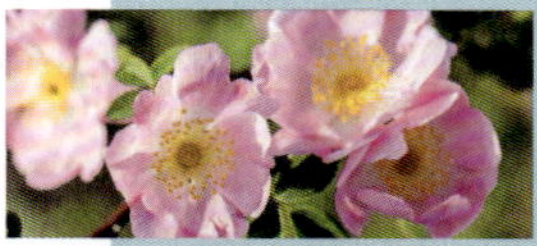

37 WILD ROSE: Apathisch, teilnahmslos; innere Kapitulation

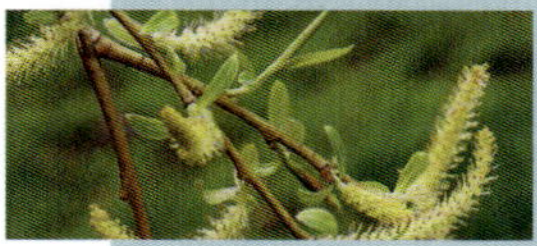

38 WILLOW: Ist verbittert, grollt; fühlt sich als Opfer des Schicksals

Mit den Symbolen in diesem Buch können Sie Ihre persönliche Bachblütenenergie herausfinden. Versuchen Sie gern auch, Ihre ganz eigene Bachblüten-Symbol-Mischung herzustellen.

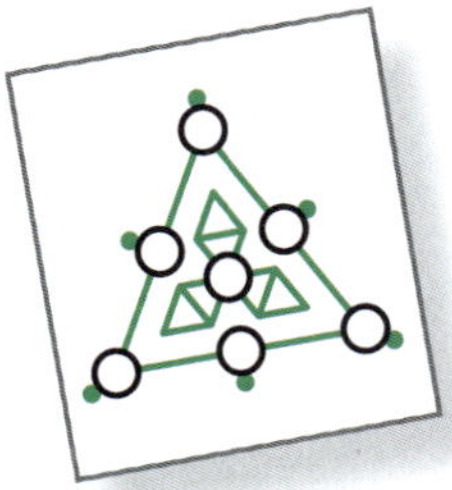

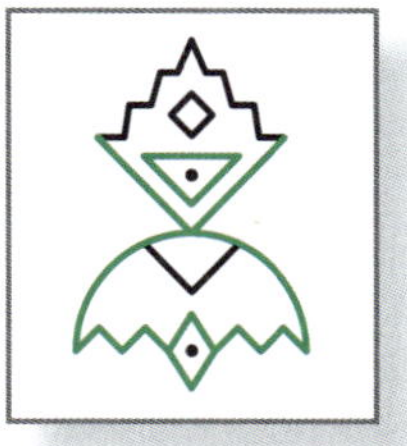

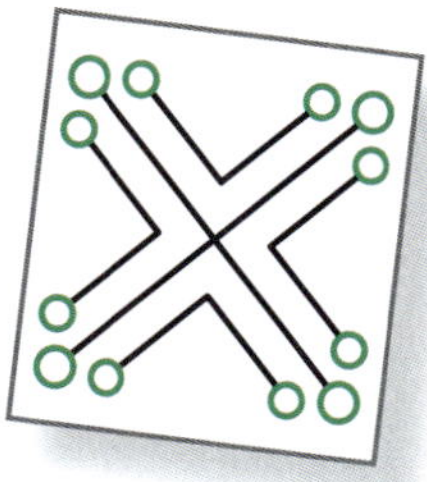

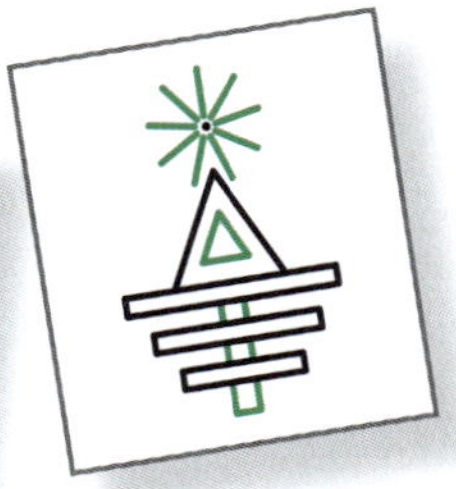

Hier einige Vorschläge für Mischungen:

- Gute-Nacht-Mischung: Agrimony, Cherry Plum, Impatiens, Vervain, White Chestnut
- Vor Prüfungen: Clematis, Elm, Gentian, Larch, White Chestnut
- Lernen und Motivation: Wild Oat, Chestnut Bud, Centaury, Hornbeam
- Ängste: Aspen, Rock Rose, Cherry Plum, Mimulus
- Erschöpfung und Genesung: Olive, Oak, Elm, Gorse
- Aggressionen: Holly, Beech, Impatiens, Vine
- Verlust und Trauer: Larch, Honeysuckle, Mustard
- Vitalisierung: Crab Apple, Chicory, Clematis, Elm

Die Auswahl der Symbole

Es gibt mehrere Möglichkeiten, das passende Symbol für Ihr Anliegen herauszufinden. Wichtig ist, dass Sie wissen, wofür Sie das Symbolmittel brauchen bzw. anwenden möchten, z. B. für ein körperliches oder emotionales Anliegen oder für eine Situation, die Sie beschäftigt.

Mit dem Plakat

Das dem Buch beiliegende A2-Plakat können Sie z. B. gut an die Wand hängen, sich davor hinstellen und mit Ihrem gewählten Testsystem das passende Symbol auswählen. Die Potenzen D, C, LM und KP sind auf dem Plakat gleich mit integriert.

Mit dem Symbolechart

Das Symbolechart auf der hinteren Einklappseite des Buches eignet sich besonders gut, wenn Sie das Testchart z. B. auf einem Tisch vor sich auflegen wollen. Sie können es auch kopieren und z. B. laminieren und dann auch unterwegs immer dabei haben.

Intuitive Auswahl

Wenn Sie kein Testsystem beherrschen, dann gehen Sie am besten rein intuitiv vor, indem Sie Ihre Augen über die Symbole wandern lassen und dasjenige auswählen, wo Sie »hängen bleiben«. Vertrauen Sie Ihrer geistigen Führung, dass dieses Symbol das richtige ist.

Seite im Buch aufschlagen

Noch eine Möglichkeit, ohne das Plakat zu benutzen: Sie denken an Ihr Anliegen, Symptom oder die Beschwerde und schlagen »blind« eine Seite des Buches auf. Das Mittel und die Botschaft, die Sie hier lesen, sind Ihre!

Auswahl über das Stichwortregister

Das Stichwortregister im Anhang kann Sie auf die Spur führen, welche Mittel geeignet wären. Dies kann hilfreich sein, ist aber mehr verstandesorientiert, und letztendlich bedienen viele Mittel gleiche oder ähnliche Symptome, sodass am Ende doch wieder eine Entscheidung mit einem Testsystem empfehlenswert ist.

Testsysteme

Ein Testsystem wie der Muskeltest, Pendel oder Einhandrute ist sehr gut geeignet, um das richtige Symbol (oder auch mehrere) aus den Abbildungen herauszufiltern.

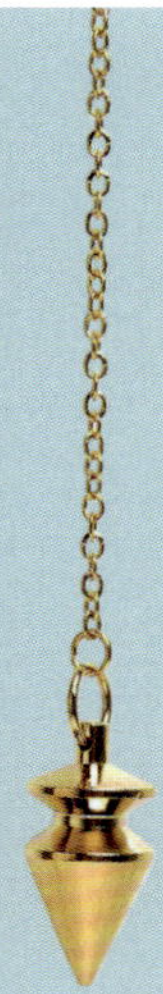

EINHANDRUTE

Die Einhandrute, auch Tensor genannt, besteht aus einem Griff, einer beweglichen Stange aus Metall oder Kunststoff und einer daran befestigten Kugel oder einem Ring. Beobachten Sie, ob sich die Einhandrute für »Ja« in die waagrechte Richtung bewegen möchte oder in die senkrechte Richtung. Ihre »Nein«-Bewegung muss dann die entgegengesetzte Richtung anzeigen.

PENDEL

Ja-Nein-Bewegungen müssen nicht unbedingt analog zu denen des Tensors ausfallen. Probieren Sie, wie Ihr »Ja« aussehen soll und wie Ihr »Nein«. Es gibt keine Vorschrift, wie ein Pendel optimalerweise auszusehen hat. Auch ein Ring oder ein anderes Gewicht, an einem Faden befestigt, tut es zur Not. Denken Sie bei sich: »Zeige mir meine Ja-Bewegung«, und warten Sie geduldig ab, was passiert. Anschließend sagen Sie zu Ihrem Pendel: »Zeige mir jetzt meine Nein-Bewegung.« Warten Sie wiederum ab, in welche Richtung sich das Pendel in Bewegung setzen will.

O-RING-TEST

Dieser Resonanztest mit Daumen und Zeigefinger stammt aus der Kinesiologie. Bilden Sie mit rechter und linker Hand jeweils ein »O« aus Daumen

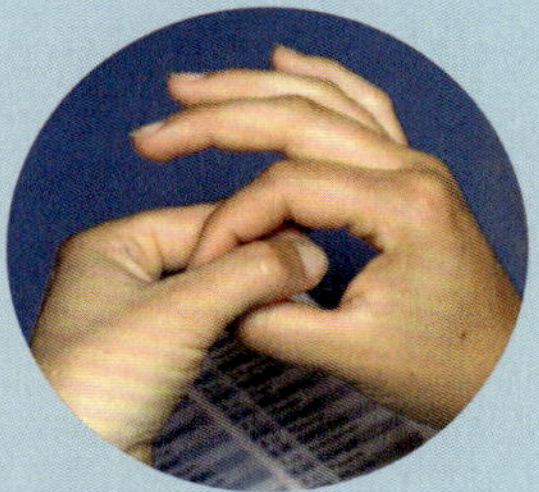

und Zeigefinger, und verschränken Sie beide »Os« miteinander. Der Druck vom Daumen und Zeigefinger sollte ungefähr so stark sein, als würden Sie ein Porzellanblättchen festhalten, ohne es zu zerbrechen. Sagen Sie Ihren Namen: »Ich heiße ...« Wenn Sie nun Ihren linken und den rechten Arm auseinanderziehen, sollten die Finger zusammenbleiben, das heißt: »Ja, das stimmt!« Sagen Sie sich dann: »Ich heiße Rumpelstilzchen«, und ziehen Sie die Finger erneut auseinander. Sie werden merken, wie die Finger jetzt nachgeben und »durchrutschen«. Ihr inneres System meldet: »Das stimmt nicht!«, das heißt, diese Information schwächt Sie.

ARMLÄNGENTEST

Stellen Sie sich gerade hin, und strecken Sie beide Arme seitlich aus. Die Daumen zeigen dabei nach oben. Denken Sie dann »Ja«, und führen Sie die Daumen vor Ihrem Körper zusammen. Die Daumen sollten jetzt auf gleicher Höhe liegen. Das ist Ihr Ja. Denken Sie anschließend ein »Nein«, und führen Sie Ihre Daumen wieder zusammen; die Daumen sind jetzt gegeneinander verschoben, das heißt Nein.

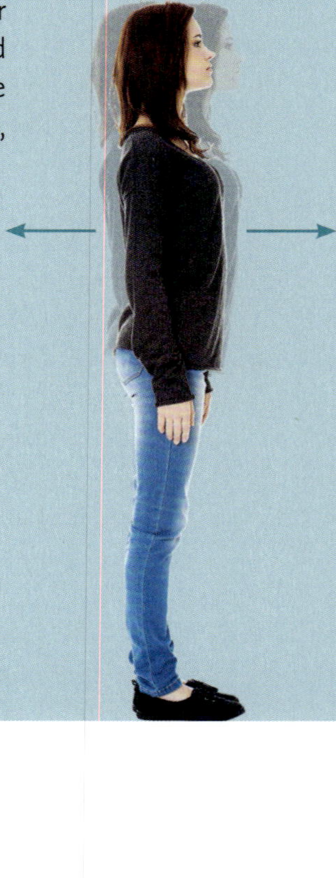

KÖRPERNEIGE-TEST

Stellen Sie sich aufrecht hin, und sagen Sie Ihren Namen. Spüren Sie, wie Ihr Körper nach vorn zieht – das heißt »Ja«. Sagen Sie »Ich heiße Rumpelstilzchen«, und spüren Sie, wie Ihr Körper nach hinten zieht – das heißt »Nein«.

Die Schwingungspotenzen und deren Auswahl

Was die Homöopathie so kraftvoll macht, ist nicht die Auswahl der zugrunde liegenden Substanz allein. Mindestens genauso wichtig, wenn nicht entscheidend, ist der Vorgang der »Potenzierung«. Wie der Name schon sagt, bekommt das hergestellte Medikament dadurch seine eigentliche Kraft. Und so haben wir in diesem Buch das »Mittel« in Form des Symbols zur Verfügung gestellt, und es wird kombiniert und kraftvoller gemacht durch die Potenz, die Sie in diesem Fall auf geistigem Wege dazugeben. Dadurch erhöht sich die Wirksamkeit sowohl der homöopathischen Mittel als auch der Bachblütensymbole.

Nachdem Sie das Symbol ausgewählt haben, bestimmen Sie mithilfe der »Intuitiven Testtabelle Potenzen« (siehe hintere Umschlagklappe) intuitiv oder per Testung die passende Potenz. Denken Sie dazu eine Zahl zwischen 1 und 7 horizontal und eine Zahl zwischen 1 und 7 vertikal. Das Fragezeichen »?« bei den D-, C- und LM-Potenzen bedeutet, Sie erstellen eine eigene Potenz aus den Zahlen 0 bis 9. Fragen Sie, wie viele Stellen Sie brauchen, und dann schreiben Sie die Zahlenfolge von links nach rechts auf. Wenn Sie zum Beispiel die 4 Zahlen 3, 5, 2 und 3 getestet hätten, dann schreiben Sie ganz links 3, dann 5, dann 2, dann 3. Das würde bei einer C-Potenz bedeuten: C3523. Lassen Sie diese Potenz anschließend mit Ihrer Vorstellung in das Symbol hineinfließen.

Die Kosmische Potenz

Jenseits der in der Potenzierungstabelle vordefinierten, auch im Handel erhältlichen Potenzierungen gibt es natürlich theoretisch viele andere mögliche Potenzen, die bisher nur (noch) nicht hergestellt wurden. Letztendlich kann die Potenzierung im Sinne von Schwingungserhöhung ins Unendliche fortgesetzt werden. Diesen Gedanken hatten wir, als wir uns entschieden, eben diese Möglichkeit der Potenzierung bis ins Unendliche mit der »Kosmischen Potenz« anzubieten. Das dringt in Bereiche vor, die wir nur durch geistige Interaktion erreichen können. Durch unseren Geist bzw. unser Wissen um die Möglichkeit einer bis ins Unendliche reichenden stufenlosen Potenzierung bzw. Schwingungserhöhung wird dies Realität, und zwar in genau dem Maße, wie es für uns dienlich und angemessen ist. Die »Kosmische Potenz« KP ist eine schier unendliche Schwingungserhöhung, sie potenziert sich immer weiter aus sich selbst heraus. Diese ist aber nicht in jedem Fall angezeigt, denn es muss die genau passende Potenz für den jeweiligen Fall ausgewählt werden, um den Organismus nicht zu überfordern. Die Kosmische Potenz entspricht der absoluten Hingabe an das, was sein soll, nach dem Motto: »Dein Wille geschehe.« Der Anstoß der inneren Lebenskraft läuft sozusagen so lange und so intensiv weiter, wie die Schöpferenergie dies für angemessen und gut hält.

Die Auswahl der Potenzen

Nachdem Sie das passende Homöopathie-Symbol ausgewählt haben, ist es, wie in der klassischen Homöopathie üblich, wichtig, die richtige Potenz zu bestimmen, um es mit dem Mittel zu koppeln, damit es optimal wirksam sein kann. Die Kosmische Potenz gibt es natürlich nur einmal.

Mit dem Plakat

Sie sehen auf dem beiliegenden Plakat Kreise für die Potenzen: Bestimmen Sie zunächst (intuitiv oder mit Testsystem), in welchem Kreis sich die passende Potenz befindet. Danach wählen Sie in diesem Kreis eine Potenz aus.

Mit der intuitiven Testtabelle Potenzen

Lassen Sie Ihre Augen am besten intuitiv über die Kästchen gleiten, und wählen Sie das Kästchen aus, wo sie hängen bleiben (siehe hintere Umschlagklappe und Seite 47) – oder nutzen Sie Ihr jeweiliges Testsystem.

Potenzieren des Homöopathie- oder Bachblütensymbols

Nun haben Sie sowohl Ihr Symbolmittel als auch die passende Potenz ausgewählt. Jetzt geht es darum, beide zu kombinieren. Betrachten Sie hierzu einfach das ausgewählte Symbol, und stellen Sie sich vor, wie die Potenz in das Mittel hineinfließt. Die Potenz durchdringt jetzt quasi das Mittel bzw. das Symbol für das Mittel. Bleiben Sie für circa eine Minute bei dieser Vorstellung (möglichst, ohne sich ablenken zu lassen). Wenn Sie das gleiche Symbol ein anderes Mal für einen anderen Zweck benötigen, lassen Sie einfach eine neue Potenz hineinfluten. Die vorherige Potenz wird dann automatisch überschrieben.

Intuitive Testtabelle Potenzen

Nachdem Sie das Homöopathie-Symbol ausgewählt haben, bestimmen Sie hier intuitiv die passende Potenz. Denken Sie dazu eine Zahl zwischen 1 und 7 horizontal und eine Zahl zwischen 1 und 7 vertikal. Das Fragezeichen bedeutet, Sie erstellen eine *eigene* Potenz aus den Zahlen 0 bis 9. Fragen Sie, wie viele Stellen Sie brauchen, und dann schreiben Sie die Zahlenfolge von links nach rechts auf. Lassen Sie die Potenz anschließend mit Ihrer Vorstellung in das Symbol hineinfließen.

	1	2	3	4	5	6	7
1	D ?	D 4	D 7	D 9	D 10	D 12	D 13
2	C 8	C ?	C 12	LM 6	C 13	C 30	C 36
3	C 40	LM 12	LM ?	LM 110	LM 81	LM 13	C 200
4	D 3	LM 22	LM 60	KP	LM 44	LM 30	D 6
5	C 240	LM 10	LM 80	LM 120	LM 62	LM 11	C 400
6	C 700	C 990	C 1000	LM 100	C 2000	C 10000	C 100000
7	D 16	D 17	D 18	D 20	D 24	D 28	D 30

Welche Mittelart ist die beste für mich?

Wie in der klassischen Homöopathie auch gibt es verschiedene Arten von Symbolmitteln: Einzelmittel, chronisches Mittel (Konstitutionsmittel), Komplexmittel und Potenz-Akkord. Es macht Sinn zu fragen, welche Art für Ihren Fall die beste ist: Brauche ich jetzt ein Einzelmittel, ein chronisches Mittel, ein Komplexmittel oder einen Potenz-Akkord? So können Sie noch gezielter arbeiten. Auch die Kombination einer dieser Möglichkeiten plus noch ein Miasma-Mittel kann angesagt sein.

Einzelmittel

Sie wählen einfach nur ein einziges Symbol aus (z. B. als Akutmittel), potenzieren es und setzen es ein. Fragen Sie jedoch, ob Sie vielleicht zusätzlich für diesen Fall noch mit einem chronischen Mittel arbeiten sollen.

Chronisches Mittel

Das ist ähnlich zu verstehen wie die Konstitutionsmittel in der klassischen Homöopathie. Sie wählen ein einziges Symbol aus und potenzieren es (wahrscheinlich mit einer anderen Potenz als das Akutmittel). Dieses Mittel wird erfahrungsgemäß öfter eingespeichert als das Einzel-/Akutmittel, z. B. einmal pro Woche über sechs Wochen (testen).

Potenz-Akkord

Wenn in ein Fläschchen oder auf leere Globuli nur ein einziges Mittel gespeichert wird, dieses jedoch in verschiedenen Potenzen, dann sprechen wir von Einzelmittel-Potenz-Akkorden. Die Testfrage wäre hier: »Macht ein Potenzakkord dieses Mittels Sinn für mein Anliegen?« Wenn ja, müssen Sie herausbekommen, welche Potenzen zum jeweiligen Mittel dazugegeben werden sollen. Sie können innerhalb der gleichen Potenzreihe bleiben (testen), also z. B. vier verschiedene C-Potenzen in das Symbol einspeichern oder verschiedene Potenzen aus verschiedenen Potenzreihen (D, C, LM) in ein und dasselbe Symbol einspeichern (testen), z. B. eine D-Potenz, eine C-Potenz und eine LM-Potenz. Es kann durchaus vorkommen, dass die Kosmische Potenz (KP) zum Akkord dazugenommen wird. Stellen Sie sich der Reihe nach vor, wie die einzelnen Potenzen in das Symbol hineinfließen, und dann übertragen Sie das Symbol auf Wasser, Globuli usw.

Kombipräparat

Die klassische Homöopathie nach Hahnemann verordnet eigentlich keine Kombipräparate, weil sie den ganzen Menschen betrachtet und nicht nur körperliche Symptome. Dennoch sind natürlich – schon aus geschäftlichen Gründen bzw. zum Zwecke der beliebten Selbstmedikation – inzwischen viele Mischmittel auf dem Markt, in denen für ein bestimmtes Beschwerdebild mehrere homöopathische Mittel mit ähnlichen Wirkungsbereichen kombiniert sind. Wenn Sie den Wunsch oder getestet haben, dass das Sinn machen würde, können Sie natürlich auch mehrere Symbolmittel »mischen« bzw. kombinieren. In diesem Fall müssen Sie dann auch für jedes Mittel einzeln die Potenz bestimmen.

Einsatzmöglichkeiten der Symbolmittel

1 Auf Wasser oder Globuli speichern

Die »Wasserübertragung« ist eine wunderbare Möglichkeit, heilende Informationen zu speichern, denn Wasser ist der beste Informationsträger überhaupt. Zeigen Sie mit der linken Hand auf das Symbol im Buch oder auf dem Plakat, oder schauen Sie es einfach an (Sie wissen ja, dass die Potenz jetzt auch schon drin ist). In der rechten Hand halten Sie ein Glas Wasser (muss nicht ganz gefüllt sein). Nun stellen Sie sich ca. eine Minute vor, wie das Symbol in das Wasser hineinfließt und darin ganz aufgenommen bzw. gespeichert wird. So haben Sie Ihr eigenes Heilmittel programmiert. Dann trinken Sie einige Schlucke davon. Bei Bedarf wiederholen bzw. austesten, wie oft und wie lange Sie ein solches Wasser trinken sollen.

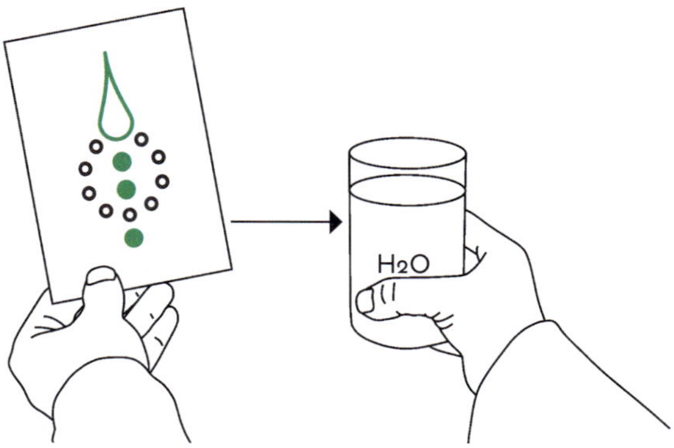

Bei den Globuli ist es das gleiche Vorgehen, nur dass sie jetzt statt des Wassers einige »leere«, unarzneiliche Globuli benützen, z. B. in einem Röhrchen. Zeigen Sie mit der linken Hand auf das Symbol im Buch oder auf dem Plakat, oder schauen Sie es einfach an. In der rechten Hand halten Sie die Globuli. Nun stellen Sie sich ca. eine Minute vor, wie das Symbol in die Kügelchen hineinfließt und darin gespeichert wird. Lassen Sie einige Kügelchen im Mund zergehen. Bei Bedarf wiederholen bzw. austesten, wie oft und wie lange Sie die informierten Globuli einnehmen sollen.

2 In Körper und Zellen fließen lassen

Legen Sie die linke (Energie aufnehmende) Hand auf das Symbol, oder zeigen Sie darauf. Die rechte Hand legen Sie auf die Stelle am Körper, die Beschwerden macht (wenn das nicht geht, denken Sie sich dorthin), und stellen Sie sich vor, wie die Energie des Symbols jetzt in diese Stelle Ihres Körpers hineinfließt und sich von dort aus verbreitet, wo immer sie hinfließen möchte. Stellen Sie sich dann vor, wie die Energie alle Zellen durchströmt wie ein wunderschönes Licht.

3 In die DNA speichern

Gehen Sie in Kontakt mit dem Symbol und mit der Energie des Mittels. Stellen Sie sich vor, wie die Energie des Symbols in die DNA hineinflutet und alle Informationen überschreibt, die alt und hinderlich sind und dem positiven Ausdruck Ihres Wesens entgegenstehen. Alle dunklen »Chips« werden hierdurch durchlichtet und überspeichert mit neuen förderlichen und gesunden Programmen.

4 In eine Situation hineinvisualisieren

Mithilfe Ihres Vorstellungsvermögens können Sie jedes Symbol in eine kraftvolle Energie verwandeln und einfach überallhin schicken, wo es benötigt wird. Stellen Sie sich zunächst die Körperstelle, die Beschwerde oder eine ungute Situation (aus der Vergangenheit oder eine befürchtete Szene in der Zukunft) bildlich vor Ihrem geistigen Auge vor. Dann stellen Sie sich vor, wie das Symbol als Lichtenergie »in die Situation hineinfließt« und alles umhüllt und durchdringt. Sie werden spüren, wann dieser Vorgang beendet ist. Anschließend bedanken Sie sich bei der geistigen Welt, die hierbei geholfen hat.

5 In die Aura speichern

Oft ist es sinnvoll, das Symbol/Mittel in die Aura der Person, also in einigen Zentimetern Abstand vom Körper, hineinzuspeichern. Das ist das feinstoffliche Feld, in dem die Krankheit oder die Befindlichkeitsstörung zuerst entsteht, bevor sie sich körperlich oder emotional spürbar manifestiert. In diesem Fall ist es gut zu wissen (austesten), in welcher Region des Körpers Sie das Symbol einspeichern sollen, z. B. in Höhe des Rückens, Bauches, Kopfes usw. Halten Sie das Symbolmittel mit der Hand vor den Körper (oder stellen Sie sich vor, Sie hätten es in der Hand), und fühlen Sie, wie es in die Aura hineinfließt. Lassen Sie dem Behandelten anschließend genügend Zeit zum Nachwirken.

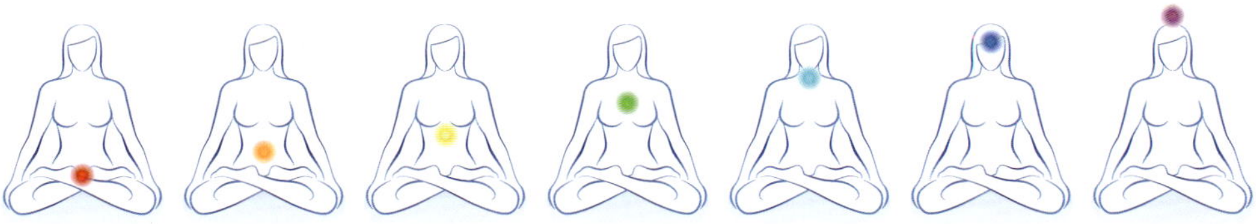

6 In die Chakren speichern

Testen Sie, welches Chakra oder welche Chakren blockiert sind, und lassen Sie das oder die potenzierten Symbole nacheinander dort hineinfluten. Mit einer Einhandrute oder einem Tensor (oder auch nur in der Vorstellung) kann man es rechtsdrehend einschwingen, bis Rute oder Pendel stillstehen. Testen Sie anschließend, ob das Chakra jetzt im Optimum ist. Eventuell wiederholen.

7 72000 Nadis energetisieren

Durch die Nadis hindurch fließt Prana, die Energie, die uns mit allem versorgt, was wir brauchen, und die uns Lebenskraft gibt wie in einem großen Netzwerk aus Licht. Laut der Hatha-Yoga-Pradipika sind es ca. 72000 Nadis. Die drei wichtigsten sind Sushumna, Ida und Pingala. Sushumna ist der Zentralkanal. Er verläuft mitten durch unser Rückenmark vom Wurzelchakra zum Kronenchakra und stellt unser Bewusstsein dar. Ida verläuft auf der linken Körperseite, steht für das Weibliche und für das Mondprinzip. Pingala entspringt auf der rechten Körperseite, steht für das Männliche und symbolisiert das Sonnenprinzip. Auf der physischen Ebene entspricht Pingala Nadi dem sympathischen Nervensystem, Ida Nadi dem parasympathischen Nervensystem und Sushumna Nadi dem Zentralnervensystem. Suchen Sie sich für den Zweck einer Reinigung der Nadis ein oder mehrere Symbole aus, und stellen Sie sich vor, wie diese die Energieleitbahnen mit Licht fluten und freimachen. Dann kann wieder mehr Lebensenergie durch sie hindurchfließen.

8 Das Symbol malen

Eine gute meditative Vertiefung und ein ruhiges Einlassen auf das körperlich-geistig-energetische Geschehen ist das Erstellen von Heilbildern. Dazu malen Sie das gewählte Symbol in Ihren Lieblingsfarben. Das Unterbewusstsein wird über die meditative Haltung während des Malens intensiv angesprochen. Auch hier können Gefühle, Bilder oder Erinnerungen aus der Tiefe auftauchen, die nicht immer angenehm sein müssen. Es ist aber eine Chance, das Verdrängte an die Oberfläche zu holen, von wo aus wir es dann leichter gehen lassen können, als wenn es im Unbewussten verborgen bleiben würde. Ihr Bild können Sie dann z. B. an einen guten Ort legen oder an die Wand hängen.

9 Schichtenarbeit

Wie in der klassischen Homöopathie gelangt man nicht immer gleich zu des »Pudels Kern«, das heißt zur eigentlich tiefen Ursache des Problems. Dann können wir Schicht für Schicht in die Heilung kommen. Testen Sie zunächst, wie viele Schichten einbezogen werden sollen. Zeichnen Sie auf einem genügend großen Blatt den mittleren Kreis für den Kern ein und die Anzahl der getesteten Schichten als Kreise drumherum. Testen Sie das Symbolmittel für den Kern, den mittleren Kreis (hier z. B. Barium carb.), und schreiben Sie den Namen dazu. Als Nächstes testen Sie die Potenz aus und schreiben diese zum Symbol dazu. Genauso geht es weiter mit der ersten Schicht. Testen Sie, wo genau im Kreis das Symbol und die Potenz hinmöchte. Wiederholen Sie das Vorgehen analog mit der zweiten Schicht und allen eventuell notwendigen weite-

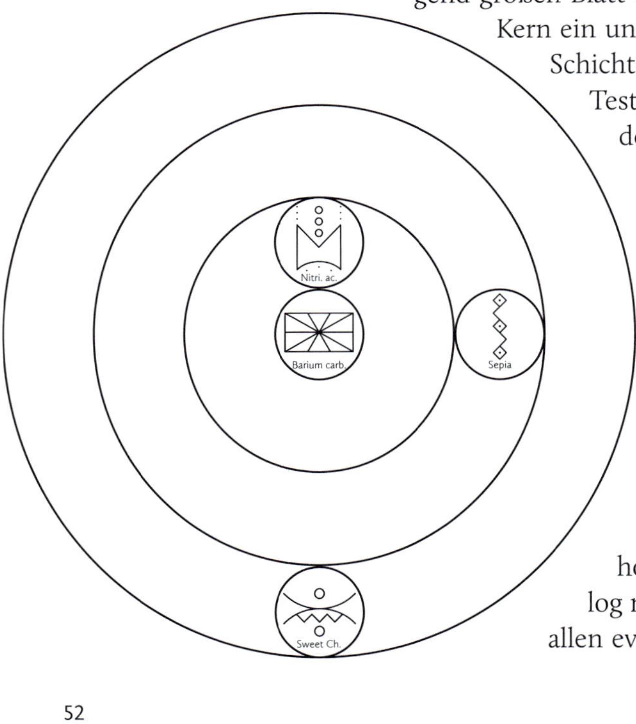

ren Schichten. Für die Informationsübertragung der Gesamtenergie können Sie das Bild zuerst anschauen, durch sich hindurchfließen und wirken lassen. Sie können zusätzlich alle Symbole noch einmal einzeln betrachten und die Energie aufnehmen. Sie verstärken die Wirkung, wenn Sie anschließend jeweils die zugehörige Affirmation einatmen und sich mit der anschließenden Ausatmung vorstellen, »ich lasse alles los, was dem entgegensteht«. Dann alle anderen Schichten analog übertragen. Das Gesamtbild kann auch (zusätzlich) in Wasser gespeichert und getrunken werden. Testen Sie, wie oft Sie das wiederholen sollen (oder intuitiv).

10 Parallelbehandlungen

Viele Themen und »Probleme« (sowohl körperliche als auch geistig-psychische) sind nicht zu 100 Prozent die eigenen, sondern wir haben sie unbewusst von unseren Vorfahren übernommen. Wir können mit einem Testsystem herausfinden, ob wir Anteile von Ahnen tragen. Das kommt oft bei der Behandlung von Kindern vor, die unerlöste Themen von Mutter oder Vater tragen. Selbst Tiere tragen Themen der Tierhalter. Unerlöste Themen können weit zurück in die Kriegsgenerationen reichen. Bestimmte Personen werden dann von diesen »heimgesucht«, nicht böswillig, sondern weil die Seelenebene weiß, dass über diese Person (die meist ein höheres Bewusstseinslevel hat) Erlösung möglich ist. In diesem Fall können Sie beide Personen liebevoll in die Energie des Symbols oder der Symbole eintauchen. Tiefes Mitgefühl/Verständnis für die Situation des früher Betroffenen verstärkt diesen Heilungsprozess.

11 Die Heilung des Inneren Kindes

Die symbolische Instanz für das unschuldige Bewusstsein ist unser Inneres Kind. Es kommt mit allen notwendigen Ressourcen in diese Welt. Es hat zu Beginn seines Lebens unendliches Vertrauen, eine hundertprozentige Gottesanbindung und absolute bedingungslose Liebe zu seinen Eltern und zu allem, was ist. Wie wir jedoch erfahren haben, geht das Vertrauen in diese Welt schnell verloren. Die Erfahrung, dass wir die Liebe nicht bedingungslos bekommen, lässt uns unsere Schätze vergessen. Fühlen oder testen Sie, in welchem Alter das Kind in Bezug auf Ihr Anliegen gerade ist, und stellen Sie sich vor, wie die Qualität des Symbols jetzt zu Ihrem Inneren Kind hinfließt, es umhüllt und durchdringt. Fragen oder fühlen Sie, in welchem weiteren Alter das Kind eventuell noch eine weitere Symbolenergie benötigt, und schenken Sie ihm diese Ressource wieder auf die gleiche Weise.

12 Kosmischer Briefkasten/Kollektivheilung

Um »unverlangte« geistige Hilfen beim Empfänger ankommen zu lassen, ohne dass wir diesen z. B. aus einem Helfersyndrom heraus beeinflussen oder gar manipulieren möchten, ist der »kosmische Briefkasten« gut geeignet. Stellen Sie sich einen schönen, von Ihnen ausgeschmückten Briefkasten »im Universum« vor oder z. B. über der Stadt, über einer Einrichtung, dem Zuhause oder dem Wohnort der betroffenen Person. Dort platzieren Sie das oder die passenden Symbole als energetische Botschaft. Teilen Sie dem potenziellen Empfänger in Gedanken mit, dass Sie eine Botschaft für ihn im Briefkasten deponiert haben. Er kann sie dann abholen oder auch nicht! Der kosmische Briefkasten ist sehr gut geeignet für Kollektivaufträge, d. h. für energetisches Arbeiten, das für mehrere Personen oder Gruppen Informationen zur Verfügung stellen möchte, ohne zu manipulieren.
Eine gute Möglichkeit ist z. B. auch, direkt für die Person Bachblüten-Symbole und/oder Homöopathie-Symbole einzuspeichern und zusätzlich ein Miasma-Symbol per Visualisierung in das Kollektivfeld. Zusätzlich können die miasmatischen Symbole (austesten, welche) in die Atmosphäre und/oder das »Universum« gespeichert werden (testen).

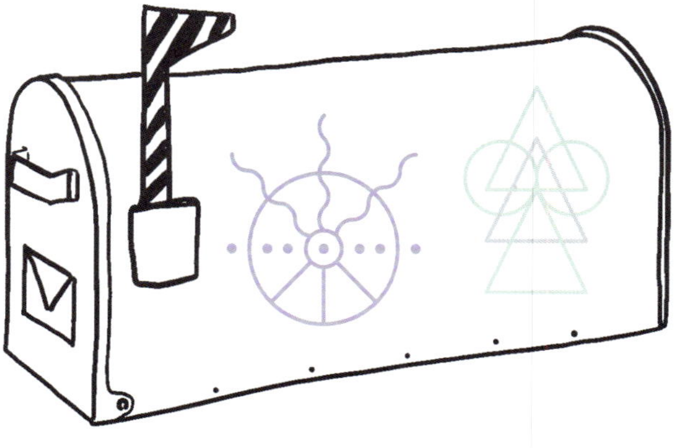

Die Seelenwesen – Botschaften aus einer höheren Ebene

Neben dem Herstellen und der Gabe des persönlichen Symbol-Schwingungsmittels hat das Lesen der Seelenwesen und der Affirmationen eine mindestens gleich wichtige Bedeutung. Die Seelenwesen-Texte verbinden uns mit höheren Informationsebenen, und die Worte haben ihre eigene Heilungsfrequenz. Die Seelenbotschaften können die Auflösung von hinderlichen Blockaden unterstützen und Trost, Sicherheit und Geborgenheit vermitteln. Auch das, was für Sie persönlich »zwischen den Zeilen« steht, wird verstanden werden und auf Ihrer Seelenebene ankommen. Es ist wie ein heilsamer Balsam. Sie können den Text bzw. die Botschaft an Ihr Innerstes schicken und eventuell (z. B. bei Parallelbehandlungen) an jenen Menschen, dessen Thema Sie vielleicht mittragen. Auch das kommt an und heilt beide ein Stück weit mehr.

Affirmationen – die essenziellen Botschaften

Die Affirmationen am Ende des Seelenwesen-Textes sind weniger eine Zusammenfassung als vielmehr eine Essenz aus den verwendeten Wortschwingungen und dem, was unsichtbar zwischen den einzelnen Worten steht. Das Atmen spielt beim Umgang mit den Affirmationen eine wesentliche Rolle.

Lesen Sie die Affirmation, und »atmen Sie deren Energie ein«. Beim Ausatmen stellen Sie sich vor, wie alles, was Sie jetzt nicht mehr brauchen oder was der neuen Energie entgegensteht, einfach wegfließt. Diesen Vorgang können Sie dreimal wiederholen, vielleicht mit einer Hand auf Ihrem Herzen.

TEIL III
ALLE 111 SYMBOLMITTEL

Lernen Sie die hilfreichen Symbole kennen, und lassen Sie sie für sich, für Ihre seelischen und körperlichen Bedürfnisse arbeiten.

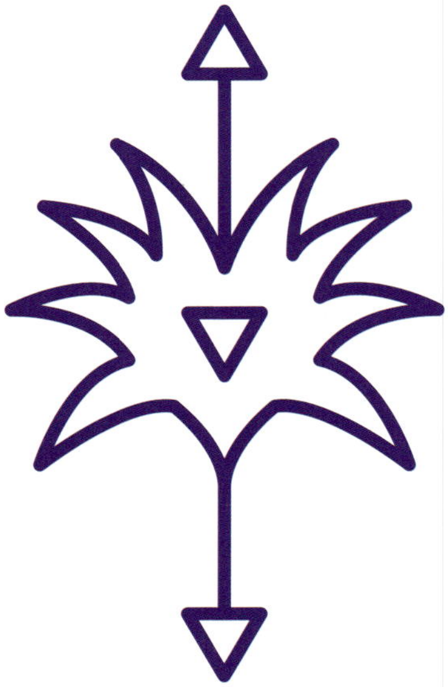

Abies alba

Weißtanne

Das Seelenwesen

Weit verzweigt sind deine Kräfte, erlahmt durch viele Winde, Äonen und die Geschichte von Angst und Verlust. Berauschen magst du dich an meinen Wipfeln und ankommen unter meinem Kleid. Liegend auf der Erde, behütet und beschützt ruhst du dich aus, unbesehen von Gestalten der Disharmonie und der Entgeisterung, die herumschleichen wie Diebe in der Nacht, verlorenen Seelen gleich, die sich im Weg geirrt haben und an der falschen Stelle suchen. Lasse dich von ihnen weder leiten noch verleiten. In unnatürlichem Tun, getrennt von den Wesen des einstigen Waldes, wirst du nicht genesen. Wir tauschen uns aus auf allen Ebenen. Zusammen genesen wir zum Einen.

Ich bade in dir und deiner Energie.

Substanz

Abies alba, die Weißtanne aus der Familie der Kieferngewächse, ist ein immergrüner, tief wurzelnder Nadelbaum, der eine Wuchshöhe von 30 bis 50 Metern erreichen und bis zu 600 Jahre alt werden kann. Schon in der Antike wurde die Weißtanne als Arznei- und Heilpflanze genutzt. In der mittelalterlichen Klostermedizin hat Hildegard von Bingen den Nadelbaum als Heilmittel für die Behandlung von Wunden und die Verbesserung der Blutzirkulation eingesetzt. Die Weißtanne liefert eine Menge heilender Stoffe in ihren Zweigspitzen. Traditionelle Anwendungen als Heilpflanze bezeugen ihr großes Potenzial für entzündliche Erkrankungen.

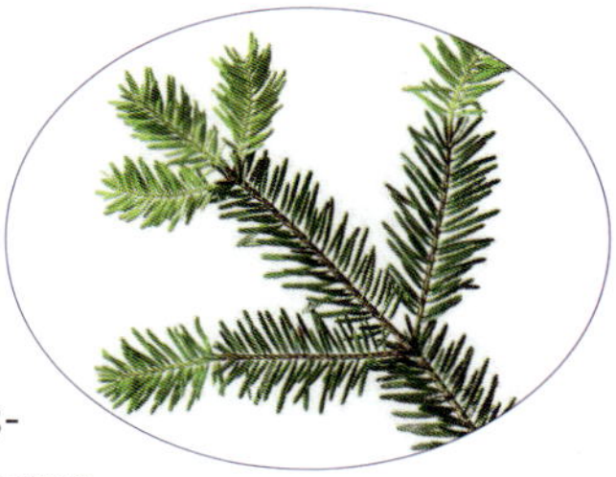

Psyche und Gemüt

Seit jeher haben Bäume eine besondere Bedeutung für den Menschen. Aufgrund ihrer antiseptischen und entzündungshemmenden Wirkung gilt die Tanne bis heute als Klassiker in der traditionellen Anwendung z. B. bei durch Rheuma und Arthrose bedingten Schmerzen, bei Erkältungen oder Erschöpfung. Auch auf energetischer Ebene gilt Abies alba als kräftigende Pflanze, die die Stärkung und Balancierung des Gefühlslebens und den Aufbau neuer Lebensenergie fördern kann. Schlecht geerdeten Menschen kann sie helfen, einen besseren Halt im Leben zu finden. Der Zwischenbereich mit den Ästen und Nadeln dient der Klärung der Atmosphäre, nicht nur der Raumluftverbesserung, sondern auch dazu, in uns selbst mehr Klarheit und Reinheit zu finden und dadurch unterscheiden zu lernen, was zu uns passt oder eben nicht mehr. Auf körperlicher Ebene wirkt das ätherische Öl der Weißtanne stark antiviral und antibakteriell, es regt das Immunsystem an und hat eine entzündungshemmende Wirkung. Das bedeutet, dass ihr Geist uns auch helfen kann, Angriffe abzuwehren, die uns in unserer ursprünglichen Reinheit und Unversehrtheit stören könnten. Der Auswurf, also der »Hinauswurf«, von Fremdenergien wird ermöglicht, und aus der allgemeinen Schwäche steigt der Mensch wieder auf in seine Kraft. Auf geistiger Ebene wirkt das ätherische Öl stimmungsaufhellend, kräftigend und stabilisierend. Es macht Geist und Psyche frei und klar. Auf energetischer Ebene baut Abies alba neue Lebensenergie auf, bringt Klarheit des Geistes wie ein Leuchtturm, der uns führt, unterstützt und immer wieder regeneriert, bis wir eine neue Leichtigkeit und Resilienz erreicht haben.

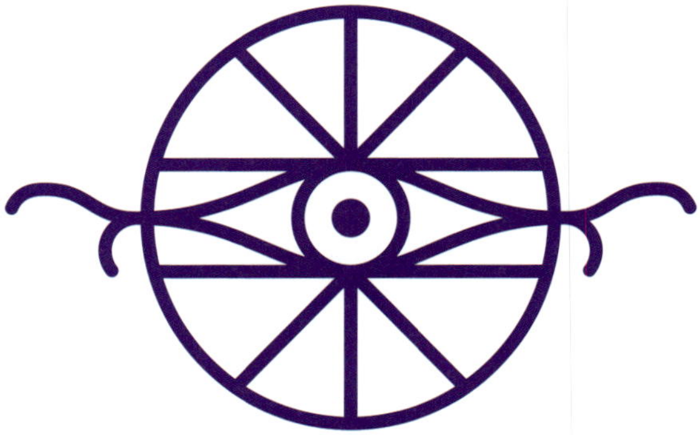

Aconitum napellus

Eisenhut

Das Seelenwesen

Das Universum, die Natur, die Erde, das Leben ... beschaulich in einem Augenblick, im nächsten Moment rabiat und manchmal viel zu schnell für uns Menschen. Bist du erstarrt wie die Erde nach einem Vulkanausbruch, so bitte darum, dass du das Geschehene noch einmal in Zeitlupe sehen mögest. So können dein Geist und dein Körper dem folgen, was im Außen geschehen ist und im Inneren noch nicht verarbeitet werden konnte. So wirst du ruhig, denn du weißt, dass du die Geschwindigkeit selbst steuern kannst. Atme durch den ganzen Körper, und komme zur Ruhe.

Ich beruhige Körper und Geist und verhelfe mir zu Stärke und Stabilität.

Substanz

Aconitum napellus ist eine Giftpflanze und gehört zu den Hahnenfußgewächsen. Seinen Namen trägt er wegen der helmartigen Blüte. In der Homöopathie finden alle Teile samt Wurzelknollen Verwendung. Die giftige Pflanze ist Gegenstand zahlreicher Legenden. So soll der Höllenhund Kerberos, nachdem er gezwungen worden war, die Unterwelt zu verlassen, vom Tageslicht derart entsetzt gewesen sein, dass er vor den Höhleneingang auf den Boden spie. Daraus wuchs der Eisenhut.

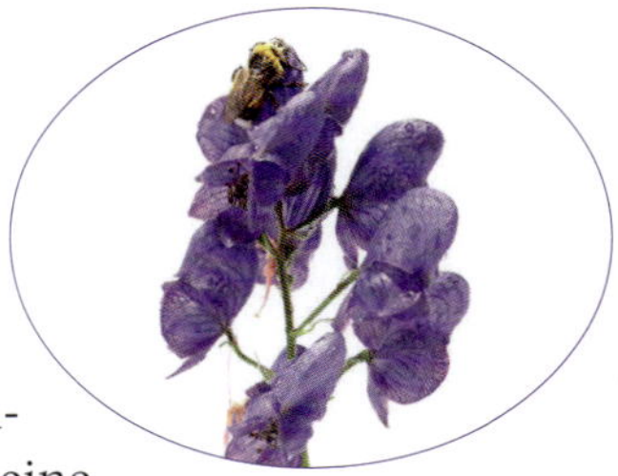

Psyche und Gemüt

Aconitum ist das wohl bekannteste Mittel für Schockzustände. Plötzlich ist alles anders, und der Mensch begreift zunächst gar nicht, was geschehen ist. Als klassische Situationen können wir uns Krieg, Unfall, Überfall oder auch eine traumatische plötzliche Trennung vorstellen. Für Aconitum-Zustände typisch sind sehr heftige Zustände, wie z. B. Schock, Starre oder Verwirrung. Auch heftige Gemütsregungen, die durch Ärger oder Schreck entstehen, oder plötzliches Auftreten körperlicher Symptome durch trockene und kalte Winde. Alles ist plötzlich und heftig, seien es Schmerzen, Ruhelosigkeit oder Angst bis hin zur Todesangst. Entzündungs- und Erkältungsbeschwerden treten akut und schnell auf. Der Betroffene wirkt nach diesem Ereignis ängstlich und unruhig und empfindet großen Durst, oder er ist einfach nur erstarrt. Sind das traumatische Geschehen und die darauffolgende, eventuell unterdrückte Schockreaktion nicht bewusst, sondern ins Unterbewusstsein verdrängt, kann der Körper in der Folge übermäßige Schreckhaftigkeit, Panikattacken, Angina pectoris, plötzliche fieberhafte Erkältungen, Krupp-Husten oder jede andere Krankheit erzeugen. Auch eine diffuse Angst vor dem Sterben oder dem Tod kann durch das im Emotionalkörper gespeicherte Trauma verursacht werden. Das auslösende Ereignis kann bereits durch ein Geburtstrauma entstanden sein, und wenn der Therapeut z. B. in diesem Leben keine Schocksituation finden kann, müssen wir auch die Vorleben der Person berücksichtigen bzw. mithilfe von (kinesiologischen) Testungen herausfinden, ob das Schockereignis bereits vor der Geburt stattgefunden hat und eventuell noch immer im feinstofflichen Feld der Aura des Patienten gespeichert ist. Aconitum kann bei diesem starken psychischen Stress helfen, sich wieder aus der Erstarrung zu lösen.

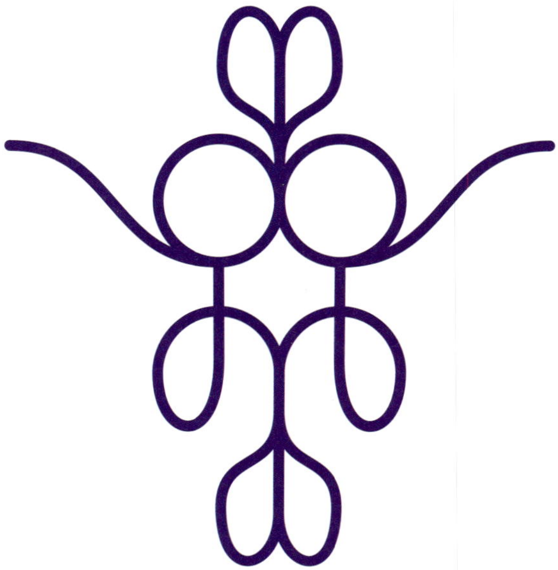

Agaricus muscarius

Fliegenpilz

Das Seelenwesen

Es gibt so wunderbare sanfte und mystische Universen, die jenseits dieser für dich oft so harten Welt existieren. Du glaubst, du hättest keinen Zugang dazu und müsstest im Hier und Jetzt ausharren und die Dinge des Alltags irgendwie ertragen? Oder versuchst du mit Hilfsmitteln wie Drogen oder übermäßiger Ablenkung Entspannung vor dem alltäglichen Druck zu finden? Besinne dich, dass die »andere« Welt gleichzeitig mit der deinen existiert. Du kannst die Augen schließen und bist dort. Dann hole die sanfte Energie in dein diesseitiges Dasein, und es wird milder und wärmer für dich werden.

Ich habe den Mut, mein Potenzial im Frieden mit mir selbst zu leben.

Substanz

Durch Verdünnung und Verschüttelung entsteht aus dem Fliegenpilz das homöopathische Mittel Agaricus muscarius. Verarbeitet wird der frische oberirdische Fruchtkörper. Jeder kennt den Fliegenpilz aus dem Märchen, wo vor seiner Giftigkeit und den Rauschzuständen gewarnt wird, die er erzeugen kann. Manche Naturvölker essen bewusst kleine Mengen des hübschen Pilzes, um in Rausch- oder Trancezustände oder in »andere Welten« zu gelangen.

Psyche und Gemüt

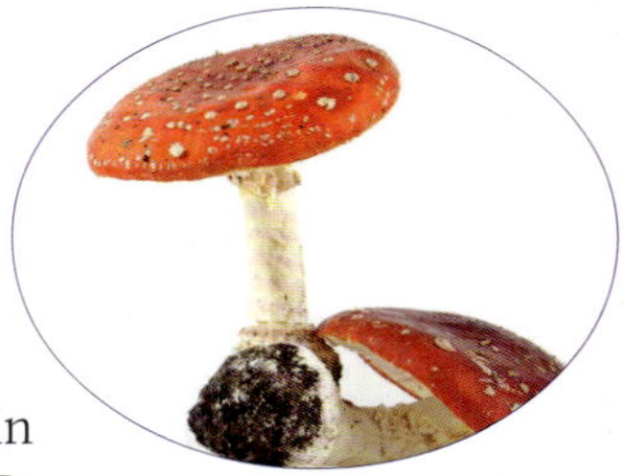

Agaricus-Menschen sind nervös und unruhig, und es besteht oft ein verdrängter Konflikt, um dessen Lösung sich nicht bemüht wird, da ein Trauma oder ein seelischer Schock zugrunde liegen. Sie glauben, Verlierer zu sein, und verharren in einer Opferhaltung, in der alles nur noch schlimmer wird. Demzufolge fühlen sich Betroffene ausgestoßen und von der Umwelt verkannt, was sie daran hindert, ihr eigentliches Potenzial zu leben. Diese treten bei geistiger Anstrengung oder seelischem Druck verstärkt auf. Die Patienten sind geschwätzig und neigen zu Ängsten, Nervosität, Unsicherheit und Zittern. Agaricus wirkt auf Nervensystem, Atmungsorgane, Herz-Kreislauf-System, Haut. Fast ausschließlich unwillkürliche Körperfunktionen sind betroffen, wie Rückenmark, Muskulatur, Verdauung oder Harnwege. Nervenerkrankungen wie Parkinson, Multiple Sklerose, Epilepsie oder auch Altersdemenz sind typisch, auch Unruhezustände und Zuckungen, Koordinationsstörungen, Krämpfe und Spasmen, Stottern. Kinder mit nervöser Überlebendigkeit mit psychischer und motorischer Unruhe und später Entwicklung, die sowohl hyper- als auch hypoaktiv sind. Bipolare Störungen mit Halluzinationen und Delirien, Alkoholismus, Apathie. Agaricus muscarius wurde in den Materia medicas sinngemäß auch als Mittel für Wahnsinnige und für neurologische Phänomene beschrieben. Es findet Einsatz bei Depression, Säuferwahn und bei Delirium. Den Alltagspflichten kann man im Agaricus-Zustand oft schlecht oder gar nicht mehr nachkommen, die Ansprüche und Erwartungen anderer sind schwer zu erfüllen. Im Zustand seiner Minderwertigkeitskomplexe möchte sich der Mensch von der Umwelt absondern, erstaunlich oft zieht es diese Menschen wie die Pilze ins »Untergeschoss«, ins Souterrain, wo sie versuchen, ihr Leben mit einem großen Defizit an Willenskraft irgendwie zu fristen.

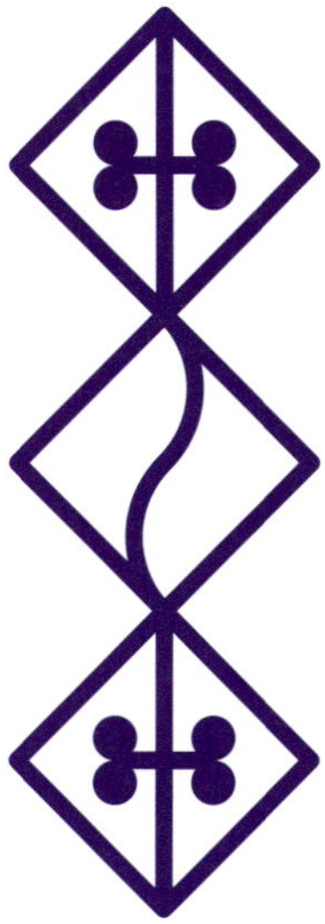

Anacardium orientale

Malakkanuss

Das Seelenwesen

Hast du deine Existenzberechtigung auf dieser Erde vergessen? Warum bist du so verzweifelt an dir selbst, dass du meinst, dich und andere zerstören zu müssen? Anerkenne, dass du ein Geschöpf Gottes bist und es keinen Grund mehr gibt, dein Gefühl des Versagens weiter zu nähren. Finde einen Platz, wo du dich ausruhen kannst von der Anstrengung deiner Geburt auf diese Erde. Mache dir klar: Dieser Schmerz ist jetzt vorbei! Du bist »jenseits von Eden«, so meinst du. So öffne deine Augen, schaue in eine andere Richtung. Vielleicht entdeckst du eine Blume, die gerade ihre Blüte öffnet – nur für dich!

Ich lerne, mich selbst zu achten.

Substanz

Anacardium orientale ist die ostindische Malakkanuss, auch Tintenbaumfrucht oder Elefantenlausbaum genannt. Der stattliche Baum erreicht eine Wuchshöhe von bis zu 25 Metern. Seine Früchte sind eiförmig und werden bis zu 2 Zentimeter groß. Sie enthalten unter anderem relativ bittere Öle. Die Schale ist giftig. Die Homöopathie verwendet als Grundstoff für das Mittel Anacardium orientale die gereiften und getrockneten Früchte.

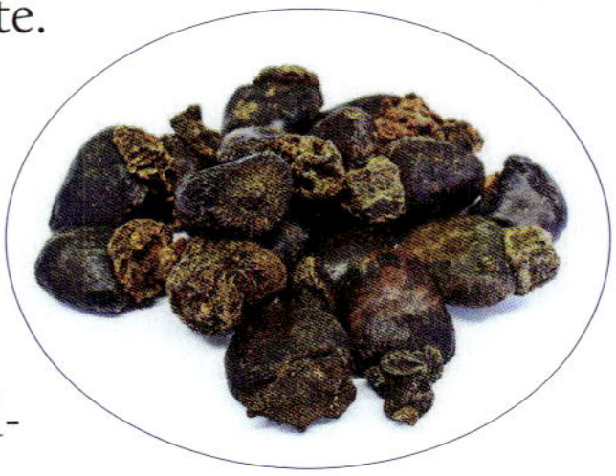

Psyche und Gemüt

Anacardium zählt zu den »heftigen« homöopathischen Mitteln, insbesondere im Hinblick auf psychische Symptome. Das Zentrum des Mittelbildes ist ein Gefühl des Gespalten-Seins, wie in zwei Teile; einer Abspaltung von sich selbst, von der Gesellschaft, der Welt, den sozialen Normen. Die Zweiteilung zieht sich wie ein roter Faden durch das Mittelbild. In der Psyche äußert sich dies durch starke, einander entgegengesetzte Tendenzen, der Patient wird gleichzeitig in zwei unterschiedliche Richtungen gezogen, er wirkt oft zerrissen wie ein »Mensch mit zwei Seelen«. Entsprechend lautet eine Beschreibung in diversen Repertorien: »Wahnidee, dass auf einer Schulter ein Engel und auf der anderen ein Teufel sitzt.« Es besteht kein Bezug zur Realität in seiner Gesamtheit. Familie, Freunde, Partner oder Arbeitskollegen bemerken sehr widersprüchliche Tendenzen, z. B. ist der Mensch einmal liebenswert, einmal boshaft. Die Betroffenen wollen Nähe, sind aber andererseits misstrauisch und verschlossen. Sie können Furcht vor Aggression haben, sind aber selbst aggressiv. Dieser Mensch ist extrem misstrauisch, leidet unter großen Ängsten und Selbstzweifeln. Auffällig ist eine aggressive Grundstimmung, die aus großen Minderwertigkeitskomplexen herrührt und aus seinen Schwierigkeiten bzw. einer Willensschwäche, sich für irgendetwas entscheiden zu können. Die Aggression kann sehr zerstörerische Züge annehmen, wie Tiere quälen und Ähnliches. Auch Depression und Suizidgefahr gehören zum Bild. In der Familienhistorie oder persönlichen Beziehungen finden sich öfter Misshandlungen oder Alkohol- und Drogenmissbrauch. Es kann ein hilfreiches Mittel bei Familien mit Zwillingsgeburten sein. Anacardium gehört zu den wichtigen Mitteln bei Prüfungsangst mit plötzlichem Gedächtnisverlust, ADHS oder anderen Aufmerksamkeitsdefiziten und psychischen Essstörungen.

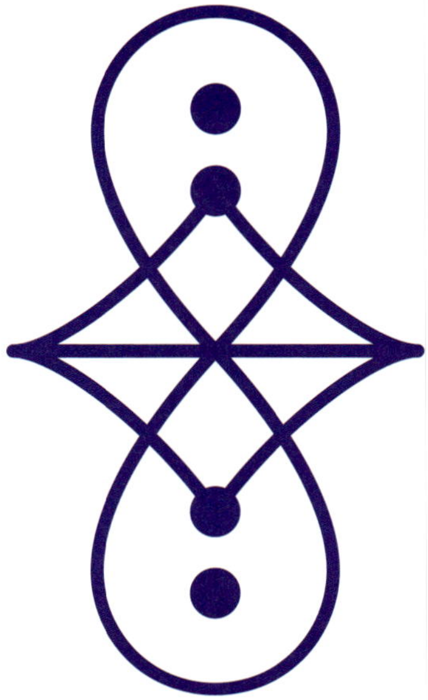

Apis mellifica

Honigbiene

Das Seelenwesen

Wenn dich etwas piesackt in deinem Leben, dann ist das durchaus freundlich gemeint. Es möchte dich ans Ausruhen erinnern, bevor der ganze Ballon deiner Gefühle auf einmal platzt. Das würde eine ganz schöne Überschwemmung geben. Alles, was du an Gefühlen angestaut hast, möchte jetzt ab und zu auch mal gefühlt werden, und das geht nur, wenn du dir Zeit dafür nimmst. Kannst du fühlen, wer du selbst bist oder zumindest ob es noch andere Gefühle außer Aufregung und Eile in dir gibt? Auch die fleißigste Biene darf mal von ihrem Honig genießen. Guten Appetit!

Ich komme zur Ruhe und spüre mich.

Substanz

Die Arznei wird aus ganzen Honigbienen hergestellt. Während wilde Bienen in Europa aufgrund von Pestiziden und Monokulturen immer seltener werden, nimmt die Verbreitung an Imkervölkern wieder zu. Die fleißige Aktivität des Tieres findet ihre Entsprechung im Arzneimittelbild in Form einer nervösen Ruhelosigkeit (»wepsig«). Aber auch das Thema Honig bzw. »süß« spielt beim Mittelbild eine Rolle.

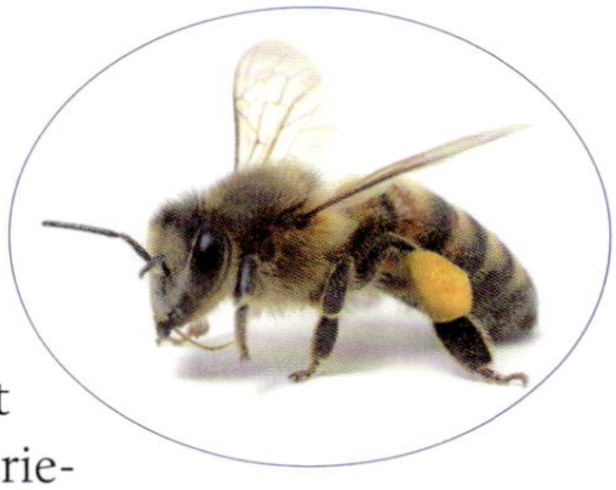

Psyche und Gemüt

Wie die Biene oder Wespe kommt der Mensch geistig und körperlich nicht zur Ruhe. Immer muss etwas erledigt werden, immer sind sie mit irgendetwas beschäftigt, auch mit Dingen, die zu nichts führen. Sie können sich nicht konzentrieren und schlecht einen Fokus halten. Apis-Patienten sind tendenziell reizbar. Man kann dem Patienten nichts recht machen, und er wird aggressiv, wenn er verärgert ist. Der Apis-Typ kann schlecht weinen und seine Gefühle ehrlich herauslassen, deshalb sammelt sich das Wasser in Form von Ödemen im Körper an. Gleichwohl besteht eine eher hysterische aufgedrehte Neigung zum Weinen, oft weinen sie, ohne einen Anlass dafür zu haben. Sie jammern grundlos, können betrübt und mutlos sein. In ihrem hastigen und zerstreuten Grundmodus können die Betroffenen äußert ungeschickt mit den Händen sein; sie lassen Gegenstände einfach aus der Hand fallen oder zerbrechen diese wegen Unachtsamkeit. Beobachten lässt sich im Verlauf der Pathologie auch ein unsicheres Verhalten aufgrund von Koordinationsstörungen. Es kommt zu Schwindel, Stolpern, Fallenlassen von Gegenständen wie bei neurologischen Erkrankungen. Sie sind generell sehr empfindlich gegen Berührungen. In fortgeschrittenen oder auch akuten Pathologien kann es heftige Zustände bis hin zum Verlust des Bewusstseins geben. Der Patient ist dann völlig geistesabwesend in seinem Delirium, das ab und zu von durchdringendem Schreien oder Murmeln unterbrochen werden kann. Die vorherige unruhige Heftigkeit, Nervosität oder Reizbarkeit, welche sich bis zur Raserei steigern konnte, wird dann abgelöst durch Apathie, Schwerhörigkeit oder auch einen seltsamen Ausdruck von Glückseligkeit.

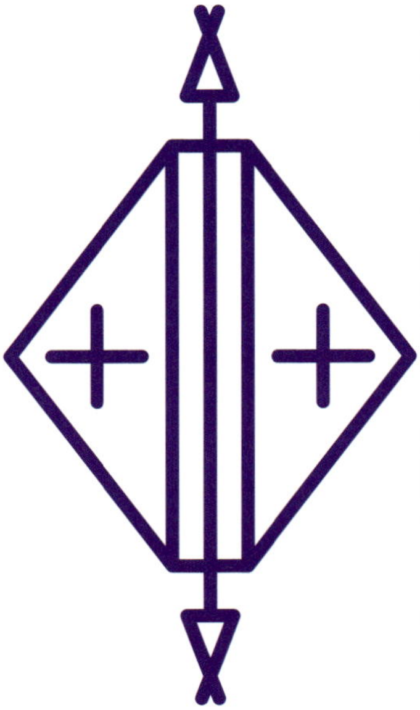

Argentum nitricum

Silbernitrat

Das Seelenwesen

Es wird Zeit, dass du dich erinnerst, dass du ein kosmisches Wesen bist mit Anbindung an das unendliche Universum. Auch das, was du ausstrahlst, hat keine Grenzen. Grenzen machen dir Angst, aber du kannst sie überwinden, indem du dir klarmachst, dass du deine Geburt geschafft hast. Auch wenn es eng und schwierig war, du hast es geschafft, dort durchzukommen. Du lebst, und nun mache das Allerbeste daraus. Reiße die Grenzen der Gewohnheiten und Erinnerungen nieder. Wovor könntest du Angst haben? Vor deiner eigenen Größe? Nimm sie jetzt in Anspruch, und dehne dich aus!

Meine Seele weitet sich ins Unendliche.

Substanz

Silbernitrat ist ein farbloses Salz, das beim Aufeinandertreffen von Silber und Salpetersäure entsteht. Natürliche Vorkommen findet man im Mineral Akanthit, worin es sehr lichtempfindliche Kristalle bildet. Als »Höllenstein« wurde es zur Behandlung von Warzen und Desinfektion von Wunden benutzt. Sein medizinischer Gebrauch ist in den letzten Jahren stark zurückgegangen, wird aber aufgrund zunehmender Antibiotika-Resistenzen neu diskutiert.

Psyche und Gemüt

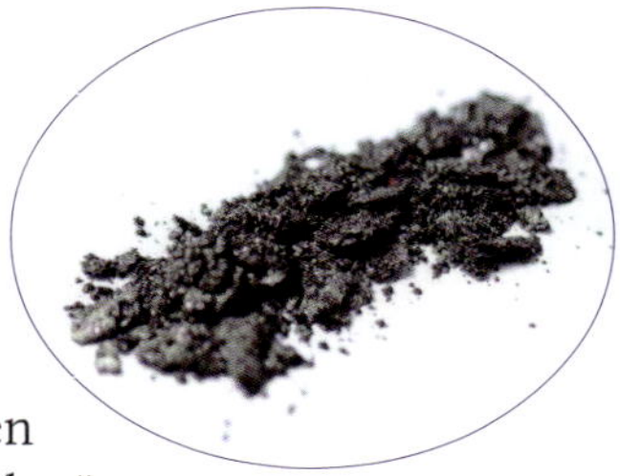

Typische Silbernitrat-Patienten sind offene, direkte Menschen, die Gesellschaft lieben und eine große Vitalität und Emotionalität zeigen, dabei jedoch oft innerlich von Angst getrieben sind. Sie stehen unter großem Druck und besitzen im Grunde wenig Selbstvertrauen. Dies führt auf Dauer zu Schwäche bis hin zu Lähmungen oder Herz- und Magenbeschwerden mit auffällig lautem Aufstoßen, weil der Druck rausmöchte. Sie haben häufig Gedanken, die für ihre Mitmenschen verrückt wirken. So nehmen sie beispielsweise lieber einen Umweg in Kauf, als über eine Brücke zu gehen, weil sie glauben, diese stürze gleich ein. Das homöopathische Mittel Argentum nitricum kommt besonders bei Lampenfieber oder Prüfungsangst oder ausgeprägter Höhenangst zum Einsatz. Der Argentum-nitricum-Typus wird zwar als extrovertiert und fröhlich beschrieben, manchmal mit einer schon fast krankhaften Offenheit. Er ist häufig nicht in der Lage, seine Gefühle oder Handlungen zu kontrollieren, weint und lacht gleich darauf, hat Wutausbrüche und gibt sich sofort danach großzügig. Das wirkt jedoch so, als würde er seine tief sitzenden Ängste vertuschen wollen. Im Grunde wurde sein Selbstbewusstsein und Selbstvertrauen durch Erfahrungen von Maßregelung, Abwertung und Ohnmacht in Kindheit und Jugend entscheidend geschwächt. Von der anerzogenen Orientierung an Autoritäten und deren Maßstäben konnte er sich als Erwachsener noch nicht wirklich lösen. Dies zeigt sich in Form vielfältiger Versagensängste und der Furcht vor mangelnder Bestätigung. Trotz vorhandener Fähigkeiten, Talente und Kreativität besteht ein tiefes Misstrauen in die eigene persönliche Kraft. Im Grunde besteht eine tief sitzende Angst vor Wiederholung früherer traumatischer Situationen. Schlüsselreize wie Prüfungssituationen holen die Gefühle aus der Vergangenheit immer wieder hoch.

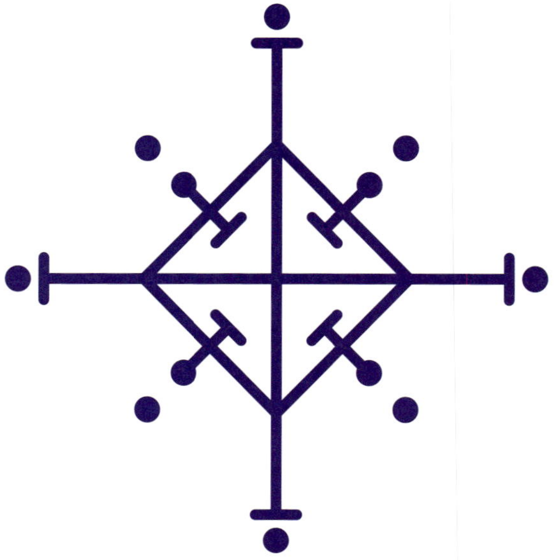

Arnica montana

Arnika

Das Seelenwesen

Deine Verletzungen und die innere Zerrissenheit deines Lebens möchten jetzt geheilt werden. Du bist nicht allein auf dieser Welt. Erlaube es anderen Menschen und allen, die dich lieben, dir näherzukommen. Du musst keine Angst haben, dass deine Grenzen wieder verletzt werden. Wenn du dich selbst würdigst als weichherziges liebevolles Wesen, das du tief in deinem Inneren bist, dann bist du so flexibel, dass deine Grenzen nicht mehr starr sind. Dann kannst du durch die Schläge des Lebens auch nicht mehr verletzt werden, so wie ein Baum, der sich im Sturm flexibel biegt. Tue es ihm gleich. Der Baum steht allein und ist doch mit dem ganzen Wald innig verbunden.

Ich finde meine Kraft und wahre sie.

Substanz

Arnica montana, die echte Arnika, gehört zu den Korbblütlern. Als Gebirgspflanze ist sie in den Alpen und den Pyrenäen sowie auf dem Balkan beheimatet. In Deutschland steht sie auf der Roten Liste. Sie erreicht eine Wuchshöhe bis zu 60 Zentimeter und trägt eine leuchtend gelbe Blüte. Trotz ihrer Bekanntheit hat Arnika eine relativ kurze Geschichte als Heilpflanze. Erst im 18. Jahrhundert fand sie als »Bergwohlverleih« zur Bedeutung in der Heilkunst.

Psyche und Gemüt

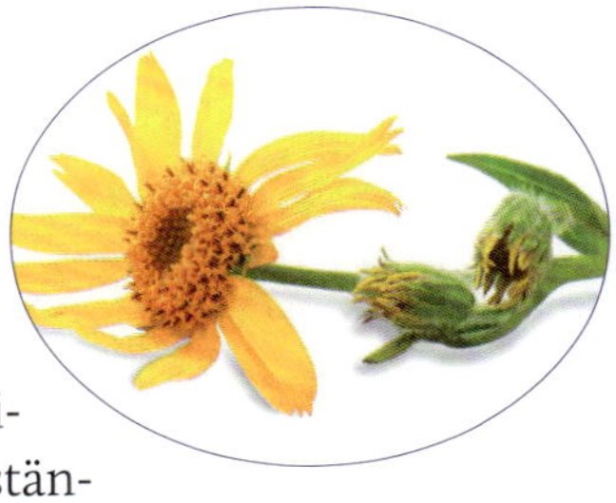

Die Homöopathie nutzt Arnika gegen Traumata und Verletzungen aller Art. Sie gilt als *das* Schmerz- und Verletzungsmittel schlechthin. Arnika ist das erste Mittel bei Verletzungen durch Unfall, Stoß, Schlag, Prellungen, Operationen, Hämatomen, aber vor allem auch bei allen Schockzuständen nach gewalttätigen Übergriffen oder überhaupt durch »Grenzverletzungen« jeglicher Art. Auffällig ist, dass der den Gewalteinwirkungen ausgesetzte Mensch eigentlich ein empfindliches Wesen ist, er aber in dieser Situation in Ruhe gelassen werden will. Kategorisch lehnt er die Hilfe, auch des Arztes, ab. Er fühlt sich körperlich oder geistig überanstrengt, »wie zerschlagen«, und ist stark berührungsempfindlich, auch im übertragenen Sinne. Er mag oder kann emotional nicht berührt werden, weil es seine Grenzen, die bereits schon einmal verletzt wurden, durch Nähe abermals verletzen würde. Durch körperliches wie psychisches Malträtiert-worden-Sein fühlen sich die Betroffenen an Körper und Seele verwundet und finden in ihrem Schockzustand ihre (unbewusste) Angst vor Wiederholung solcher Ereignisse reaktiviert. Seine eigenen Grenzen zu wahren, kann eine Lebensaufgabe sein, das Bewusstsein, dass er zu einer Gruppe gehören kann und trotzdem darauf bestehen, dass der Raum um sich selbst als Individuum groß genug bleibt, um sich selbst fühlen und authentisch ausdrücken zu können. Das ist die Übung. Der Arnika-Typ ist gern in den Bergen unterwegs, er möchte die nächste Etappe erklimmen und erfolgreich sein, dabei ist er vom Wesen her freundlich, offen und strahlend. Bei zu viel Einengung von außen kann er jedoch in eine erstarrte Energie und entsprechende Umstände geraten, die er nicht mehr abschütteln kann, weil das wichtige Nein zu spät gesagt wurde. Dann kommt es zur Erschöpfung (Arnika ist das Hauptmittel bei Ermüdungsbrüchen nach langer Wanderung).

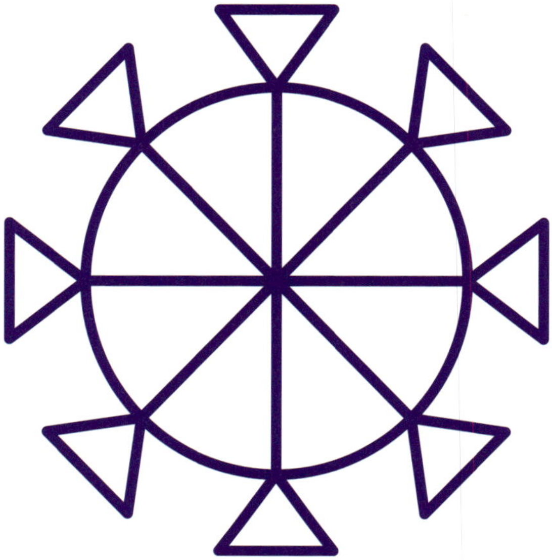

Arsenicum album

Arsenoxid

Das Seelenwesen

Die Welt ist hart und grau und öde ... So erscheint sie dir durch die Schleier deiner Härte zu dir selbst hindurch. Durch deine innere Askese wird sie aber nicht besser werden. Das, was du spürst an Angst und Furcht, ist der Versuch deines inneren Wesens, dir zum Durchbruch zu verhelfen. Das, was dich schüttelt, möchte dich noch mehr erschüttern, bis die Mauer bröckelt und der erste Sonnenstrahl zu dir durchdringt und deine Nase kitzelt– dich so sehr an die Gnade erinnernd, die du in dir trägst als das große Geschenk. Die Milde für dich selbst wird erweckt, sodass du plötzlich lachen musst und all die Trauer von dir abfällt!

Ich entspanne mich in die Liebe hinein.

Substanz

Arsenicum album, weißes Arsenik, wird aus dem Mineral Arsenopyrit gewonnen. Die beim Rösten frei werdenden Arsenanteile bilden mit Sauerstoff ein Gas, das sich zu geruchlosem, giftigem weißem Pulver verdichtet. Dieses galt bereits in der Antike als Mordmittel und konnte bis ins 19. Jahrhundert nicht nachgewiesen werden. Berühmtestes Opfer einer Arsenvergiftung ist Napoleon. Noch heute existiert in Frankreich der Begriff »Erbschaftspulver«.

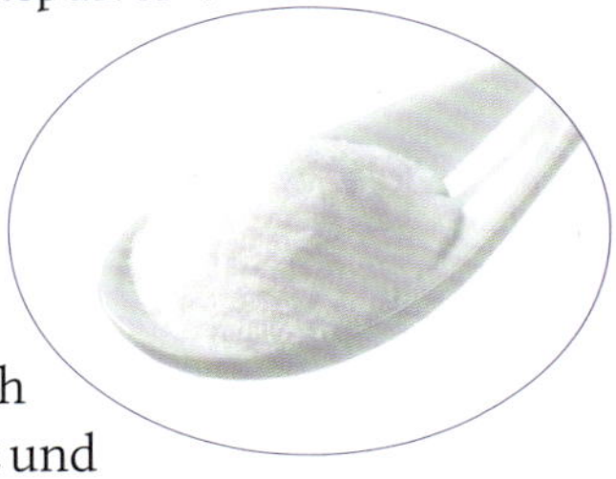

Psyche und Gemüt

Arsenicum-Patienten sind sehr ordentliche, pünktliche Menschen mit Hang zum Perfektionismus. Alles muss penibel sauber sein. Arsenicum album ist ruhelos, getrieben, auch ungeduldig. Arsenicum-Typen besitzen eine hohe Intelligenz und zeigen diese gern, indem sie andere zurechtweisen oder es immer besser wissen. Sie wirken ständig getrieben und ruhelos, was nachts besonders schlimm ist. Sie neigen zu Mutlosigkeit und haben tief sitzende Ängste, vor allem vor Krankheit und Krankheitserregern, besonders auch vor dem Tod, Einsamkeit und Armut. Arsenicum-Patienten sind immer mit Gedanken über Gesundheit, Materielles und Besitz beschäftigt und damit, was ihnen noch mehr Sicherheit geben könnte. Sie fühlen sich oft erschöpft und zittrig bis hin zu einem Gefühl der Hinfälligkeit. Nachts steht die Angst vor dem Alleinsein im Vordergrund. Eine tief sitzende Unsicherheit geht mit dem Gefühl einher, verwundbar und schutzlos zu sein. Deshalb wird permanent Sicherheit und Schutz gesucht. Zum einen bei Menschen im Umfeld, damit diese helfen können, wenn derjenige hilfsbedürftig ist, zum anderen in Besitztümern, mit denen der Arsenicum-Typ sehr geizig umgeht, weil er sie später noch brauchen könnte, um sein Leben abzusichern. Der Arsenicum-album-Patient ist sehr gewissenhaft in Kleinigkeiten und kann einen extrem pedantischen Ordnungssinn entwickeln. Das Bild muss gerade hängen, die Kleidung korrekt sein, Stifte und Unterlagen auf dem Schreibtisch exakt liegen. Es wirkt, als würde der betroffene Mensch nicht damit zurechtkommen, dass das Leben auch »unsortiert« und chaotisch sein kann, das macht ihm Angst, er empfindet dies als höchst bedrohlich. Und da auch der Tod etwas ganz und gar nichts Planbares ist, gehört die Furcht vor ihm zu seinen Hauptängsten. Deshalb erleichtert Arsenicum album auch den Sterbeprozess sowie das Loslassen der materiellen Ebene.

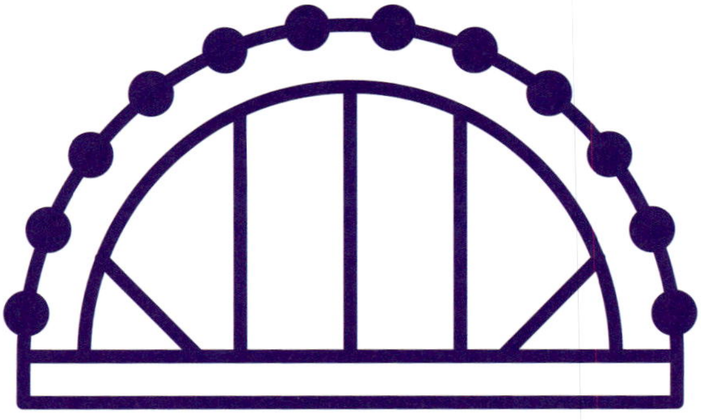

Arum triphyllum

Indianerrübe

Das Seelenwesen

Jetzt mal in aller Ruhe: Was nützt dir deine Hyperaktivität, wenn du doch nicht alles auf einmal erledigen kannst? Du rennst von einem Geschäft zum anderen, meinst, alles gleichzeitig machen zu müssen, und verlierst dabei bald die komplette Übersicht. Das, was wichtig ist, kannst du nur sehen, wenn du einmal innehältst und einen Moment tief durchatmest. Spüre die überschießende Energie in deinem Zentrum. Hier brodelt ein Vulkan, und du hast die Wahl: Entweder du schraubst deine Geschwindigkeit mindestens um zwei Stufen hinunter und findest Wege, dich zu beruhigen. Oder es zerbirst etwas, und dann guckst du dumm aus der Wäsche.

Ich werde gebremst. Danke dafür.

Substanz

Arum triphyllum wird aus dem Wurzelstock der sogenannten Zehrwurzel oder Indianerrübe hergestellt. Die Pflanze kommt hauptsächlich in Nordamerika vor. Ihr Gift verursacht Entzündungen der Schleimhäute, starke, übel riechende und ätzende Sekretionen bis hin zur Gewebezerstörung. Die homöopathischen Einsatzgebiete sind hauptsächlich Heiserkeit und Stimmverlust bei Menschen, die viel sprechen müssen – oder bei Sängern.

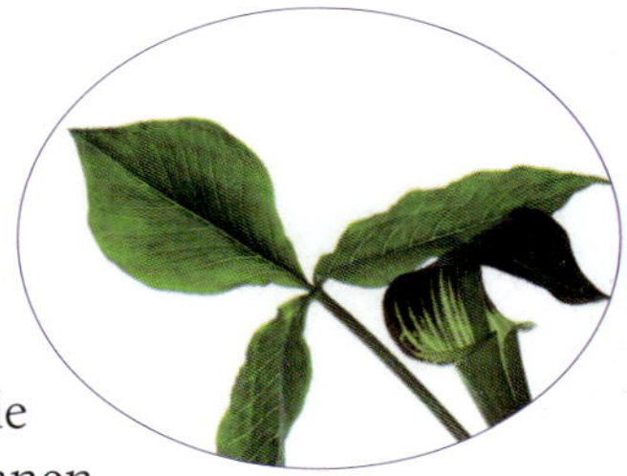

Psyche und Gemüt

Arum triphyllum passt auf Menschen, die beruflich oder privat gezwungen sind, viel zu sprechen oder zu singen, und damit ihre Stimme überanstrengen. Die daraus resultierende Heiserkeit (Laryngitis) oder der Stimmverlust (Aphonie) können gut mit Arum triphyllum behandelt werden. Die Patienten sind nervös und gereizt und zupfen, kratzen oder bohren die ganze Zeit über an den wunden Arealen herum oder kauen die Nägel ab. Das trifft vor allem auf Kinder zu. Die Patienten sind nicht in der Lage, ihre Wundflächen in Ruhe zu lassen, obwohl sie bei ihrem nervösen Zupfen starke Schmerzen empfinden. Wenn der Kranke ständig an den roten, entzündeten Stellen, z. B. an den Lippen oder der Nase, zupfen muss, obwohl der Schmerz dadurch umso unerträglicher wird, denkt man sogleich an Arum triphyllum. Kinder sind nervös und gereizt und kratzen die ganze Zeit über an sich herum, obwohl sie vor Schmerzen bereits klagen und schreien. Das Kind bohrt weiter, obwohl alles wund, roh und geschwollen ist, und blutet. Es zieht die Haut schichtweise ab oder kaut Nägel, bis das Blut kommt, Nasenkrusten werden trotz Schmerz weggemacht. Besonders Kinder haben keine Lust zu spielen, sie sind reizbar und hartnäckig mit der schmerzhaften Manipulation an sich selbst beschäftigt. Wenn man ihnen ein Spielzeug anbietet, das sie eigentlich verlangt hatten, weisen sie es launisch zurück. Beim Erwachsenen schlägt besonders bei Anstrengung die Stimme um, oder er wird völlig tonlos, heiser oder unsicher. Auffällig kann auch ein ständiger Räusperzwang sein. Bei fortgeschrittenen Pathologien können sich aus der Reizbarkeit und dem selbstzerstörerischen Verhalten Geistesabwesenheit, Benommenheit, Schwindel und Depression bis hin zum Delirium entwickeln. Die Erlösung liegt wohl in der Erlaubnis, sich selbst im Hier und Jetzt in der eigenen Kreativität ausdrücken zu dürfen und von der Freude zu singen.

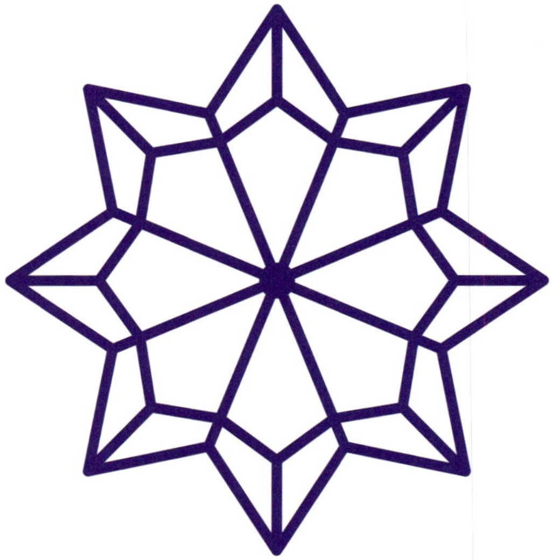

Aurum metallicum

Blattgold

Das Seelenwesen

Gold steht für das Prinzip der Sonne, der Wärme, des Vaters, des Gottes, des Reichtums, aber auch für das Herz. Letzteres hast du vergessen. Wenn du dein Herz wieder wertschätzen lernst, erinnerst du dich daran, dass nichts heller leuchten kann als dein eigenes Herz, nicht einmal pures Gold. Befeuere jetzt deinen Lebensgeist neu, kräftige dein Herz durch deinen Geist, und verleihe dir selbst Größe und Stärke. Warte nicht auf andere, du kannst es selbst! Du wirst eine wunderbare neue Erfahrung machen: Scheinbar unlösbare Situationen lösen sich wie von selbst.

Ich bin es mir wert.

Substanz

Gold, der »König der Metalle«, heißt auf Lateinisch Aurum metallicum (aurum = Gold), was »Metall des Lichts« bedeutet. Gold lässt sich zum allerdünnsten Blattgold fast bis zur Durchsichtigkeit verarbeiten; Sonnenlicht schimmert dann bläulich durch. Für Paracelsus ist Gold das vollkommenste Metall. Deswegen versuchten sich auch immer wieder Alchimisten in der Goldmacherei.

Psyche und Gemüt

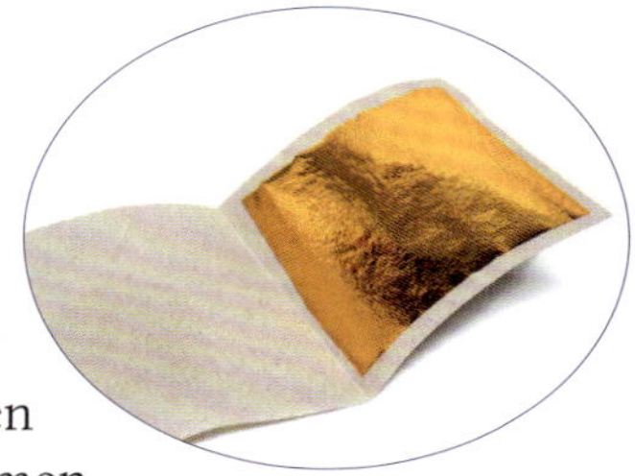

Die typische Aurum-Situation ist der schwere finanzielle Verlust nach langer Phase des Erfolgs. Geld bedeutet für den Aurum-Menschen »Wert«, und Liebesverlust empfindet er als desaströs. So sehr, dass er meint, sich nie mehr von diesen Ereignissen erholen zu können. Wird die Krone weggenommen, stürzt der König in die Tiefe, und er sieht keinen Sinn mehr im Leben. Er verliert vollständig die Achtung vor sich selbst, versinkt in tiefer Verzweiflung und hegt Selbstmordgedanken. Ausgangspunkt sind die hohen Erwartungen, die der Mensch an sich gestellt hatte. Entsprechend groß ist die Enttäuschung, wenn dies alles zusammenbricht. Der Tod fühlt sich dann wie eine Erlösung an. Reizbarkeit, Impulsivität und Hoffnungslosigkeit nach finanziellem oder persönlichem Verlust. Aurum-Typen sind Workaholics mit folgendem Burnout. Mit der ständigen Tendenz, nach oben zu streben, ist der Aurum-Charakter ein ausgesprochener Leistungsmensch. In seinen guten Jahren kämpft er zielstrebig um Macht und Geld mit regelmäßigem Bedürfnis, der Beste zu sein. Er übernimmt gern Verantwortung in jedem Bereich, will aufsteigen, besser werden, sich ständig beweisen und keine Schwächen zeigen, was er auch von anderen erwartet. Nach einem Zusammenbruch auf seelischer oder körperlicher Ebene kann eine tiefe Schwermut mit Selbstanklage und Selbstmordgedanken entstehen. Er glaubt dann, dass er alles falsch gemacht hat, und verliert den Sinn fürs Leben. Wenn man versucht, ihn in seinen dunklen Gedanken aufzumuntern, kann ihn das zum größten Zorn reizen, und er wird cholerisch und aufbrausend. Von Aurum-Charakteren ist bekannt, dass sie ihren Selbstmord gründlich planen, sodass nichts schiefläuft. Das Bewusstsein des eigenen Wertes wurde auf seiner Leistungsfähigkeit gegründet, nicht auf der Liebe. Abgeschnitten von seinem inneren Kind hat er sich selbst verloren. Diesen Kontakt gilt es, liebevoll wiederzufinden.

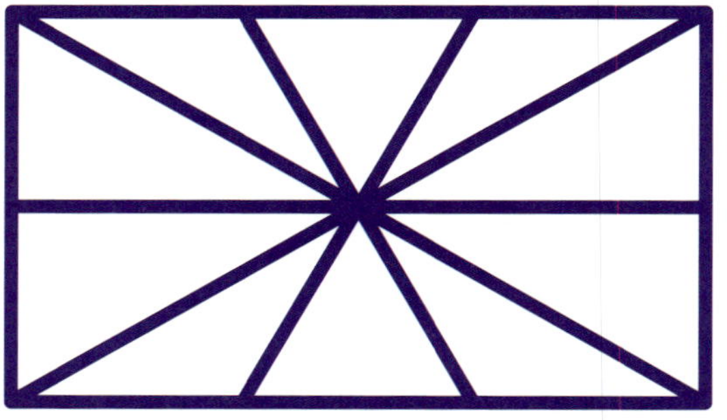

Barium carbonicum

Bariumcarbonat

Das Seelenwesen

Nein, du bist nicht allein auf dieser Welt. Das große Netzwerk deiner kosmischen göttlichen Familie vergisst dich nie. Du hast immer Anbindung dorthin. So konzentriere dich nicht länger nur auf die Menschen um dich herum. Die sind so schwach wie du und genauso aufgefordert, die Verbindung zum Ganzen zu aktivieren wie du. Nimm deinen Platz in der Gemeinschaft ein, atme tief durch und ziehe die lichtvolle Kraft des Universums in all deine Zellen hinein. Du bist stark, denn schließlich bist du hier. Ohne deine Seelenkraft hättest du das gar nicht geschafft. Diese Kraft ist noch immer in dir und bei dir!

In meiner Seelenfamilie
bin ich immer in Sicherheit.

Substanz

Bariumcarbonat ist ein Salz des Bariums, das seine natürlichen Vorkommen in Witherit hat und häufig in Verbindung mit Baryt zu finden ist. Beide Minerale zeigen bei Einwirkung von UV-Licht bzw. Elektronen- oder Röntgenstrahlen phosphorisierende und fluoreszierende Wirkung. Beinamen wie »lapis solaris« weisen auf die Leuchtkraft hin, die sie beim Erhitzen entwickeln. Barium wurde zur Behandlung von Tuberkulose und Drüsenschwellungen verordnet.

Psyche und Gemüt

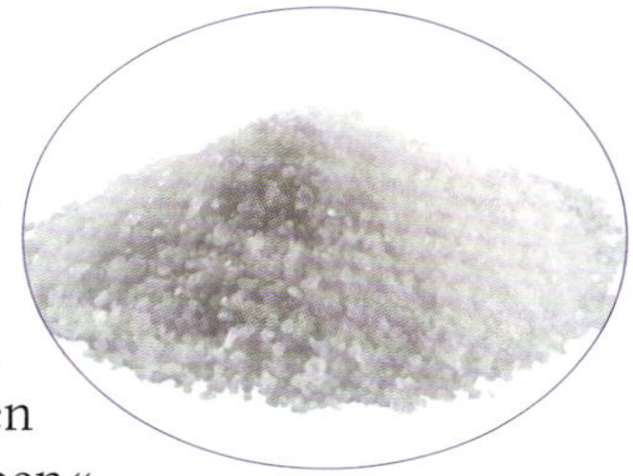

Die Wirkung von Barium carbonicum konzentriert sich auf Kinder und ältere Menschen. Es ist am Ende des Lebens angezeigt, wenn die seelischen, geistigen oder körperlichen Zustände auffällig verlangsamt sind. Das Hauptkennzeichen ist Langsamkeit. Barium ist irgendwie »stecken geblieben«, vielleicht tatsächlich schon im Geburtskanal, wo es nicht weiterging. Barium kommt sowohl bei kindlichen Entwicklungsverzögerungen als auch bei frühzeitigen Alterserscheinungen zur Anwendung. Typische Bariumcarbonat-Patienten fühlen sich unsicher, wertlos, scheu und introvertiert. Diese Menschen haben Minderwertigkeitskomplexe und bei sozialen Kontakten meist große Schwierigkeiten. Sie haben einen großen Mangel an Selbstvertrauen, ihre Eigenständigkeit ist zu weiten Teilen blockiert. Die Person ist oft sehr schüchtern und hat ein großes Anlehnungsbedürfnis. Sie wirkt naiv, kindisch, verschlossen, misstrauisch, unentschlossen und vergesslich. Widerspruchslos erledigt sie in der Regel die Aufgaben, die ihr aufgetragen werden. Im Vordergrund steht das innere Gefühl von geistiger oder körperlicher Minderwertigkeit. Sicherheit geben den Betroffenen nur das Zuhause und vertraute Personen. Hier soll sich auch möglichst wenig verändern. Das Verhalten »Kinder verstecken sich hinter der Mutter«, vor allem wenn ein Fremder hereinkommt, ist klassisch für Barium-Kinder. An Barium denkt man bei Kindern, die wieder ins Babystadium zurückfallen, z. B., wenn ein Geschwisterchen kommt, oder einnässen, nachdem sie schon trocken waren. Sie lutschen lange am Daumen oder kauen Nägel. Auch bei älteren Menschen mit kindischem Verhalten. Im Mittelbild finden sich zahlreiche Ängste: vor dem Alleinsein, vor der Dunkelheit, vor Geistern, vor Fremden, vor dem Fliegen, vor dem Überqueren eines Platzes, davor, das Haus zu verlassen, vor der Zukunft.

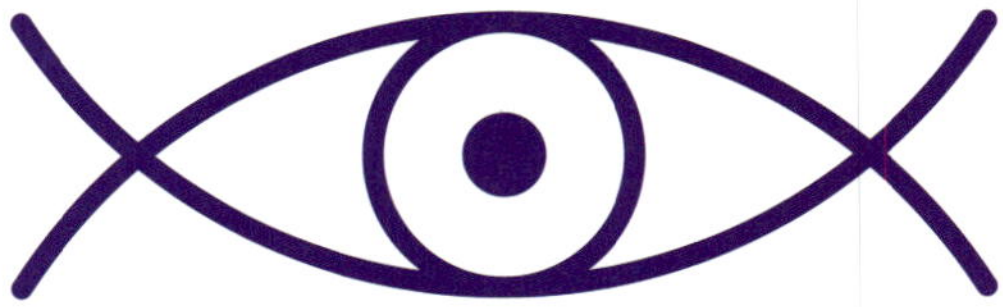

Belladonna

Tollkirsche

Das Seelenwesen

Intensive Kräfte pulsieren in dir. Kannst du sie spüren? Das Kitzeln, die Verlockung, die Reize, die Magie, den Feuertanz, den das Leben zu bieten hat. Oder sind sie hinter einer Mauer aus Geboten, Gewohnheiten und Routine verschwunden? Vulkanisch-feurige Erdenkräfte brodeln in dir, es ist deine ursprüngliche Kraft! Erlaube dir jetzt Visionen, die du noch nie zu denken wagtest, finde das heilige Feuer in dir! Lange Zeit warst du wie betäubt – jetzt erwache! Habe Vertrauen: Alle ausbrechenden Emotionen sind notwendig, um Leid zu transformieren. Du kannst sie in warmherzige Energie umwandeln, und es wird immer wieder Ruhe einkehren. Alles ist im Rhythmus.

Ich lebe meine intensive und leidenschaftliche Kraft.

Substanz

Belladonna, die schwarze Tollkirsche, bedeutet »schöne Frau«. Durch einen bestimmten Stoff der Kirsche werden die Pupillen erweitert. Große Augen gelten bis heute als Schönheitsideal, so wurde die schwarze Tollkirsche zum beliebten Mittel von Damen der High Society, wenn es darum ging, sich für einen besonderen Anlass schön zu machen. Verbreitet ist die giftige Pflanze von Skandinavien bis zum Balkan, im persischen Raum und im Süden an der afrikanischen Mittelmeerküste.

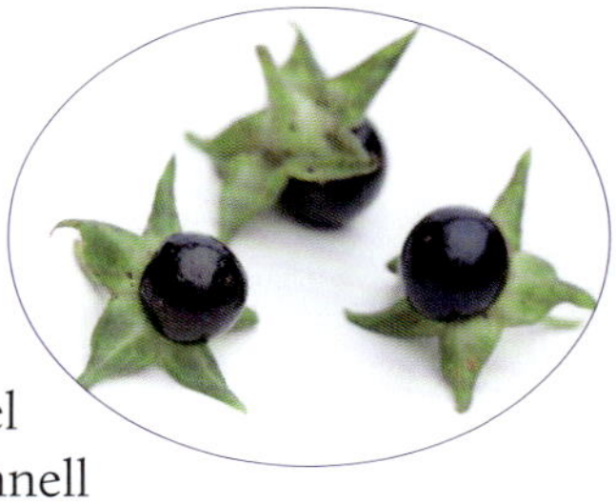

Psyche und Gemüt

Belladonna-Menschen fühlen sich grundsätzlich bedroht, weil sie sich im Inneren ständig unter Druck wähnen, und da darf nicht mehr viel dazukommen, dass es den Kessel sprengt. Belladonna gehört zu den »heftigen« Mitteln. Schnell kann der Dampfkessel explodieren und die gewaltige Energie der Tollkirsche nach außen strömen. Die intensiven Energien müssen sich im Leben dieser Menschen ein gutes Ventil suchen, die Schatten im Inneren respektiert und nicht unterdrückt werden, jedoch einen adäquaten Ausdruck, z. B. in kreativer Tätigkeit oder Tanz finden, um nicht explodieren zu müssen. Die Pubertät war möglicherweise nicht gerade ein Zeitraum, wo die innere Impulsivität einen guten Ausdruck finden konnte. Diese Menschen zeigen stets ein Fluchtverhalten und wirken sehr unruhig. Sie haben ausgeprägte Angst vor dem Tod und auffällig vor schwarzen Hunden, aber auch vor anderen Tieren. Zu ihnen passen die Attribute »wahnsinnig«, »höllisch«, »verrückt«, z. B. bei Schmerzen. Zeitweise kommt es zu Wahnideen über den Tod. Die empfundene Angst wird mit Wutausbrüchen kompensiert. Eigentlich hat Belladonna viel mit verführerischer Magie zu tun. Belladonna ist die schöne Frau mit den großen Augen, die den Liebsten in den Wald hineinlockt, und dieser folgt ihr verzaubert. Es sind schöne Frauen, die eine extrem große Anziehungskraft auf Männer haben können. Jedoch lockt hier auch die Versuchung, die allzu leicht in den Abgrund der Abhängigkeit führt. In allen Dingen möchte Belladonna intensiv leben, jedoch hat dies manchmal seinen Preis, und dann zeigen sich in den magischen Welten und in den Träumen böse Geister und Gestalten, die Angst machen und charakteristisch sind für die Belladonna-Fieberzustände. Wahnvorstellungen, Geister und Gestalten treiben ihr Unwesen.

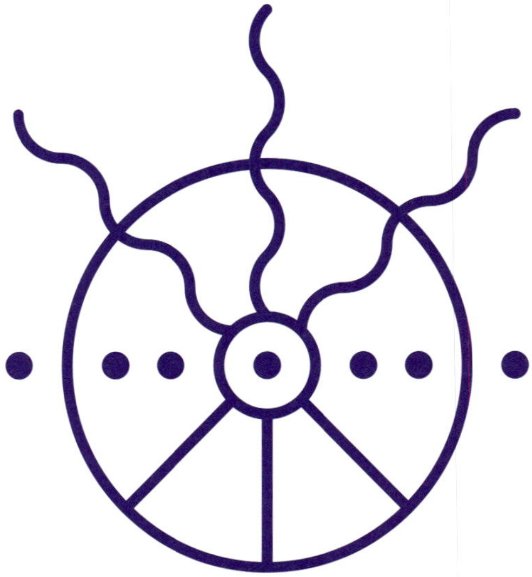

Brassica nigra

Schwarzer Senf

Das Seelenwesen

Sei bereit, wenn der Sturm kommt, und wundere dich nicht. Aller Übergang will vorbereitet sein, und später wirst du wissen, dass es zu deinem Besten war. Du sagst, du wusstest nicht, wie dir geschieht, jedoch kommt die Dunkelheit so schnell wie das Licht. Es ist kein Unterschied, denn wisse, du bist alles: dunkel und hell. Immer fließt du zwischen beiden Polen, ohne es zu bemerken. Du verstehst nicht, wie dir geschieht, doch auch dies wird sich aufklären zu seiner Zeit. Manchmal müssen wir heftig bei dir sein, damit es schneller geht. Denn Vorangehen muss es, du bist lebendige Entwicklung, und Transformation ist ein Teil deines Selbst. Stets wirst du Begleiter finden, die mit dir sind, die wissen um den Prozess, dich trösten und halten. So lasse geschehen, du bist dir selbst treu.

Ich bin gesegnet,
leicht und frei in Zeit und Raum.

Substanz

Der Schwarze Senf ist eine Pflanzenart aus der Gattung Brassica in der Familie der Kreuzblütengewächse (Brassicaceae). Schwarz wegen der Farbe der Samen. Er ist eine einjährige Pflanze aus der großen Familie der Kreuzblütler, die wegen ihrer dunkelbraunen bis schwarzen Samen, die häufig als Gewürz verwendet werden, angebaut wird. Sie ist in kühleren Regionen Nordafrikas, gemäßigten Regionen Europas und Teilen Asiens beheimatet. Der schwarze Senf ist die schärfste Senfsorte.

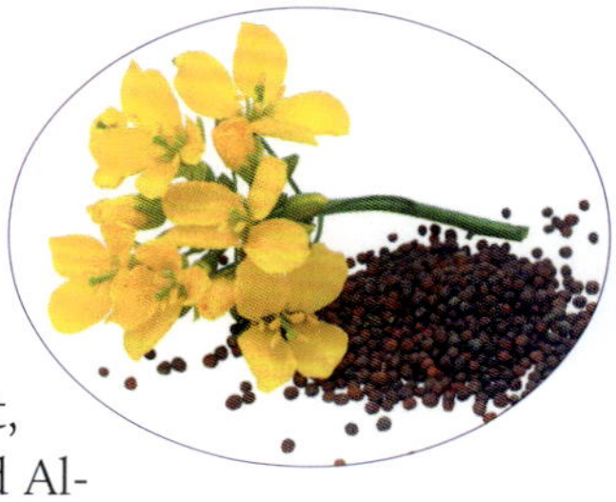

Psyche und Gemüt

Brassica nigra ist mit seiner Senfschärfe ein Aufräumer und Desinfizierer. Er kurbelt Stoffwechselprozesse an und räumt vor allem im Verdauungsbereich auf, wo er die Fähigkeit hat, von Toxinen zu entgiften, die eventuell durch Drogen- und Alkoholmissbrauch entstanden sind. Bei Völlegefühl, Koliken oder Parasitenbefall oder einer Infektion, sprich angegriffenem Immunsystem, ist Brassica nigra ein nützliches Darmantiseptikum. Letztendlich kann der Senf mit seinen Aufräumarbeiten Zivilisationskrankheiten und degenerativen Leiden vorbeugen helfen. Analog zu dieser körperlichen Aufräum- und Entgiftungsarbeit hilft das Brassica-nigra-Wesen auch dabei, emotionale Gifte freizusetzen, indem es das absorbiert, was uns vielleicht schon längere Zeit überlastet hat. Es begleitet zu einem befreiten, dynamischen Wesen, das offen für Veränderungen, anpassungsfähiger und belastbarer ist. Es ist Stärkungsmittel für die Nerven im Falle von Abgeschlagenheit. Die schützende und reinigende Essenz beseitigt alle Arten von Giftstoffen, die unser seelisches oder mentales Licht verdunkeln. Sobald dieses Schwarze beseitigt ist, können wir unser inneres Licht wieder strahlen lassen, und die Schatten werden vertrieben. Das ist das klassische Bild einer Depression, die vielleicht auch durch Missbrauch von falscher Nahrung, Drogen oder ungünstigen Eindrücken entstanden ist. Dann ist es vielleicht schon ziemlich spät, und der Betroffene braucht eine »Rosskur«, um sich auf allen Ebenen von dem Zuviel und von den Giften zu befreien. Wenn Brassica nigra helfen konnte, dass sich der Mensch der Schlacken entledigt hat, kann sich wieder Licht und Liebe breitmachen im Körper-Seele-Geist-Organismus. Dann können wir leichter loslassen, wissen wieder, was gut, einfach und doch nahrhaft für uns ist.

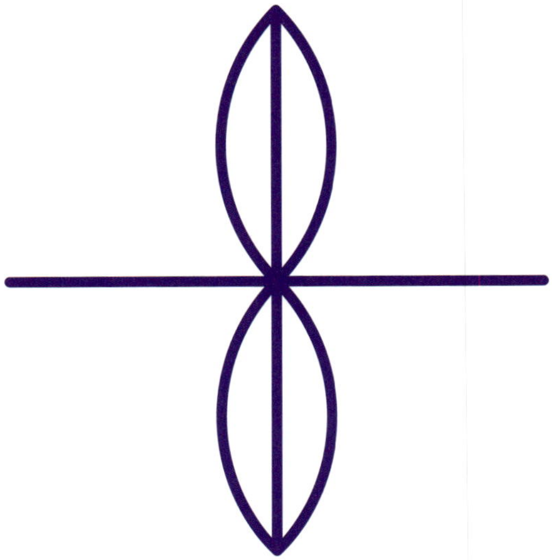

Cacao

Kakao/Bitterschokolade

Das Seelenwesen

Flüchte in süße Träume von Wonnigkeit und Seelenliebe und wisse, dies ist kein Traum. Behütet bist du in Liebe und getragen im lichten Schein des einen Wesens, das dir Mutter sein möchte und schon immer war. Zwar haben die Stellvertreter auf Erden ihre liebe Not mit der Umsetzung des Plans, jedoch wird es immer besser. So vertraue und fasse Mut. Das Kissen der Liebe ist aufgeschüttelt und zeigt seinen Flaum, auf den du dein müdes Haupt neu betten kannst. Träume süß und wisse, die Zeit ist nah. Du bist geborgen. Friede sei mit dir, geliebtes Kind.

In diesem Moment schmilzt alles zusammen, was zusammengehört.

Substanz

Der Ausgangsstoff für die Schokoladenherstellung ist die Kakaobohne, der Samen des Kakaobaumes Theobroma cacao. Schokolade wurde 1990 geprüft und in die Homöopathie eingeführt. Der Name leitet sich vom aztekischen Wort »xocolatl« ab, das so viel wie »bitteres Wasser« heißt. Diese Bezeichnung gaben die Azteken ihrem kakaohaltigen Getränk aus Wasser, Kakao, Vanille und Cayennepfeffer. Die Maya nannten den Kakaobaum »cacaquuchtl« (Baum). Die homöopathische Arznei wird aus der reinsten Form der verarbeiteten Schokolade hergestellt. Sie besteht aus Kohlenhydraten, Fett (Kakaobutter), Eiweiß, Wasser, Koffein, Theobromin und Asche.

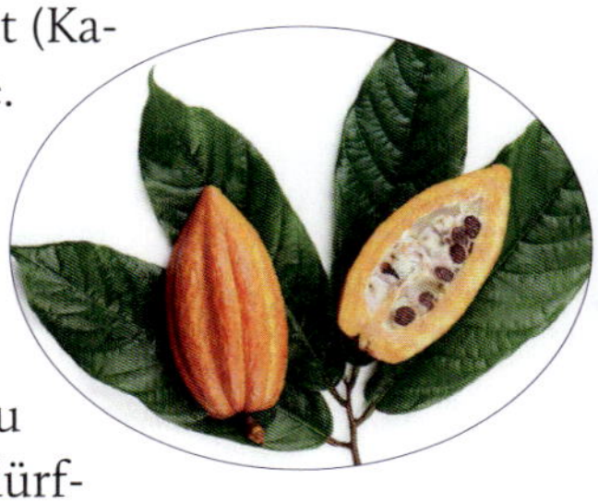

Psyche und Gemüt

Viele Menschen leben kontaktarm oder gar isoliert. Sie sind aufgewachsen, um in einer »Zivilisationsgesellschaft« zu funktionieren, und sollen allein klarkommen. Ihr Grundbedürfnis nach Nähe wurde nicht erfüllt. Arbeitende Mütter, Kinderkrippen usw. lassen das Bedürfnis des Kindes nach Nähe und Kontakt, nach Geborgenheit und Liebe nicht mehr genügend zu. Schokolade füllt dieses Loch scheinbar. Die in der Schokolade enthaltenen Stoffe dämpfen das Gefühl von Kontaktlosigkeit und Isolation. Die Substanz kann wie eine Droge angenehme Gefühle, Wärme und Angenommensein vermitteln. Die Vereinsamung des modernen Menschen fängt wohl schon dort an, wo das Baby vom Körper der Mutter isoliert wird. Das Halten des Kindes durch die Mutter wäre eigentlich der wichtigste Baustein in der Säuglingsfürsorge. Dabei erfährt das Kind die Befriedigung seiner Grundbedürfnisse nach Nahrung und vor allem nach Trost und Schutz. Es stellt für das Kind die Zuverlässigkeit der Eltern dar und gibt ihm die Bindung und die Geborgenheit, die es braucht, um später flügge zu werden. Zentrale Themen von Cacao bzw. Bitterschokolade sind irritierende Erfahrungen von Gegensätzen: Ich bin losgelöst oder verbunden, dann wieder getrennt. Ich entfremde mich, bin gleichgültig, dann wieder kommunikativ und liebevoll. Cacao-Menschen haben Verlangen nach Gesellschaft, und sie möchten sich verlieben. Und als Kompensation, wenn dieser Wunsch nicht erfüllt wird, wollen sie stattdessen unabhängig sein und allein. Schokolade kann ein warmes, weiches und geborgenes Gefühl hervorrufen. Die Patienten können wieder in besseren Kontakt kommen, mit sich selbst und mit ihrer Umwelt.

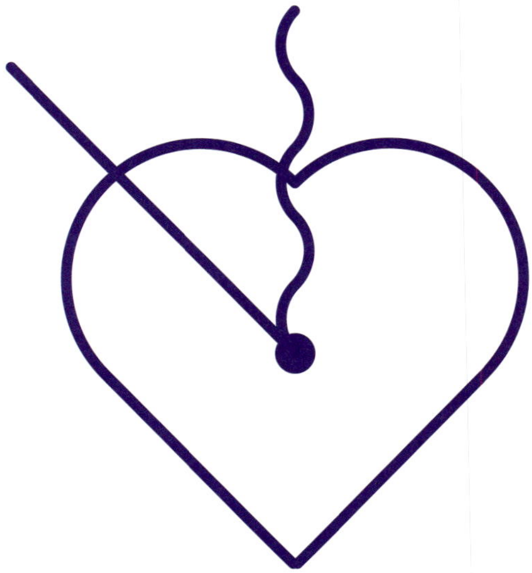

Cactus grandiflorus

Königin der Nacht

Das Seelenwesen

Diesen besonderen Augenblick hast du oft verpasst. Warum? Weil du immer in Eile warst auf der Suche nach etwas noch Besserem oder vermeintlich Wichtigerem. So bleibe nun einmal stehen, atme tief durch und spüre dich zunächst einmal selbst. Wer bist du? Jetzt in diesem Augenblick, nicht in der Zukunft. Die ist jetzt unwichtig. Erkenne dich selbst als das Besondere. Niemand ist wie du. Niemand hat den Platz eingenommen, der dir gehört. Du bist etwas Besonderes und besonders wertvoll. Lasse das Geschenk dieser Erkenntnis nicht achtlos liegen. Hebe es auf, und bewahre es liebevoll in deinem Herzen.

Ich erkenne und wertschätze diesen besonderen Augenblick.

Substanz

Die Königin der Nacht gehört in die Familie der Kakteen und wächst auf den Antillen sowie in Mittelamerika. Sie entwickelt bis zu 5 Meter lange Klettertriebe mit großen, imposanten weißen Duftblüten, die im Sommer für nur eine einzige Nacht voll erblühen. Stängel und Blüten, die zur Herstellung der homöopathischen Arznei verwendet werden, enthalten u. a. Flavonoide, Glycoside und Harze. Ihren großen Auftritt hat die schöne Pflanze in der Nacht, genau genommen für eine einzige Nacht, in der sich die Blüte komplett öffnet und einen betörenden Vanilleduft verströmt.

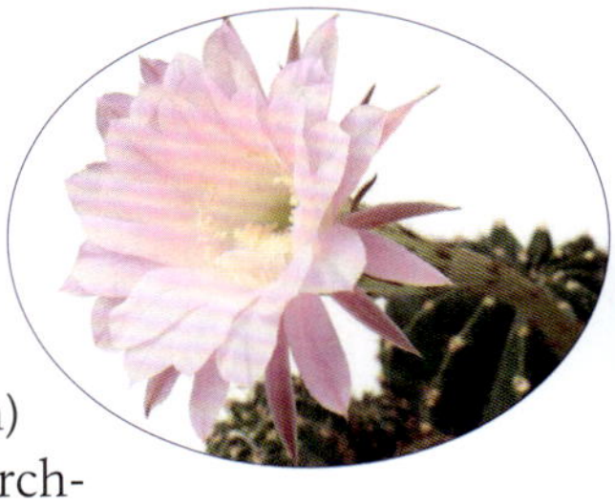

Psyche und Gemüt

Cactus ist ein großes Mittel bei Herzangst und Herzneurosen, die sich vor allem in Empfindungen von »Zusammenschnürung« äußern. Besonders bei (lang anhaltendem) psychischem Druck kann der Mensch nicht mehr richtig durchatmen, sich quasi nicht mehr frei in seine Umwelt hinaus ausdehnen und hat dadurch regelmäßig das Verlangen nach einem tiefen Atemzug, was aber auch nur eine Zeit lang hilft. In diesem Zustand ist der Mensch in sich selbst eingezwängt mit seiner Angst, Todesfurcht oder unüberwindbar scheinenden Traurigkeit. Er weint und weiß eigentlich nicht, warum, mag aber auch nicht getröstet werden. Kommt noch mehr Materielles in den Körper hinein, z. B. Essen, geht es noch schlechter, und das gepresste Gefühl kann sich zu heftigem Pulsieren oder gar zu Krämpfen steigern bis zum Herzanfall. Alles ist gestaut, und irgendwie ist er nicht in der Lage, sich »Luft zu machen« und Befreiung zu verschaffen. Typisch an der Verhaltensweise der Patienten ist nicht etwa, dass sie hinausgehen und versuchen, sich an der frischen Luft Besserung zu verschaffen. Der Typus ist eher träge, hat zu wenig Bewegung im Leben und wirkt ständig gestresst. Trotz Angst möchte er in Ruhe gelassen werden. Die Patienten sind empfindsam, oft trauriger Stimmung, halten sich für unheilbar krank bis hin zur Hypochondrie. Letztendlich geht es wohl darum, ganz auf der Erde anzukommen – in einem sinnlichen prallen Leben – und über die Überwindung der Todesfurcht die Schwere und Enge des Lebensgefühls hinter sich zu lassen. Dann fällt eine große Last ab, und eine normale Lebensbewegung bis hin zum persönlichen Ausdruck der eigenen Sinnlichkeit und Fühligkeit wird möglich und kann auch genossen werden.

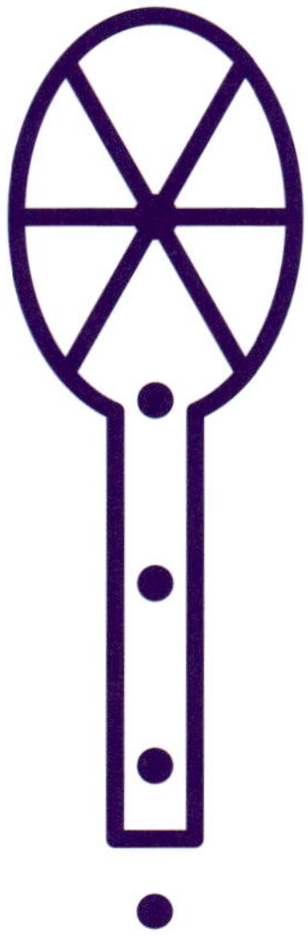

Camphora

Kampferharz

Das Seelenwesen

Manchmal geschehen die Dinge sehr schnell. Das ist einfach so auf dieser Erde. Nicht alles kannst du minutiös planen und vorbereiten. Und selbst wenn: Etwas Unwägbares bleibt immer bestehen. Wozu also länger mit etwas hadern, das du doch nicht ändern kannst? Erlaube es deinem Leben, Überraschungsmomente zu haben. Dann kannst du viel leichter darauf reagieren, ohne gleich zusammenbrechen zu müssen, und aus der Ruhe heraus angemessene Schritte unternehmen. Und wenn du nichts tun kannst, dann verlasse die Szenerie und wende dich lichtvolleren Dingen zu.

Ich lasse geschehen und bin flexibel.

Substanz

Kampfer ist ein uraltes Heilmittel, das die Araber etwa im 11. Jahrhundert nach Europa mitbrachten. Er galt als überaus kostbar und wurde mit Gold aufgewogen. Der Kampferbaum gehört zur Familie der Lorbeergewächse. Er wird in tropischen und subtropischen Regionen angebaut. Kampferbäume erreichen eine Höhe von bis zu 30 und einen Umfang von bis zu 3 Metern. Ab einem Alter von 50 Jahren bildet sich in allen Teilen des Kampferbaumes ein stark riechendes ätherisches Öl. Um das homöopathische Mittel Camphora zu gewinnen, wird das austretende Gummiharz in Alkohol gelöst.

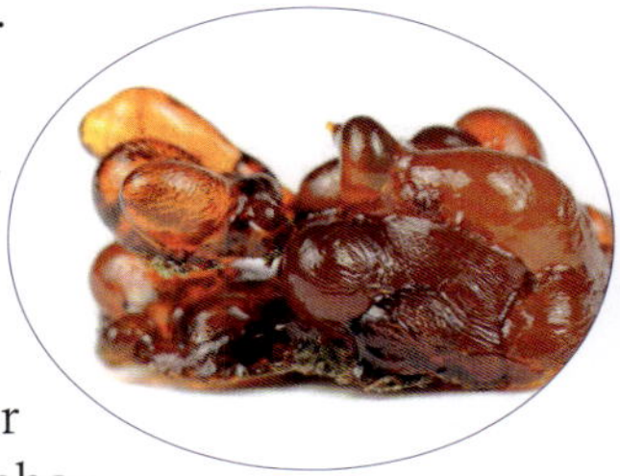

Psyche und Gemüt

Dieses homöopathische Mittel hat eine starke Affinität zum zentralen Nervensystem, es wirkt auf die Blutgefäße, wodurch z. B. der Blutdruck wieder ins Lot gebracht und der Kreislauf stabilisiert wird. Nach Verletzungen fällt der Camphora-Typ oft in Schock oder Ohnmacht. So kann der Camphora-Typ zugleich körperlich als auch seelisch kalt wirken. Sie sehnen sich zwar im kranken Zustand nach Mitgefühl, sind aber gleichzeitig streitsüchtig, angriffslustig und in sehr bedrückter Stimmung. Das Gesicht ist blass oder bläulich und wirkt ständig verzerrt oder verkrampft. Entsprechend der gleichermaßen wärmenden wie kühlenden Wirkung des Kampfers sind es oft sehr widersprüchliche Personen. Jemand klagt ständig, dass er friert, mag dennoch nicht zugedeckt werden, will das Fenster auf, dann wieder geschlossen haben – jeden Moment etwas anderes. So ist der Camphora-Typus auch ein kleiner Diktator. In diesen Menschen scheinen sich die Widersprüche anzusammeln. Irgendwie haben sie Schwierigkeiten mit der eigenen Struktur in ihrer gleichzeitig sehr ausgeprägten Empfindsamkeit. Es ist eigentlich eine starke Persönlichkeit, die Trost liebt, jedoch, wiederum widersprüchlich, auf niemanden hören mag, vor allem niemand aus der eigenen Familie. Die Personen sind außerdem im Krankheitsfall sehr erschöpft, empfinden übermäßige Furcht vor Dunkelheit, fremden Menschen und fremder Umgebung. Sie schließen häufig die Augen und geben auf Fragen keine Antwort. Säuglinge wirken im Camphora-Zustand durch kaum wahrnehmbaren Puls und erschlaffte Glieder wie tot. Dieses wunderbare Mittel kann die Lebenskräfte wieder wecken und Mut machen, das Leben in seiner Ganzheit zu leben.

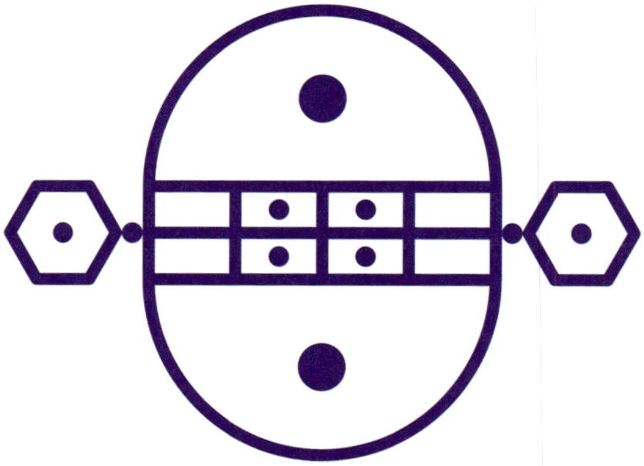

Carbo vegetabilis

Holzkohle

Das Seelenwesen

Ich nehme dich an der Hand und führe dich hinaus aus dem Reich der Toten. Noch kannst du deine Augen geschlossen halten, denn das, was hier ist, brauchst du nicht mehr sehen. Draußen aber sei bereit, die Augen zu öffnen und das Licht des neuen Tages dich wärmen zu lassen. Blicke nicht zurück, ich halte dich. Und wenn wir ein Stück des Weges gegangen sind, wirst du weitere Wegbegleiter erkennen können, die dir ebenfalls die Hand reichen und ein Stück des Weges mit dir gehen. Du bist nicht allein. Also folge uns und werde stärker mit jedem Schritt!

Ich bin getragen
vom Strom des Lebens.

Substanz

Holzkohle entsteht, wenn ausreichend getrocknetes Holz in einem luftdichten Behälter auf 275°C erhitzt wird. Dabei verbrennen die im Holz enthaltenen Gase und verändern die Struktur und Festigkeit des Ausgangsmaterials. Die neu entstandene Oberfläche kann eine Vielzahl organischer Stoffe binden und wird daher in der Lebensmittelindustrie als Filter und Reiniger eingesetzt. In der Homöopathie wird die Asche verrieben, verdünnt und verschüttelt.

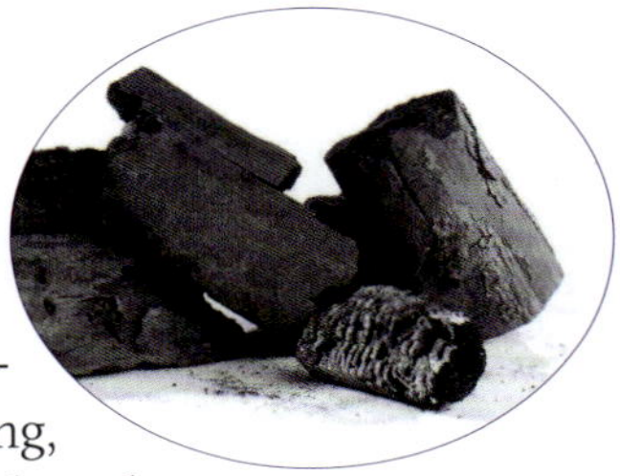

Psyche und Gemüt

Die häufigste Anwendung findet Carbo vegetabilis bei Menschen, die vor einem körperlichen oder seelischen Zusammenbruch stehen und entsprechend gleichgültig oder ermüdet sind. Sie verlangen häufig nach ungesunder Nahrung, Kaffee, Süßigkeiten oder Alkohol. Der Betroffene fühlt sich schwach und neigt zur Ohnmacht. Im Extremfall wirkt es so, als würden die Menschen nur so dahinvegetieren. Man hat das Gefühl, dass der Lebensfunke bei diesen Menschen sehr schwach ist oder gar nur noch kurze Zeit glimmen wird. Geistig und körperlich zeigen sie sich träge, können sich schlecht konzentrieren und leiden unter vorübergehendem Gedächtnisverlust. Trotz des Gefühls der Kälte äußern sie den Wunsch nach frischer Luft und zusätzlicher Kühlung des Gesichts durch Fächeln. Bei dieser Art von Erschöpfungszuständen und Verdauungsbeschwerden kann Carbo vegetabilis ein gutes homöopathisches Stärkungsmittel sein. Das Mittel wird meist als Akutmittel bei Kollaps, Ohnmacht und Schwächezuständen eingesetzt. Es ist ein Heilmittel für Patienten, die sich von erschöpfenden Krankheiten (Blutverlusten, Verletzungen, Masern, Mumps, Scharlach, Pfeifferschem Drüsenfieber, Keuchhusten, Lungenentzündung und nach einer Anästhesie) nicht richtig erholt haben. In den Anfangsstadien eines Carbo-vegetabilis-Zustands herrschen Ruhelosigkeit und Angst um die Gesundheit vor. Innere Gleichgültigkeit, innere Leere, Antriebslosigkeit, Unentschlossenheit, aber auch Reizbarkeit, schlimmer morgens und nach dem Essen, können folgen. Auch vorübergehende Gedächtnisschwäche gehört mit ins Arzneimittelbild. Da es sich bei Carbo vegetabilis um Holzkohle handelt, die durch unvollständige Verbrennung aufgrund von Luftabschluss entsteht, zeigt diese Signatur bereits das Grundprinzip der Heilkraft: die mangelhaften Stoffwechselreaktionen einer zu schwachen Lebenskraft anzuheizen.

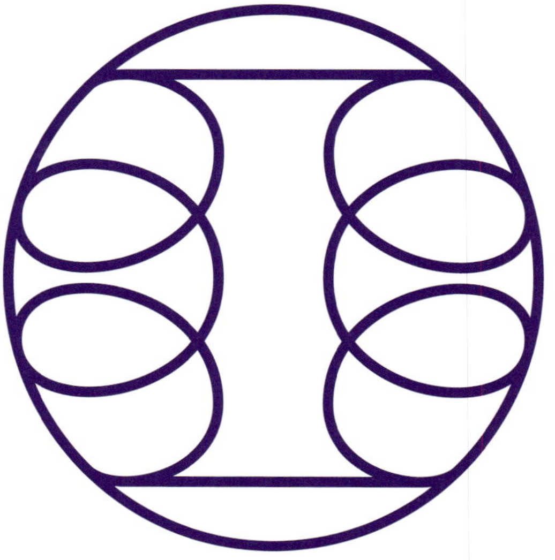

Causticum

Ätzkalk

Das Seelenwesen

Du musst nicht das Leid dieser Welt auf deinen Schultern tragen. Das tut selbst Gott nicht. Jede Seele hatte einst ihren Plan für dieses Leben selbst erstellt, um ihre Erfahrungen mit Schmerz und Leid zu machen. So auch du. Indem du dich liebevoll um dich selbst kümmerst und lernst, was dir guttut, kannst du damit anderen Menschen ein Vorbild sein. Du erlaubst ihnen damit, gut zu sich selbst zu sein und den guten Menschen in sich wiederzuentdecken. Dann besteht kein Grund mehr für Angriffe und Ungerechtigkeit. So verstehst du besser, was eigentlich mit Mitgefühl gemeint ist.

Ich liebe mich selbst so, wie ich bin.

Substanz

Mit dem Mittel Causticum Hahnemannii schuf Samuel Hahnemann eine absolute Neuheit im medizinischen Sektor. Dafür mischte er gelöschten Marmorkalk mit dem sauren Kaliumsalz der Schwefelsäure. Hahnemann schätzte die von ihm kreierte und in die Homöopathie eingeführte Verbindung aus Kalziumhydroxid und Kaliumhydrogensulfat aufgrund ihrer stark ätzenden Eigenschaften.

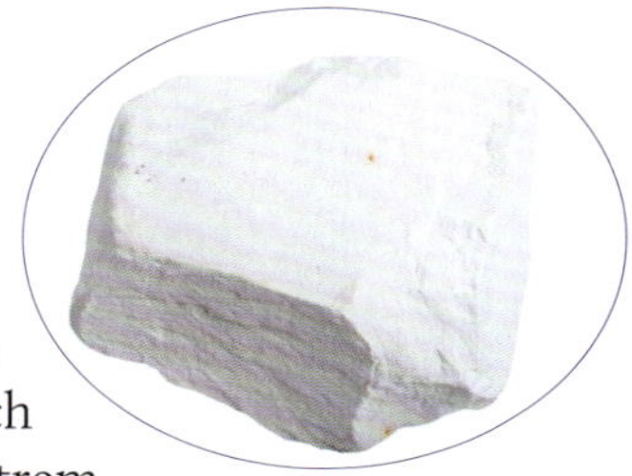

Psyche und Gemüt

Es sind sensible und mitfühlende Menschen, die einen ausgeprägten Gerechtigkeitssinn besitzen, unter diesen Emotionen stark leiden und davon physisch bzw. psychisch buchstäblich gelähmt werden. Patienten sind zum Teil extrem empathisch, können nichts Grausames hören oder sehen und reagieren auf Ungerechtigkeit, die anderen widerfährt, mit Kummer oder anhaltend tiefer Trauer. Wenn er von schlimmen Ereignissen erfährt oder einen unglücklichen Menschen sieht, bricht er öfter in Tränen aus. Dieses starke Mitgefühl führt dazu, dass Causticum-Typen oft sozial oder politisch aktiv sind. Das Übermaß an falsch verstandenem und zum Teil sogar radikalisierendem Mitgefühl kann zu extremer Unruhe und Nervenanspannung führen und im Extremfall zu Lähmungen der Extremitäten, als wollte der Körper sagen: Der Bogen ist überspannt, dein übermäßiges Mitleiden ist ungesund, so kann es nicht weitergehen, denn du kannst nicht alle Wesen dieser Welt retten. Causticum-Menschen können melancholisch und auch depressiv sein. Gleichzeitig haben sie den Drang, alles perfekt und richtig zu machen. Diese Kombination führt oft dazu, dass sie sich selbst blockieren. Causticum-Patienten nehmen großen Anteil an Freud und Leid der Mitmenschen. Sie dulden keine Ungerechtigkeit, weder gegen sich selbst noch gegen andere. Ihr stark ausgeprägtes Gerechtigkeitsempfinden kann sogar fanatische Züge annehmen. Sie sind rebellisch gegen Autoritäten und setzen sich oft politisch ein. In ihrem Perfektionismus möchten sie alles richtig machen, was natürlich in unserer Welt nicht gelingen kann. Um aus ihrer Lähmung herauszukommen, braucht es eine gehörige Portion Loslassen und Vertrauen. Dies geschieht über den Körper in der Nacht, wenn die Kontrolle nicht aufrechterhalten werden kann und sich Blase oder Darm unwillkürlich entleeren oder Kinder wieder einnässen.

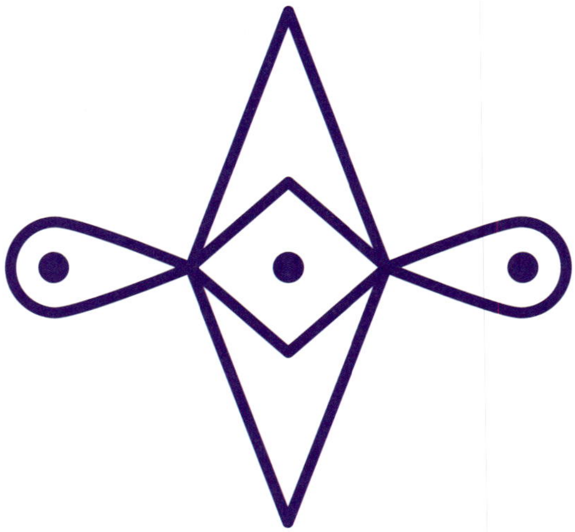

Chamomilla

Kamille

Das Seelenwesen

Als kleines Kind hattest du nur die Chance, durch Lautstärke und Schreien auf dich aufmerksam zu machen, wenn du Schutz, Liebe oder Nahrung wolltest. Das hatte auch seinen Sinn, denn was hättest du sonst tun sollen, um deine Bedürftigkeit zum Ausdruck zu bringen? Heute aber bist du erwachsen und hast bessere Möglichkeiten, deine Unzufriedenheit zu heilen. Lautstarkes Einfordern von Leistungen durch andere Menschen führt immer weniger zum Erfolg, im Gegenteil: Viele werden dich meiden, je öfter du dies auf diese Weise tust. So liebe und befriedige dein Inneres Kind und werde erwachsen.

Ich häute mich und erlaube mir, erwachsen zu werden.

Substanz

Kamille wächst an Wegrändern, Böschungen und auf Ackerland. Die Pflanze erreicht eine Höhe von bis zu 50 Zentimetern und hat einen unverwechselbaren Geruch. Das Ausgangssubstrat des homöopathischen Mittels ist die ganze blühende Pflanze. Die vielseitige Arzneipflanze ist seit langer Zeit für ihre heilende und schmerzlindernde Wirkung bekannt. Kamille ist ein beliebtes homöopathisches Mittel, das überwiegend zur Behandlung gegen Stress und Schmerzen eingesetzt wird.

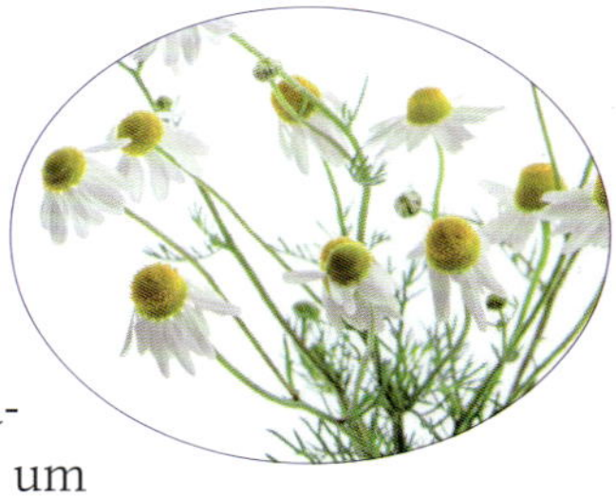

Psyche und Gemüt

Die Patienten sind sehr empfindsam, schnell übellaunig, verärgert und ungeduldig. Sie reagieren auf Schmerzen mit Überempfindlichkeit und nervöser Reizbarkeit. Sie dramatisieren gern ihre Schmerzen und »ziehen eine Show ab«, um die Aufmerksamkeit auf sich zu lenken. Chamomilla ist ein wichtiges Kindermittel bei heftigen Zornanfällen, also Kindern, denen man nichts recht machen kann. Sehr gut geeignet während des Zahnens, wenn das Kleine reizbar oder ärgerlich ist und herumgetragen werden möchte. Ärger und Schmerzen verursachen bei Chamomilla schnell einen Zustand von Wut und Verzweiflung. Das Kind schreit und ist nur ruhig, wenn es herumgetragen wird. Es ist dem Patienten unerträglich, wenn man ihn anredet oder beim Sprechen unterbricht, besonders nachdem er eben aus dem Schlaf aufgestanden ist. Im Verhalten zeigt sich eine reizbare und ungeduldige Grundstimmung. Alles scheint zu langsam zu gehen, nichts behagt ihm. Die Nerven liegen blank. Eine weitere Facette ist Launenhaftigkeit. Der Patient verlangt dies und jenes und weist es zurück oder stößt es von sich, wenn es ihm gereicht wird. Kinder wollen nicht angesprochen oder berührt werden. Sie schreien ständig, selbst im Schlaf. Herumgetragen- oder Geschaukelt-Werden lindert etwas. Ursache für einen Chamomilla-Zustand sind: Zahnung, Ärger, Wut, kalter Wind, Aufregung oder auch zu viel Kaffee. Besonders häufig wird Chamomilla bei Säuglingen und Kindern eingesetzt. Treten, Beißen und Schlagen kommen bei Chamomilla-Kindern häufig vor. Der Chamomilla-Patient hat die Neigung, alle anderen für seinen Zustand verantwortlich zu machen. Nichts kann ihn zufriedenstellen. Bei allen Zuständen, bei denen Reizbarkeit mit Zorn einhergeht, denken wir an Chamomilla.

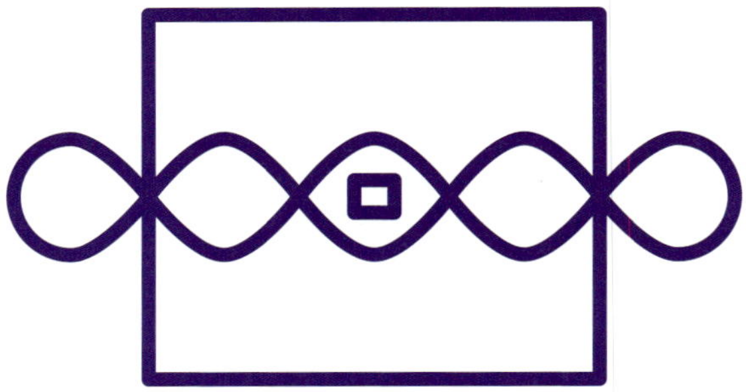

Cocculus

Kokkelsamen

Das Seelenwesen

Ja, du bist gütig, besorgt und mitfühlend, und das ist sicherlich eine hohe Qualität in Zeiten des verbreiteten Egoismus. Sorgst du dich stets um die anderen und nie um dich selbst? Dann hast du eine wichtige Grenze überschritten, und es ist kein Wunder, dass du dich so ausgebrannt fühlst. Weißt du, wie es sich anfühlt »Ich will« zu sagen? Festen Boden unter den Füßen wirst du haben, wenn du zunächst wieder dich selbst findest. Beginne damit, deutlich Nein zu sagen. Damit hilfst du nicht nur dir selbst, sondern auch den anderen. Gewinne Vertrauen, dass jeder Mensch seinen eigenen Seelenweg hat und diesen auch ohne dich gehen kann. Dann konzentriere dich auf dein eigenes Wohl.

Die Welt dreht sich auch ohne mich.

Substanz

Der Cocculusstrauch Anamirta cocculus ist eine einhäusige Schlingpflanze, die in Asien beheimatet ist. Ihre Früchte, die Kockelskörner, enthalten neben Alkaloiden das Krampfgift Pikrotoxin, das auf die motorischen Nervenbahnen wirkt. Es beeinflusst vor allem das periphere und zentrale Nervensystem, weshalb das homöopathische Mittel gern bei chronisch gestressten Menschen eingesetzt wird, die als Folge davon in extreme Erschöpfungszustände gefallen sind.

Psyche und Gemüt

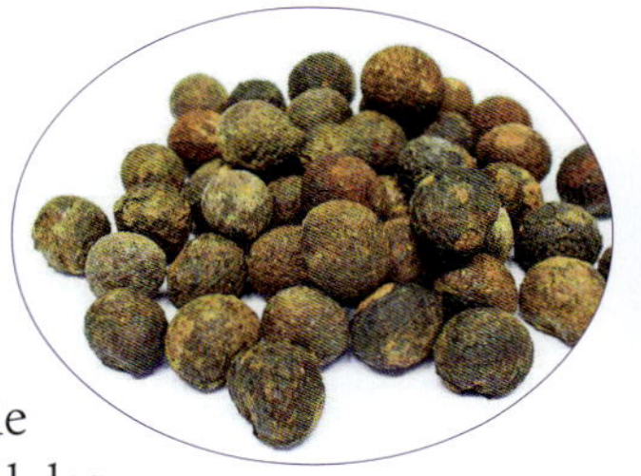

»Folgen von Nachtwachen« ist die wohl bekannteste Indikation des Mittels. Thema ist Schwäche und Erschöpfung durch Schlafmangel oder ausgedehnte Krankenpflege. Charakteristisch für Cocculus indicus sind Schwindelanfälle, die meist zusammen mit starker Erschöpfung und einem Gefühl der Schwäche auftreten. Die Patienten müssen sich dann meist hinlegen und dürfen sich kaum bewegen. Man kann sich z. B. Krankenschwestern oder Pfleger vorstellen, die nächtelang wach bleiben müssen und durch die ständige Präsenz für andere und das Sich-kümmern-Müssen körperliche oder psychische Symptome entwickelt haben. Cocculus-Patienten sind mehr Frauen als Männer, die sich viel um andere Menschen kümmern und deswegen in einer stetigen Überlastungs- und Kummersituation sind. Sie sind erschöpft und schon ganz krank durch die ständigen Sorgen um eine geliebte Person. Der Schlafmangel verschlimmert alles und führt zu den körperlichen Symptomen. Cocculus-Patienten haben mehr Angst um das Wohlergehen ihrer Nahestehenden als um ihre eigene Gesundheit. Sie ertragen hingebungsvoll alles Leid und nehmen sich zurück. Typischerweise wird dieses Mittel häufig eingesetzt als Folge der Pflege von Angehörigen mit viel Schlafentzug und allzu großer innerer Anteilnahme. Eine daraus entstehende Schlafstörung verbunden mit Angstattacken und Gedankenandrang sind bei diesem Arzneimittel eine erste Reaktion. Wenn die Patienten dann mal schlafen, erwachen sie wie durch Schreck. Des Weiteren empfinden sie eine tiefe Traurigkeit durch ihren Kummer oder durch die geringste Kränkung. Sie nehmen ihre Verantwortung zu ernst und können mit der Zeit immer verwirrter werden. Der Cocculus-Patient ist nervös, wie betäubt, wie berauscht und empfindsam. Er ist in seinen Reaktionen und Wahrnehmungen verlangsamt. Leitsymptome sind Schwindelanfälle.

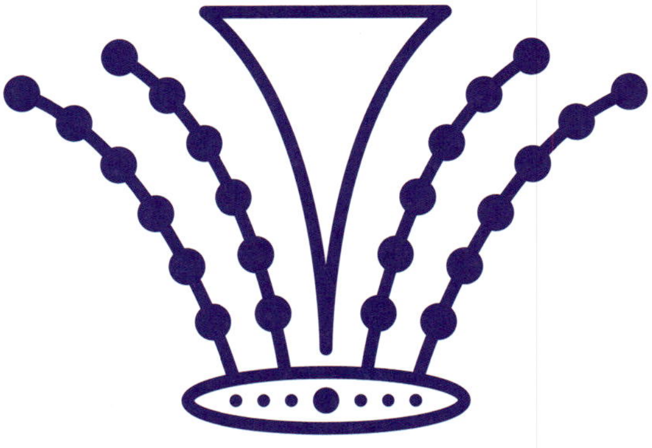

Coffea

Kaffeebohne

Das Seelenwesen

Du besitzt ein ungewöhnliches Potenzial an Körper und Geist und bist sehr schnell im Denken und in deiner Bewegung. Aktivität von Geist und Körper ist schön, aber wenn du auch noch ausschließlich durch Aktivitäten wie z. B. durch Sport versuchst, eine Balance zu finden, wird dich irgendwann eine andere Kraft in dir bremsen: die Hingabe. Hingabe ist das Element der passiven Annahme der Dinge, die einfach so sein wollen, ohne den Anspruch auf Veränderung. Etwas, das dir schwerfällt, ja. Denn du bist es gewohnt, einzugreifen in Dinge, wo du Veränderungspotenzial sehen kannst. Halte still, und sei dir dessen gewahr, dass es einfach nun mal so ist, wie es ist.

Ich handle durch Nichthandeln.

Substanz

Coffea ist der lateinische Name der Kaffeepflanze. In der Homöopathie wird meist die Frucht der Sorte Coffea arabica in getrockneter, ungerösteter Form benutzt. Der Wirkstoff ist Koffein, und so wird das Mittel gern bei Symptomen eingesetzt, die Kaffee auslösen würde, wenn er in zu hohem Maße konsumiert wird, allen voran Schlafstörungen oder nervöse Aufregung.

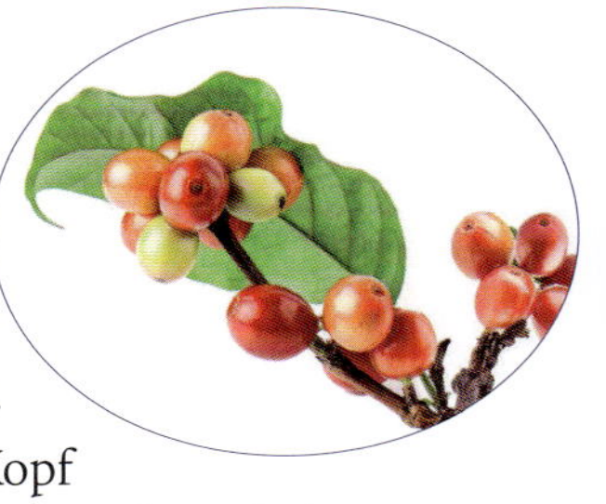

Psyche und Gemüt

Als homöopathisches Nervenmittel soll Coffea genau gegen die Beschwerden wirken, die der zu hohe Konsum von Koffein in Kaffeegetränken normalerweise auslöst. Der Coffea-Charakter ist schnell im Denken und Handeln, sein Kopf steckt voller kreativer Ideen, die er unbedingt mit anderen teilen und möglichst schnell in die Umsetzung bringen möchte. Überhaupt muss er alles möglichst schnell hinter sich bringen und versteht es gar nicht, wenn andere Menschen länger Zeit brauchen, um die Dinge zu erledigen. Aufgedreht, wie er meist ist, hat er einen unwiderstehlichen Drang zu theoretisieren und kann seine Mitmenschen durch seinen Redeschwall durchaus überfordern oder gar nerven. Vor Freude und Aufregung kann er körperliche und psychische Symptome bekommen. Auffallend sind die Beschwerden als Folge von angenehmen Überraschungen, z. B. nach einer gut bestandenen Prüfung, wenn man vor Freude und überschießender Begeisterung »gar nicht mehr runterkommt« und schlaflos und mit kreisendem Gedankenkarussell nachts nicht in die Ruhe findet. Wenn Menschen wegen Aufregung stundenlang wach liegen, weil sie über Probleme oder sonstige Ereignisse nachdenken und grübeln, gilt Coffea als passendes homöopathisches Arzneimittel, um auf schonende Weise wieder in den Schlaf finden zu können. Ebenso wird Coffea eingesetzt, wenn Menschen unter Nervosität, Angstzuständen und Schwindel leiden. Wenn Termindruck und Sorgen einen tagsüber nicht zur Ruhe kommen lassen, wirkt sich das meist auch negativ auf den Schlaf aus. Coffea kann außerdem bei Hyperaktivität oder übermäßiger Aufgeregtheit von Kindern unterstützend eingesetzt werden. Sie reagieren viel zu empfindlich auf alle äußeren Eindrücke und auf Schmerzen. Bis Mitternacht sind sie aktiv, sie sind geistig und körperlich höchst angespannt. Coffea entspannt das gehetzte Gemüt und lässt Ideenreichtum und tatkräftiges Handeln zu, ohne das Nervenkostüm übermäßig zu strapazieren.

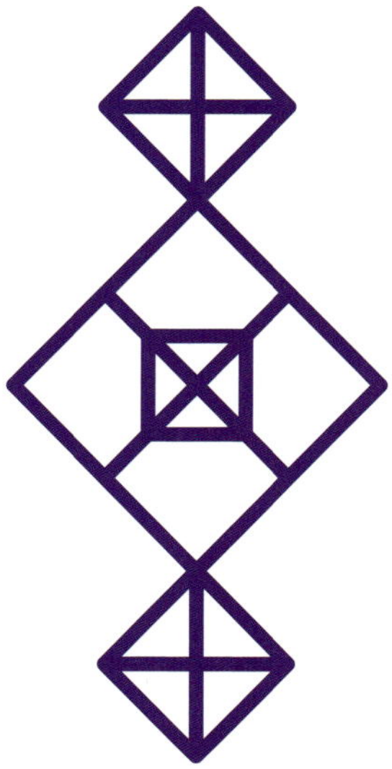

Colocynthis

Koloquinte

Das Seelenwesen

Wohin mit deiner aufgestauten Wut? Wenn du kein Ventil findest, über das du den Druck kontrolliert ablassen kannst, läufst du Gefahr zu explodieren. Das wäre schädlich für dich und alle Beteiligten. Visualisiere links und rechts neben deiner Wirbelsäule kleine Ventile vom obersten Halswirbel bis zum Steißbein. Drehe sie nun alle ein kleines Stück auf – gerade so viel, dass du genügend Dampf ablassen kannst. Stelle dir dann vor, wie Dampf austritt, und zwar so lange, bis nichts mehr herauskommt. Wenn aller Druck an der kompletten Wirbelsäule abgelassen ist, drehe sie wieder zu. Wiederhole dies, sobald du wieder Wut spüren kannst.

Ich weiß um meine Ventile und nutze sie im richtigen Maß.

Substanz

Colocynthis gehört zur Familie der Kürbisgewächse. Sie kommt in allen tropischen und subtropischen Gegenden bis 1200 Meter Höhe vor. Als Kriechpflanze kann sie Durchmesser von mehr als 2 Metern erreichen. Aus ihren gelben Blüten entwickeln sich extrem bitter schmeckende Beerenfrüchte, die Colocynthis die Beinamen »Teufelsapfel« und »Bittergurke« einbrachten. Die Koloquinte wird in Indien und Afrika gegen zahlreiche innere Beschwerden sowie als Gegengift bei Schlangenbissen verwendet.

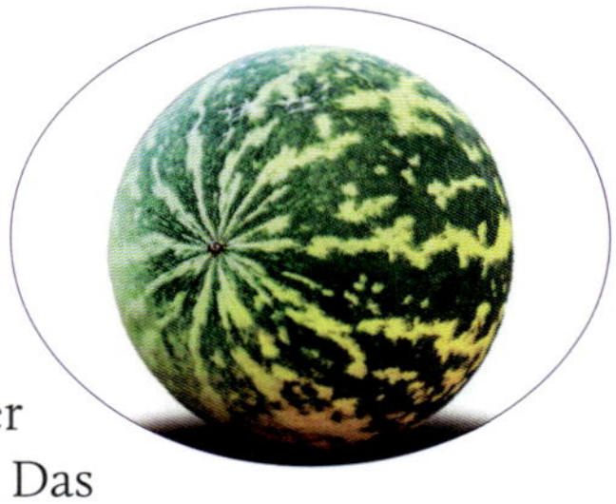

Psyche und Gemüt

Colocynthis ist ein klassisches Kolik- und Schmerzmittel, wenn die Symptome durch Ärger und Verdruss entstanden sind. Die Symptome treten anfallartig nach Ärger oder Entrüstung auf. Durch Krümmen wird der Schmerz besser. Das Bild des »Schneider Böck«, der sich nach seinem Ärger durch Max und Moritz in seinem Schmerz über das Brückengeländer hängt, um sich Linderung zu verschaffen, ist mir noch heute eine Gedankenstütze für dieses Mittel. Viele angestaute Emotionen wie Ärger, unterdrückter Zorn, Folgen von Beleidigungen, Ungerechtigkeiten, Verbitterung und Entrüstung lösen die Krämpfe aus. Der Betroffene ist aufgrund des Schmerzes äußerst reizbar und wütend über jede Kleinigkeit. Er wird zornig, wenn er etwas gefragt wird, und ungehalten über jedes Wort, das er reden muss. Dabei ist der Colocynthis-Patient stets bestrebt, seine bitteren Gefühle, seinen Kummer und Ärger zurückzuhalten. Er hat eine ausgeprägte Wahrnehmung von Ungerechtigkeiten, ist extrem mitfühlend, leicht reizbar, schnell beleidigt, nachtragend und bei fortschreitender und anhaltender Pathologie tendenziell verbittert und wortkarg. Im Laufe der Zeit fühlt er sich immer schneller belästigt durch die Menschen in seiner Umgebung, gibt ungern Antworten, ist ungeduldig und möchte zunehmend allein sein. Er mag keine Freunde sehen, ist genervt und wirkt oft hochmütig, respektlos und dickköpfig. Alles ärgert ihn, alles scheint ihm verkehrt. Trotz alledem verbirgt er weiter seinen Ärger, bleibt tapfer und will nicht, dass andere von seinem Leid wissen. Der hineingefressene Zorn und die dadurch entstandene chronische Überreizung des Gemüts münden irgendwann in einer großen nervlichen Erschöpfung. Diese Wut darf ein Ventil finden und wohldosiert entlassen werden, sodass die Selbstliebe wieder Platz findet.

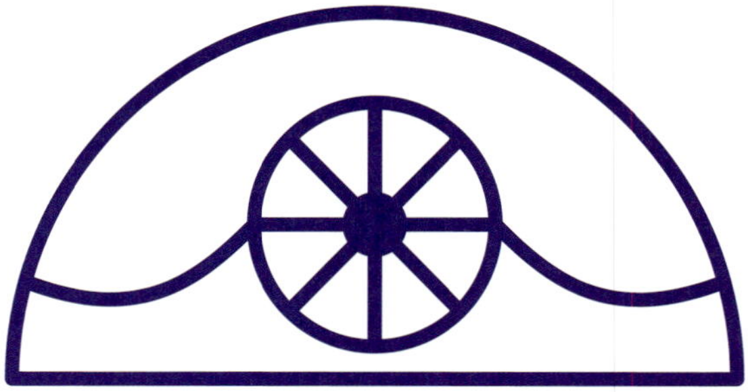

Ephedra

Meerträubel

Das Seelenwesen

Habe nun den Mut, dem Berg zu begegnen, denn er steht direkt vor dir. Nicht zerbersten wird er durch die Gewalt deiner Handlung. Friedlich ist die Tür, die sich öffnet für dich. Halte kurz inne, lege eine Hand auf dein zartes Herz, sei dir deiner selbst gewahr, und du besitzt das Zauberwort: »Liebe, öffne dich.« Deine Sinne tauchen ein in das Licht, das du von jeher warst, alle Zweifel sind verschwunden. Die Erinnerung trägt dich an neue Ufer deiner Seele, die dich mit ihrem Glanz behütet. Alle Ungerechtigkeiten fallen von dir ab, und du erkennst die Aufgabe. Mit den Menschen leiden oder nicht, du gehst mit keinem mehr in ein Gericht. So bist du frei zu sein, wer und was du bist. Atme tief und bleibe hier. Wenn dir niemand zuschaut, bist du ganz bei dir.

Ich transformiere Erdenkraft in Selbstliebe.

Substanz

Ephedra ist die einzige Gattung der Pflanzenfamilie der Meerträubelgewächse (Ephedraceae) innerhalb der Ordnung der Gnetales. Der Hauptwirkbereich sind das Nervensystem, das endokrine System und die Schleimhäute, vor allem des Atmungssystems. Als sogenannte Stress-Pflanze, »Adrenalin-like«, ist Ephedra ein legales Doping- bzw. Aufputschmittel, z. B. in Form der spagyrischen Essenz. Sie wird zur Stimulierung und Stärkung, homöopathisch auch bei nervöser Schwäche und körperlicher Müdigkeit eingesetzt.

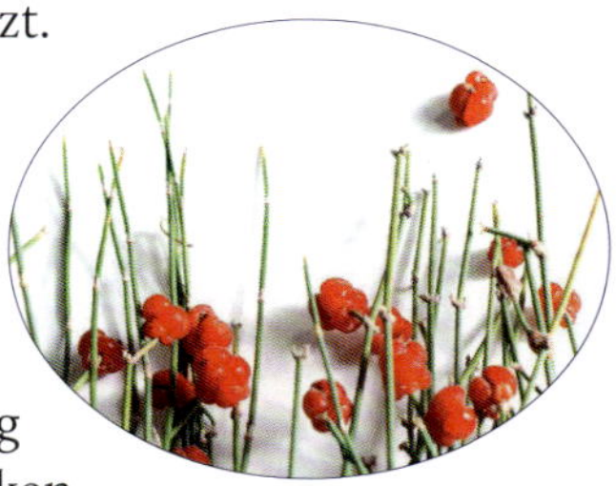

Psyche und Gemüt

Der Ephedra-Charakter zeigt eine ziemlich komplexe Psyche. Einerseits gibt er in der Öffentlichkeit den extrovertierten positiven Typus, der jedoch sehr von der Anerkennung und dem Zuspruch anderer abhängig ist. Bleibt die Anerkennung durch Chef, Arbeitskollegen, Freunde oder Familie aus, dann wird er schnell maulig, aggressiv oder frustriert und zeigt diese Seite vor allem jenen Menschen, die ihm sehr nahe sind, z. B. in der Familie. In der Öffentlichkeit will er weiter gut dastehen und seine tolle Leistung zeigen, immer nach Beifall heischend. Das Gefühl der Frustration, wenn die Anerkennung ausbleibt, kann sich bis zu starken Ohnmachtsgefühlen steigern. Grundsätzlich glaubt der unerlöste Ephedra-Charakter, dass er immer zu kurz kommt und ihm eigentlich viel mehr zusteht für seine Leistung. Er hat das Gefühl, immer zu viel zu geben und viel zu wenig bzw. »gar nichts« zurückzubekommen. Der Ephedra-Typus gilt als »Adrenalin-Junkie«, weil er immer einen schnellen Kick braucht, und zwar entweder als Droge oder über Situationen, die er im Alltag erzeugt. In der Familie oder in der Partnerschaft kann sich das so zeigen, dass er aus Kleinigkeiten ein Drama macht, die Situationen zum Elefanten aufbläst, obwohl es sich lediglich um eine Fliege handelt. Ständig haben Ephedra-Patienten den Eindruck, es würde ein Spiel mit ihnen getrieben, was auf einen großen Mangel an Vertrauen in der Kindheit und dadurch jetzt im Erwachsenenalter hindeutet. Auf einem explosiven Fass sitzend kann ein Funke genügen, und sie reagieren gewaltig über, was wiederum zu katastrophalen Folgen für Familie und Freunde einerseits sowie nach innen zur kompletten Selbstsabotage führen kann. Insofern ermutigt Ephedra zur ehrlichen Kommunikation mit sich selbst und anderen und zur Befreiung von uralten Ängsten.

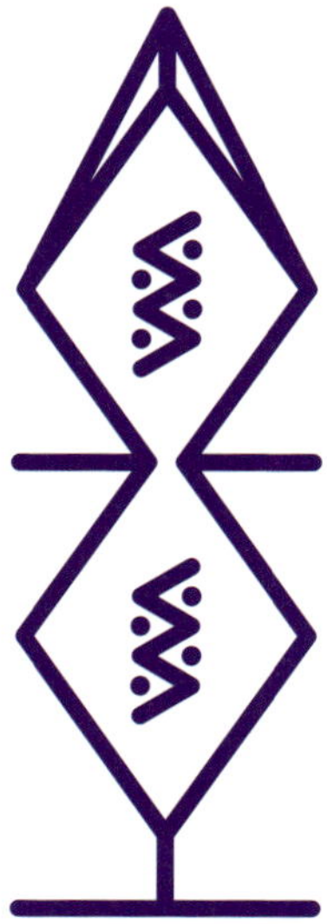

Equisetum

Ackerschachtelhalm

Das Seelenwesen

Es gibt auch andere, weniger schmerzhafte Möglichkeiten, deinen Weg zu gehen, als den mit dem Kopf durch die Wand. Sturheit und Aussitzen der Angelegenheiten haben dich schon ein Stück weitergebracht, aber wenn du jetzt einmal reflektierst, wirst du vielleicht bemerken, dass Härte auch einen Preis hat und dein Körper oder dein Denken nach mehr Milde und Flexibilität verlangen. Selbst deine Knochen sind keine harte Substanz, sondern bewegen sich und spielen mit Elastizität, Lebendigkeit und Umformung. Hindernisse und Schwierigkeiten in deinem Leben überwindest du sicher wie ein Baum, der sich dem Wind hingibt und im positiven Sinne verbiegt, wenn es ansteht.

Ich richte mich auf und zeige mich.

Substanz

Das homöopathische Mittel Equisetum stammt sowohl vom Ackerschachtelhalm Equisetum arvense wie auch vom Winterschachtelhalm Equisetum hyemale. Beide haben einen hohen Kieselsäuregehalt. Der Name Equisetum kommt aus dem Lateinischen und bedeutet »Pferdeschweif«, weil das Aussehen der Pflanze mit den regelmäßigen, dünn und stachelig angeordneten Ähren an einen Schweif erinnert. Für das homöopathische Mittel wird die ganze frische Pflanze verwendet.

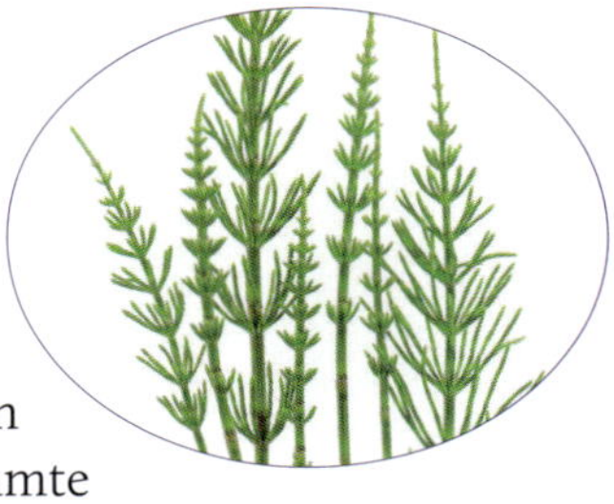

Psyche und Gemüt

Equisetum-Charaktere sind wie der Schachtelhalm aufrecht und eigentlich auch aufrichtig, neigen allerdings dazu, sich zu verhärten. Dann können sie ziemlich stur durchs Leben gehen, sind fixiert auf die eigenen Meinungen oder bestimmte Gewohnheiten, weshalb ihre Mitmenschen oft das Gefühl haben, schlecht an sie heranzukommen. Der Harnverhalt symbolisiert das Nicht-loslassen-Können; das nächtliche unkontrollierte Wasserlassen den Versuch des Organismus, etwas ins Fließen zu bringen. Durch diese Rigidität sind die Patienten oft erschöpft, ausgelaugt oder gereizt. Das ursächliche Grundthema entstand bereits in der Kindheit, wenn es »nicht so üblich war«, das Kind ganz selbstverständlich in die Arme zu nehmen und ihm die Wärme und Zuneigung zu geben, die jedes Kind bedingungslos verdient hat. Oft wurde Zuneigung durch die Eltern verweigert oder nur gegen Leistung gegeben. Jedoch kann auch das Umgekehrte Thema sein: Das Kind wurde durch falsch verstandene Liebe erdrückt und war deshalb gezwungen, Nähe zu verweigern. Innerlich wurde gespeichert, dass das Kind selbst schuld daran ist, dass die Eltern so harte Maßnahmen ergreifen mussten. Hinter dem Equisetum-Zustand steckt also ein immenses emotionales Unterversorgtsein und ein Opferbewusstsein. So sehnt sich der Erwachsene eigentlich nach Zuneigung durch andere Menschen, seine Starrheit und zunehmende Verhärtung gibt aber immer weniger Raum dafür. Er müsste bei der Liebe zu sich selbst beginnen. So geht es beim Schachtelhalm nicht nur darum, aufrecht und aufrichtig durchs Leben zu gehen, sondern das Auf und Ab gut »surfen« zu können, ohne an den Widrigkeiten zu zerbrechen. Der Mensch hat dann gelernt, flexibel durch die Stürme des Lebens zu gehen in einer inneren Haltung der ruhigen Gewissheit.

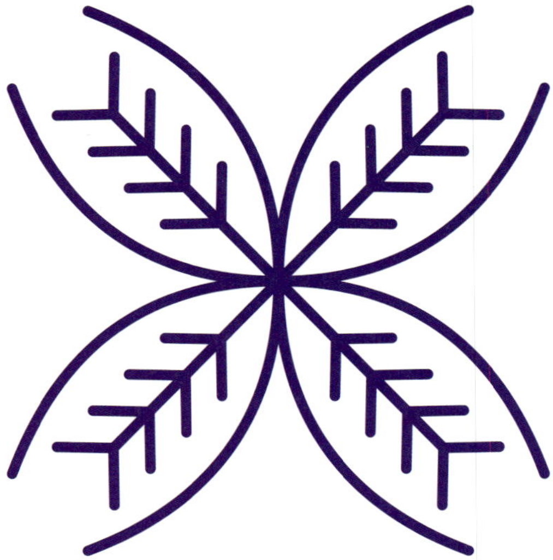

Eucalyptus globulus

Blauer Eukalyptus

Das Seelenwesen

Eine neue Vergnügtheit bahnt sich den freien Weg in dir. Schutt und Müll und Schlacken werden aufgeräumt, denn es ist die hohe Zeit dafür. Dein Leben will bewegt werden, und Stillstand bedeutet Rückschritt. Zwar ist die Zeit nicht, wie sie scheint, denn alles ist da, bedingt durch deine Aufmerksamkeit. Jedoch, wenn du entdeckst, dass da Belastung ist, dann schaffe das fort in dem Wissen: Du kannst das. Alles blättert ab, was längst verkrustet ist, lässt Luft und Liebe durch und frischen Saft, der durch dich rinnt und Reste mit sich fortspült. Was du entdeckst, bist du – in neuer Kreativität und Lebenslust, in neuer Frische und Seelenaktivität. Gedanken sind wie Samen, die zu keimen beginnen. Es geschieht im Licht des Neuen.

Fremde Wesen fallen ab, und ich bin frei.

Substanz

Die Blätter, Rinde und Blütendeckel sind beim Blauen Eukalyptus (Eucalyptus globulus) tatsächlich bläulich. Die Art wird weltweit zur Gewinnung des ätherischen Öls und als Holzlieferant angepflanzt. Die meisten Eukalyptusarten sind schnellwüchsige immergrüne Bäume und Sträucher. Traditionell setzt man Eukalyptus zur Schleimlösung im Bereich der Atemwege ein, zur Behandlung von Erkältungskrankheiten, Husten, Heiserkeit und Halsschmerzen und Verdauungsstörungen.

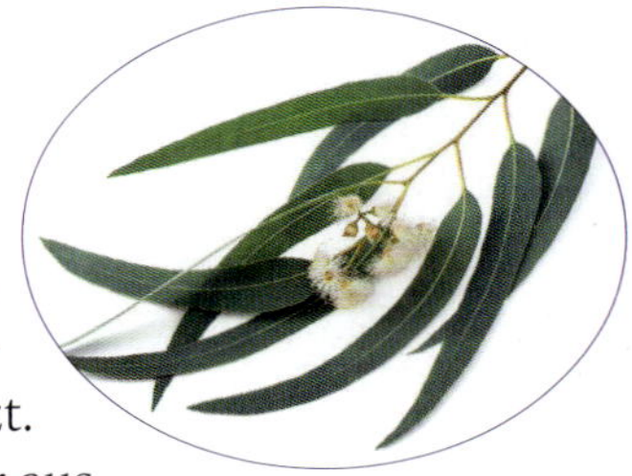

Psyche und Gemüt

Eucalyptus globulus löst und befreit im übertragenen Sinne den Schleim, der energetisch an uns klebt, so, wie er körperlich oft in unseren Schleimhäuten und Atemwegen festsitzt. Diesen körperlichen und energetischen Schleim trocknet er aus. Eukalyptus ist also ein Mittel zur Befreiung von Einlagerungen im Menschen. Die Verwendung des ätherischen Eukalyptusöls oder als potenzierte Homöopathie wirkt belebend, lösend, stärkend und reinigend bei Symptomen von Antriebslosigkeit, mangelnder Lust auf Bewegung, fehlender Konzentration bei geistigen Tätigkeiten und Ähnlichem. Irgendwie fühlt man sich dumpf und alles andere als leicht. Dieser Mensch ist schwer belastet durch die psychisch-geistige Belagerung, die sich schon in seinen Zellen und in seiner Aura breitgemacht hat. Es wird Zeit, diesen unnötigen Klebstoff zu lösen und abzutransportieren. Eukalyptus passt auch zu Themen, die sich über größere Zeiträume aufgebaut haben, sich also als Energie im Kollektivfeld verfestigt haben. Nach immer wiederkehrenden dunklen Perioden wie im Mittelalter forciert Eucalyptus globulus die Auflösung sturer Glaubenssätze und unerbittlicher Haltungen. Wenn alles schwer geworden ist und die immer gleichen Aussagen, Handlungen und Gefühlsmuster sich schwer anfühlen und sinnentleert – und man spürt, dass etwas Neues »im Busch ist« –, sorgt die Pflanze erst einmal für freies Durchatmen, gefolgt von neuer Energie und der Möglichkeit, sich auf wichtige Neuerungen zu konzentrieren. Unsere Potenziale, die sich evolutionär über Jahrhunderte verfeinert und entwickelt haben, dürfen nun zu unseren großartigen Fähigkeiten werden, die wir erforschen, erfahren und leben dürfen. Eukalyptus öffnet immer wieder neue Türen, wenn wir an positiven Zielen festhalten und die Energien einbringen, die unser Leben und das Umfeld verändern können.

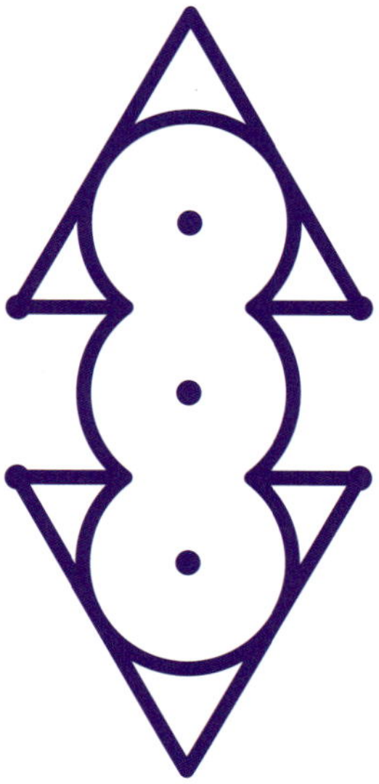

Gelsemium

Gelber Jasmin

Das Seelenwesen

Sitzt du wie Häschen in der Grube? Immer zu ängstlich, einen Befreiungssprung zu wagen? Sieh nach oben, dort ist das Licht, und es ist nicht weit. Nimm einfach Anlauf, und los geht's. Befreie dich von deinen selbst auferlegten Ketten, und überwinde deine Angst vor Situationen, die unweigerlich immer wieder kommen werden. Werde jetzt aktiv, warte nicht länger. Übernimm die Verantwortung für dein Leben, und Selbstregeneration und Selbstheilung werden nicht lange auf sich warten lassen. Du wirst spüren, wie schön es ist, sich der eigenen Identität zu nähern und dein Leben vollumfänglich zu leben.

Ich befreie mich
und lebe mein wahres Leben.

Substanz

Obwohl der botanische Name des Gelben Jasmins auf seine Ähnlichkeit mit anderen Jasminpflanzen anspielt, ist er mit diesen nicht verwandt. Gelsemium sempervirens ist eine immergrüne Liane. Wegen der Form seiner angenehm riechenden Blüten trägt der Gelbe Jasmin den Beinamen »Dufttrichter«. Allerdings können weder diese schmeichelhafte Bezeichnung noch seine Attraktivität darüber hinwegtäuschen, dass er als »Giftjasmin« starke toxische Eigenschaften besitzt.

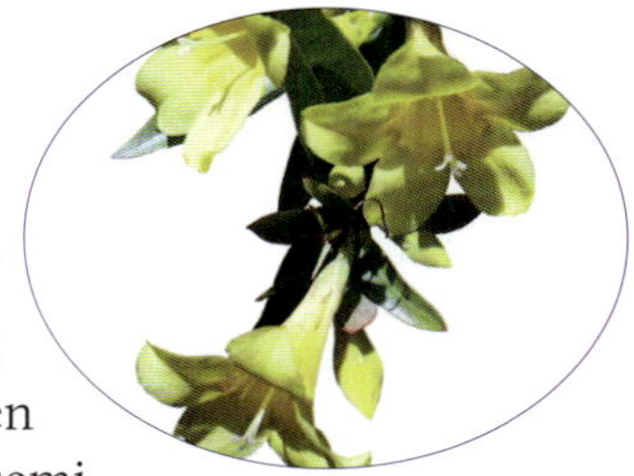

Psyche und Gemüt

Die Basis von Gelsemium sind lähmende Ängste, die tief in uns verankert sind. Gelsemium hat eine starke Affinität zum Nervensystem: Das Mittel kann von seinem vorrangigen Kennzeichen als Zittermittel verstanden werden: Der Gelsemium-Klient ist stark erschöpft, merkt aber erst spät, dass er bereits über seine Grenzen gegangen ist. Einsatzgebiete sind starke Erwartungsängste, begleitet vom Gefühl des Versagens und der Ohnmacht, z. B. vor Prüfungen und Bewerbungsgesprächen, oder nach schlechten Nachrichten. Ausgelöst durch Aufregung, Schreck oder Schock treten häufig zittrige Schwäche, Energielosigkeit, Schwindel, Taubheits- und Lähmungsgefühle auf. Gelsemium passt zu Menschen, die ein Bedürfnis nach Ruhe haben. Das Leiden kann durch seelische Erregung wie Schreck, Angst, Aufregung und Leistungsdruck oder durch eine Grippe hervorgerufen werden. Arzneimittel aus der Pflanze bieten auch Erleichterung bei Lampenfieber oder Angst vor dem Zahnarzt. Auf der seelischen Ebene kann Gelsemium effektiv bei Isolationsproblemen sowie bei allgemeiner Schläfrigkeit und Benommenheit zum Einsatz kommen. Das Selbstbewusstsein und Selbstvertrauen der Betroffenen sind durch Erfahrungen von Maßregelung, Abwertung, Beurteilung und Ohnmacht in Kindheit und Jugend oft in entscheidendem Maße geschwächt worden. Der Gelsemium-Patient befindet sich in einem Teufelskreis, dass Angst Schwäche erzeugt und jede weitere Schwäche seine Angst noch verstärkt. Das tiefe Grundmuster in der Erwartungsangst ist die Befürchtung: »Irgendwann werden sie mich umbringen.« Deshalb sind »Versagen« und ein Ausbleiben von Lob und Bestätigung besonders schlimm. Diese Gefühlsknoten können nur über unsere unbewussten Anteile angegangen werden, wozu Gelsemium sehr hilfreich sein kann.

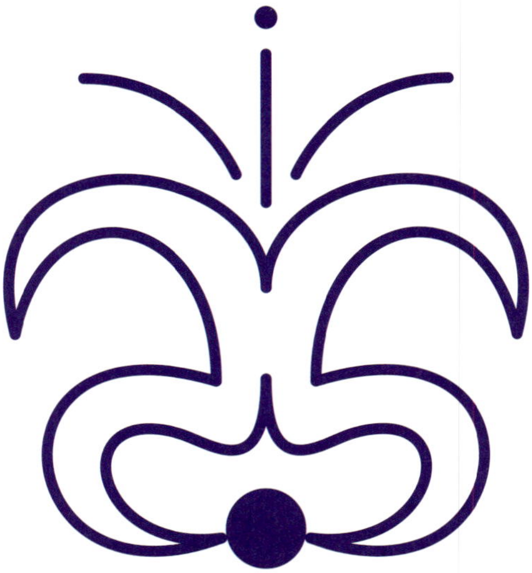

Ginkgo biloba

Ginkgo

Das Seelenwesen

In deiner tiefen Weisheit hast du die Welt schon mehr als einmal ergründet. Du bist der Wanderer, der Anteile einsammelt, Seelenfragmente und Meinungen stehen lässt, wo sie hingehören; an den Rand der Existenz. Erkundigungen ziehst du ein in höheren Sphären, dort wo die Weisheit ihre Heimat hat. Gefüllt mit tiefen Taschen voller Glück ziehst du deine Bahnen in den Modellen der Zeit und des Raums. Alles geschieht zur rechten Zeit und am rechten Ort. Das weißt du aus eigener Erfahrung. So bitte in der Stille für die Seelen, die Gebete brauchen. Gebete der Unsterblichkeit und Gebete des Loslassen-Könnens. Denn nur so geschehen Neugeburten, immer und immer wieder. Bis wir geheilt sind.

Ich weiß, wer ich bin.

Substanz

Der Ginkgo (Ginkgo biloba) ist eine in China heimische Baumart. Er ist der einzige lebende Vertreter der Ginkgoales, einer ansonsten ausgestorbenen Gruppe von Samenpflanzen. In Ostasien wird Ginkgo biloba wegen seiner essbaren Samen kultiviert, und er wird als Tempelbaum geschätzt, da er sehr alt wird. Er wurde von niederländischen Seefahrern aus Japan nach Europa gebracht und wird hier seit etwa 1730 als Zierbaum gepflanzt. Zum Jahrtausendwechsel erklärte das deutsche »Kuratorium Baum des Jahres« Ginkgo biloba zum Mahnmal für Umweltschutz und Frieden und zum Baum des Jahrtausends. Der Ginkgo ist ein »lebendes Fossil«.

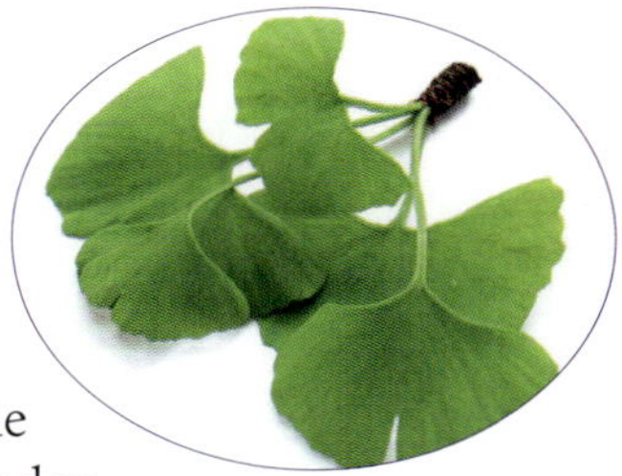

Psyche und Gemüt

Der Ginkgobaum ist ein Symbol der Unsterblichkeit im Fernen Osten. Wenn der Glaube und die Kraft an die Unsterblichkeit der Seele verloren gegangen sind, führt uns die Energie des Ginkgos zurück zur Quelle des Lebens. Er stärkt den Glauben und die Anschauung, reinigt die Gedanken und hilft, sich an die Essenz des Lebens zu erinnern. Der Ginkgo-bedürftige Mensch ist sehr stark in seinem analytischen Verstand verhaftet, oder aber sehr emotional. Er schafft es nicht, eine gesunde Mitte zwischen Verstand und Gefühl zu leben. Er fällt vor allem dadurch auf, dass er viel grübelt – mit in Falten gelegter Stirn. Er sucht in den Tiefen seines Gehirns nach einer rationalen Erklärung seines Zustands, so, als wäre das Gehirn eine Festplatte, die alle Lösungen finden lässt. Oder auf der anderen Seite sind es Menschen, die dauernd dazu auffordern, doch nicht alles zu »zerdenken«, und die alles einfach so laufen lassen. Ginkgo hilft den Ausgleich zwischen Ratio und Gefühl herzustellen. Er lässt uns unseren Kopf heben, den Geist und die Klarheit wiederfinden. Die Ginkgo-Energie zeigt die Symbolik der Unverwundbarkeit, die allen Krisen widerstehen kann. Aus einer höheren spirituellen Sichtweise heraus betrachtet, begünstigt Ginkgo die Kommunikation mit den Lichtwelten des Universums. Wir erinnern uns an Strahlungen und Schwingungen, die das Gehirn mit höheren Frequenzbereichen in Kontakt bringen. Das Zellgedächtnis kann loslassen von alten überholten Mustern und kollektiver Beeinflussung. Licht gelangt zu unseren Gehirnzellen (die Zellen kommunizieren mit Licht untereinander), neue Ideen kommen in Form von Inspiration bei uns an, und wir fühlen uns wie neugeboren.

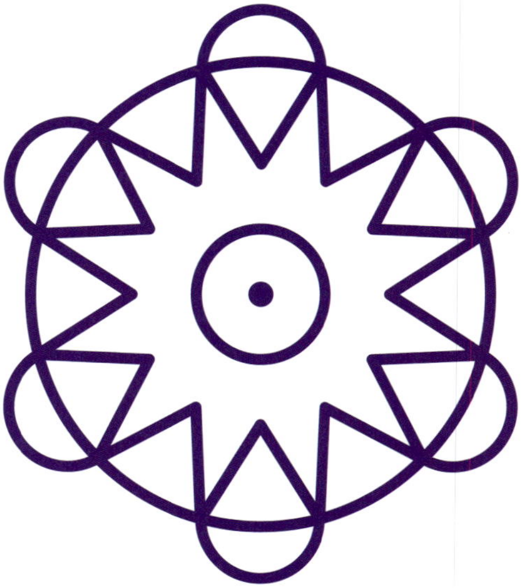

Hyoscyamus niger

Bilsenkraut

Das Seelenwesen

Du fühlst dich wohl im Stich gelassen von den Menschen, denen du einst vertraut hattest. Haben sie dich wirklich um dein Leben betrogen? Und fühlst du dich deshalb als Rebell, der es allen zeigen wird? Wenn du immer so denkst, dann misstraust du eigentlich nicht nur den anderen, sondern auch dir selbst. Dabei wäre es so schön, wenn du dich selbst als deinen besten Freund oder deine beste Freundin haben könntest. Würden es diese wunderbaren Wesen gutheißen, dass du so gewalttätig gegen dich und andere bist? Du bist erst wirklich frei, wenn du dich auch selbst lieb haben kannst. Das kannst du lernen, es ist gar nicht so schwer.

In Wirklichkeit mag ich mich.

Substanz

Das homöopathische Mittel Hyoscyamus niger wird aus der Pflanze Bilsenkraut gewonnen. Dieses giftige Nachtschattengewächs enthält die Wirkstoffe Hyoscyamin und Atropin, die bereits seit der Antike als Gift- und Heilstoffe verwendet werden. Hyoscyamus wirkt vor allem auf das zentrale Nervensystem sowie auf die Atemwege und wird bei psychischen Erkrankungen, Verhaltensstörungen und Bronchitis eingesetzt.

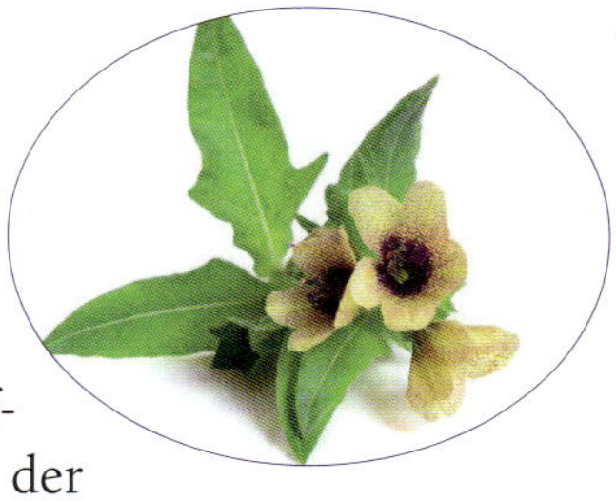

Psyche und Gemüt

Hyoscyamus gehört zu den »heftigen« Mitteln in der Homöopathie. Oft liegt ein gravierendes psychisches Ereignis oder ein Trauma in der Kindheit oder Familie vor, das heftige psychische Symptome auslösen kann. Das Kind oder der Jugendliche fühlt sich im Grunde um sein Leben betrogen, misstraut jedem, ist chronisch eifersüchtig und unternimmt oft übertriebene Anstrengungen dazuzugehören, z. B. als Klassenclown oder Gangleader. Im Grunde fühlt er sich stets unterlegen und kompensiert dies mit Gewalt oder Herrschsucht. Hyoscyamus eignet sich gut bei verhaltensauffälligen, gewaltbereiten Kindern, wird aber auch bei psychischen Erkrankungen wie manischen Zuständen oder Psychosen verabreicht. Unruhige, zappelige und quengelige Kleinkinder, die schlecht schlafen. ADHS-Symptome und massive Verhaltensauffälligkeiten, Übererregbarkeit und Aggression. Epilepsie, Muskelkrämpfe, Zuckungen und Zittern. Gesteigerte Aktivität der Nerven. Manie, das heißt, eine anormal gehobene Stimmung über einen bestimmten Zeitraum oder eine akute, organisch bedingte Bewusstseinseintrübung kann mit der Einnahme von Hyoscyamus behandelt werden. Angst vor Wasser, ausgeprägter Argwohn und Eifersucht. Alkohol- und Drogenmissbrauch bei Jugendlichen. Hyoscyamus, das Bilsenkraut, ist für Menschen, die viel fluchen, die sehr eifersüchtig sind, die oft obszön und schamlos reden. Sie sind sehr misstrauisch. Sehr interessant ist, dass Hyoscyamus das einzige Mittel in der Rubrik »Wahnidee: Ist ein Narr« ist. Narren haben aber in unserer heutigen »gesitteten« Gesellschaft keinen Platz mehr, sie werden schnell als »närrisch« und »verrückt« abgetan und an den Rand gedrängt. Die Narrenfreiheit schwindet immer mehr dahin, und wer das Talent zum Narren hat, wird besonders unterdrückt und leidet unter diesem Einheitszwang: Ein Narr erinnert uns an unser letztes innerstes Lachen.

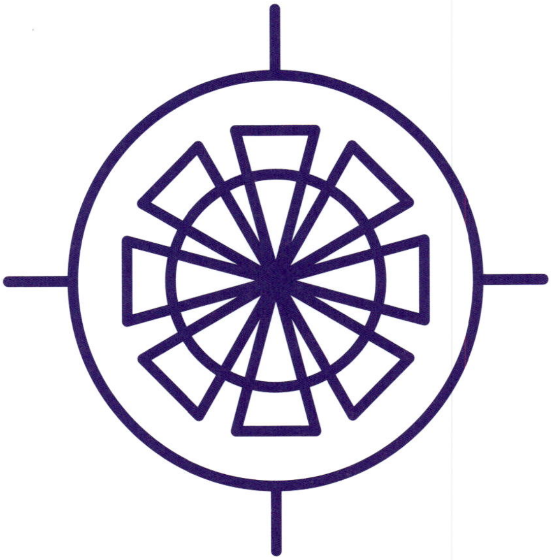

Hypericum perforatum

Johanniskraut

Das Seelenwesen

Du bist ein sehr sensibles Wesen, das leicht in die ätherischen Ebenen der Welt entgleiten kann. Das Licht zieht dich an wie die Motten, aber wenn du ihm zu nahe kommst, dann gerätst du in Gefahr. Bodenhaftung ist für dich ebenso wichtig wie deine Höhenflüge, denn du bist auch ein Kind der Erde. Du hast genug Sonne in deinem Herzen, dass du die dunkle Zeit mit Licht erfüllen kannst. Wozu dann die Trauer? Reinige deine negativen Gedanken, und achte auf deine Ausdrucksweise. Hole das Bewusstsein der göttlichen Anbindung in dir hervor, und lebe deine Intuition und deine spirituelle Weisheit.

Ich lasse die Sonne in mein Herz und Licht in alle meine Zellen.

Substanz

Hypericum perforatum, das echte Johanniskraut, gehört zu den sogenannten Hartheugewächsen. Als anerkannte Heilpflanze wird Johanniskraut in allen Verbreitungsgebieten landwirtschaftlich angebaut. Die gelben Blätter enthalten den roten Farbstoff Hypericin, der bei Hautkontakt im Sonnenlicht Verfärbungen hinterlässt. Das aus den Blüten gewonnene Rotöl kommt im äußerlichen Gebrauch zur Anwendung.

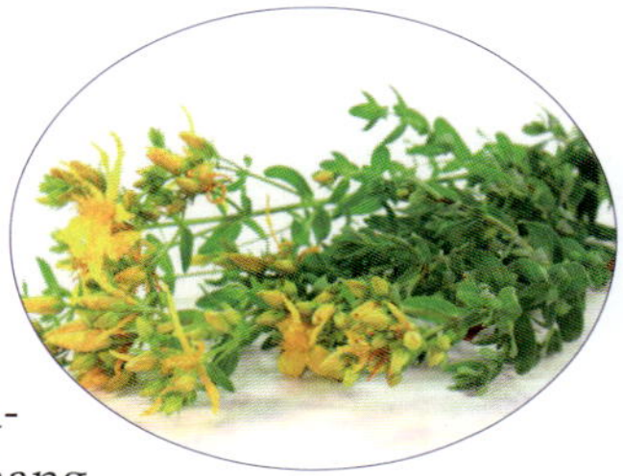

Psyche und Gemüt

Heute gilt Johanniskraut als *das* Mittel gegen leichte bis mittelschwere Depressionen. Hypericum hilft bei der Heilung körperlicher und seelischer Wunden. In der Homöopathie wird das Johanniskraut hauptsächlich im Zusammenhang mit dem Nervensystem eingesetzt – bei Verletzungen oder Verstimmungen. Über Hypericum wird gesagt, dass es dunkle Gedanken vertreibt. Es macht aufnahmefähiger für Licht und bringt dadurch mehr Sonne in unseren Körper. Die Heilpflanze scheint die Fähigkeit zu haben, das Sonnenlicht aufzunehmen und zu speichern. Es wird auch in der Schwangerschaft oder im Wochenbett bei depressiven Verstimmungen gegeben. Hypericum-Patienten leiden unter starken, nervösen Depressionen mit Gedächtnisschwäche. Sie vergessen häufig, was sie sagen wollten, und haben das Gefühl, in die Luft gehoben zu werden bzw. aus großer Höhe herabzufallen. Sie sind weinerlich und hypochondrisch, alles deutet auf eine depressive Stimmungslage hin und auf mentale Erschöpfung. Sie sind müde, erschöpft oder schläfrig. In der Polarität zwischen spiritueller Sonnen- und Lichtanbetung und Umgang mit Kälte, Winter und »grauem Alltag« werden sie hin- und hergerissen. Beschwerden entwickeln sich infolge von Schreck und Schock. Sie vergessen, was sie sagen wollten, wirken verwirrt und erregt. Die Grundstörung von Hypericum-Patienten liegt in der Unfähigkeit der Selbstbestimmtheit, des Erwachens zum Lichtausdruck ihrer selbst. Inliegend ist eine große Kraft und Stärke, die sich wie die aufgehende Sonne in ihrer Strahlkraft zeigen möchte. Die Sehnsucht nach der Zuwendung durch den Vater (Sonne), die derjenige meist nie erhalten hatte, muss endlich aufgegeben werden, und stattdessen im Kontakt mit Gott die höchste eigene Ausdruckskraft gefunden und von Herzen erlebt werden. So werden diese Menschen wahrhaftige Lichtgestalten mit viel Charisma.

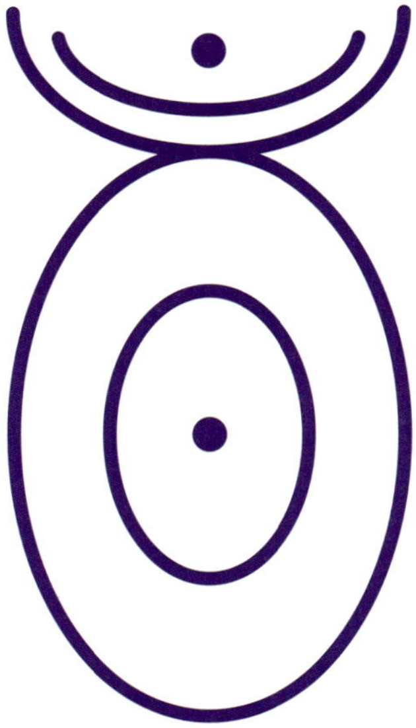

Ignatia amara

Ignatiusbohne

Das Seelenwesen

Dein Hunger nach Liebe, Verbundenheit und einem intensiven Leben ist riesengroß. Verständlich, denn du erinnerst dich an die Urtrennung von deiner einstigen Liebe am Anfang aller Zeiten. Im Laufe deiner Leben hast du viel Kampf und Drama um dieses Thema aufgebaut und dabei vergessen, dass du alles bist! Nun hast du dich im Kämpfen erschöpft, und es wird Zeit, dass du Schein und Sein unterscheiden lernst. Erkenne, dass auch Leiden nur eine Idee ist und du jetzt eine wichtige Entscheidung treffen kannst: dich selbst zu lieben, weil du ganz bist und dein bester Partner aller Zeiten!

Ich reite auf der Welle meiner Gefühle und beherrsche sie.

Substanz

Ignatia ist ein Brechnussgewächs. Die Schlingpflanze ist in tropischen Gebieten beheimatet. Aus ihren traubenartig angeordneten Blüten entwickeln sich bitter schmeckende Beerenfrüchte wie harte Bohnen. Diese sogenannten Ignatiusbohnen verdanken ihren Namen dem spanischen Priester Ignatius von Loyola, der sie gegen Beschwerden im gesamten Verdauungssystem einsetzte.

Psyche und Gemüt

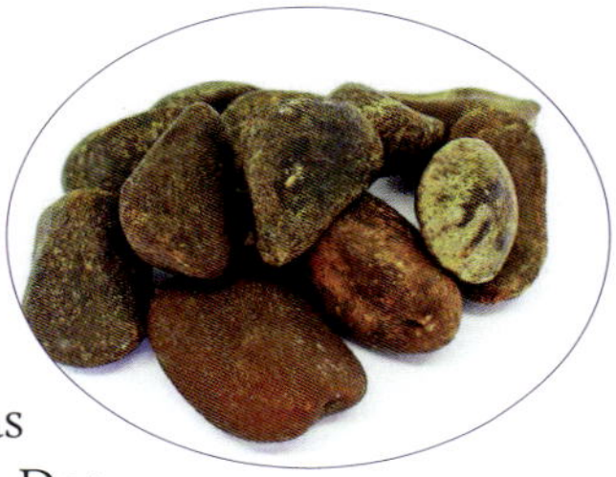

Ignatia ist ein klassisches Mittel für Beschwerden, die durch plötzliche emotionale Belastungen ausgelöst werden, z. B. durch Liebeskummer, Trennungen u. Ä. Der Partner ist ausgezogen, ein überraschender Todesfall ist eingetreten, das geliebte Haustier ist gestorben, die beste Freundin zieht weg. Der Kummer ist groß. Man möchte Tränen zurückhalten, was jedoch zu Schluchzern führt. Die Stimmung ist wechselhaft mit hysterischen Reaktionen. Bei Ignatia-Patienten handelt es sich um feinfühlige, eher introvertierte, gefühlsbetonte, idealistische Menschen. Sie leiden jedoch unter ihren Stimmungsschwankungen, sind in einem Moment himmelhochjauchzend, im nächsten Moment zu Tode betrübt. Die Folge sind Schlafstörungen und sehr leichter Schlaf durch Kummer. Der Beiname »Mittel der Widersprüche« charakterisiert den typischen Ignatius-Menschen: Unterdrückte Wut, verdrängter Kummer und Enttäuschung lösen mentale, psychische und physische Erschöpfung aus. Schon geringste Anlässe verstören und kränken den betroffenen Menschen. Lachen und Weinen, Freude und Leid liegen nah beieinander. Dabei ist das beobachtete Verhalten paradox: Kältegefühl steigert den Durst, Übelkeit verschwindet durch Essen, und Kummer wird durch Trost verstärkt, Husten verschlimmert sich durch das Husten. Auch das so bekannte häufige Seufzen ist ein untrüglicher Hinweis auf Ignatia. Als Folge von Enttäuschung, Verlust, Verlassenheitsgefühl und Zurückweisung zieht sich der Betroffene auf sich selbst zurück oder reagiert mit Rachsucht und massiven Vorwürfen. Die Betroffenen richten generell an sich und ihr Umfeld hohe Erwartungen und reagieren schnell mit Kränkung und Rückzug. Sie verfügen über ein labiles Gefühlsleben und ein rasches Auffassungsvermögen. Das Kloßgefühl im Hals symbolisiert in diesen Fällen die Unfähigkeit zur balancierten Kommunikation im Loslassen des Alten, die gute Lösungen erzeugen könnte.

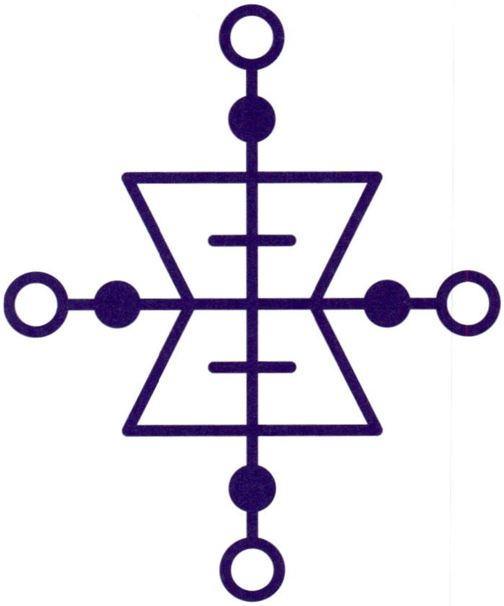

Kalium bromatum

Kaliumbromid

Das Seelenwesen

Deine Befreiung wird dir gelingen, auch wenn du im Augenblick noch unsicher bist, auf welchem Wege die Wunder wohl geschehen mögen. Öffne deinen Geist für den Einfluss deiner eigenen reinen und unverfälschten Gefühlswelt. Lasse die Strukturen der Liebe in dein Denken hineinfließen und verbinde dich mit jenen, die es gut mit dir meinen. Wiege dich in der Sicherheit der großen Mutter Erde, die dich nun begleitet auf deinem Weg, du selbst zu sein. Mit ruhigen Schritten bist du dessen gewahr, was ewig gilt. Unterstützung findest du in der Stille, der Natur, den Tieren und lebendigem Wasser, das dich reinigt und dir Klarheit bringt. Vertraue auf Erneuerung an Körper, Seele und Geist.

Ich löse mich von dir und lebe meine sichere Struktur.

Substanz

Bromsaures Kalium ist das Kalium-Salz des Bromwasserstoffs, das farblose Kristallwürfel bildet, die in Wasser löslich sind. Kaliumbromid wird zur Herstellung von Silberbromid-Emulsionen auf Filmen und Platten für die fotografischen Filme verwendet. In fotografischen Entwicklern wirkt es der Schleierbildung entgegen und verzögert die Entwicklung. Kaliumbromid wurde seit Mitte des 19. Jahrhunderts auch als Arzneimittel zur Behandlung von Krampfanfällen sowie als Beruhigungsmittel genutzt. Es ist damit das älteste Antiepileptikum.

Psyche und Gemüt

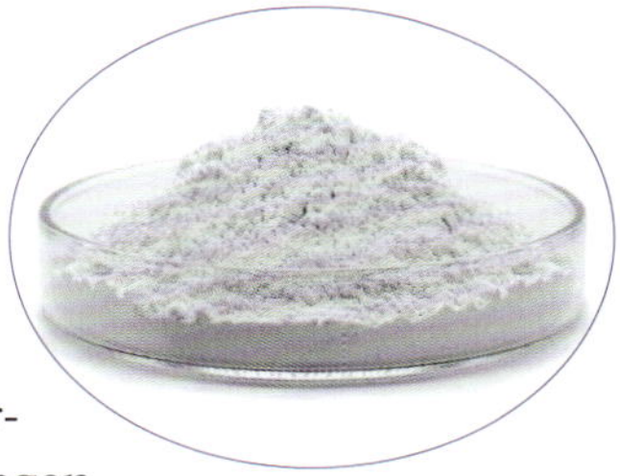

Kalium bromatum dämpft die erhöhte Sensibilität der Nerven, kann die Hormonausschüttung regulieren und wirkt grundsätzlich entspannend. Es kann bei seelischer Erschöpfung oder nach psychischen Extremsituationen als Unterstützung sinnvoll sein. Die Betroffenen sind sehr anfällig gegen Stress, was schnell Körpersymptome produziert. Immer wenn die Menschen sehr nervös sind, schlecht zur Ruhe kommen und schwer einschlafen können und schnell reizüberflutet sind, hat sich Kalium bromatum bewährt. Auch Erregungszustände im Bereich der Libido sind ein Einsatzgebiet, wobei Frauen an einer verstärkten, eher als unangenehm empfundenen Libido leiden und Männer eher an einer verringerten Libido. Auf der psychischen Ebene kann sich neben Unruhe und Reizbarkeit bis hin zur Manie jedoch auch das andere Extrem zeigen: chronisch ermüdete Menschen mit einem Hang zur Melancholie. Der Alltag kann in der Regel gerade noch so bewältigt werden, obwohl diffuse Ängste oder leichtere Panikattacken zwischendurch und ohne Vorwarnung auftreten können. Besonders wenn man schon Schweißausbrüche bekommt beim Gedanken an Verpflichtungen, Arbeitsdruck oder etwas zu »müssen«, hilft das Mittel, gelassener zu werden. Oft sind es alte Muster von Schuld und Versagen, die aufgelöst werden wollen. Typisch für den Bromum-Anteil sind ausgeprägte Schuldgefühle, einhergehend mit einem Gefühl, kontrolliert und von jemand Unsichtbarem beobachtet zu werden. Zusammen mit der Verantwortlichkeit und dem Konservativismus von Kalium verstärkt das noch die Angst, etwas falsch zu machen. Unter diesem Eindruck ist es kein Wunder, dass die Kehle sich wie zugedrückt anfühlt, und der erstickende Husten ein Versuch ist, sich dieses Würgegriffes zu entziehen.

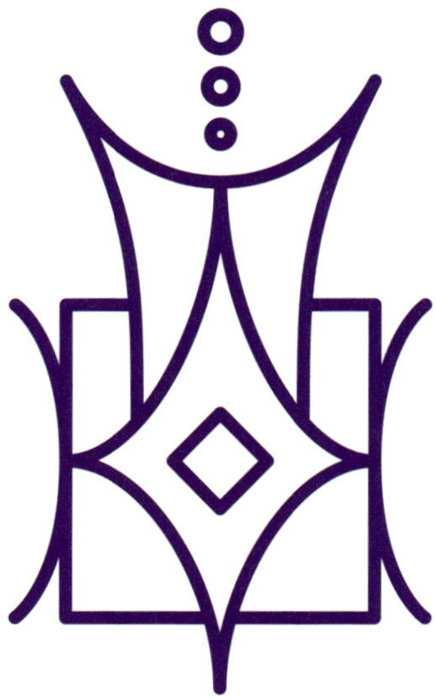

Kalium phosphoricum

Kaliumdihydrogenphosphat

Das Seelenwesen

Die Entscheidungsschwäche spielt Pingpong in deinem Geist. Eingesperrt in alten Denkstrukturen, die eigentlich nicht die deinen sind, entspinnt sich das Drama des ewig Gestrigen. Losgelöst möchtest du sein, fröhlich und frei neue Abenteuer entdecken und unbekannte Wege erforschen. Die alte Leier holt dich zurück, der Pfiff deiner Vorfahren ist laut und hallt in deinen Ohren, bis du nur noch schräge Töne hörst. Halte dir die Ohren zu und gehe mutig weiter, bis du bunte Vögel ein neues Lied des Labsals singen hörst. Drehe dich in Richtung der Frequenzen, die dir Balsam sind in deinen gereizten Ohren. Die Membrane, durch die nur Wohlklänge dringen können, bildet sich in diesem Moment.

Ich lausche auf meine innere Stimme und auf das, was zu ihr passt.

Substanz

Kaliumphosphat ist das Kaliumsalz der Phosphorsäure. Es löst sich in Wasser unter alkalischer Reaktion. Phosphate werden heutzutage viel als Zusatz in Waschmitteln verwendet. Sie sind in der Lage, durch Komplexbildung mit mehrwertigen Metallionen die Wasserhärte herabzusetzen. Ihr Einsatz ist heute in einigen Ländern verboten. Phosphate werden auch als mineralischer Dünger eingesetzt. In der Lebensmitteltechnik finden sie als Säureregulator und als Schmelzsalz Verwendung. Kalium phosphoricum ist ein Mineralsalz, das im Körper in Gehirn-, Nerven-, Muskel- und Blutzellen sowie in der Milz vorkommt.

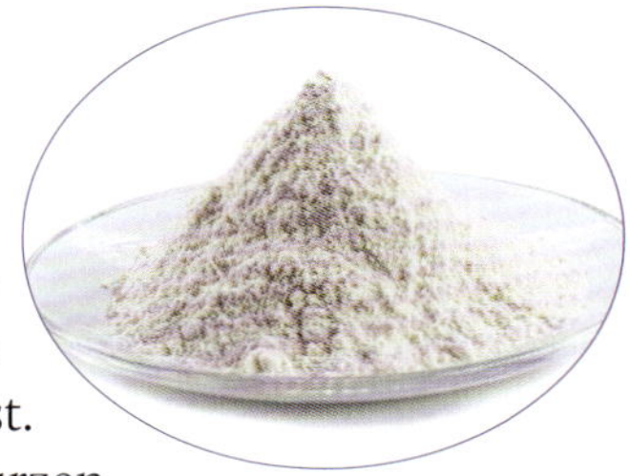

Psyche und Gemüt

Kalium phosphoricum kann bei Stress und Ängsten sowie bei geistiger und körperlicher Erschöpfung helfen. Kalium phosphoricum ist ein sehr nützliches Kindermittel bei Angst. Die Kinder wollen nicht allein sein, auch nicht für einen kurzen Moment. Sie beginnen schon zu weinen, wenn ein Elternteil mal eben einkaufen gehen oder den Müll heruntertragen möchte. Von ihrem Gemüt her sind es eher mürrische, schlecht gelaunte, quengelige und schreckhafte Charaktere. Außerdem sind sie sehr empfindlich, leicht entmutigt und häufig ziemlich faul. Viele dieser Kinder leiden unter Heimweh (Kalium-Anteil), andere haben aber auch ein Verlangen zu reisen (Phosphor-Anteil). Dieses Hin und Her kann die Nerven der Eltern ziemlich strapazieren. Nervöse Erschöpfung wird hervorgerufen durch übermäßige geistige Anstrengung; die Betroffenen haben Schwierigkeiten beim Lesen und überhaupt beim Lernen, was im Extremfall zu regelrechter geistiger Abgestumpftheit führen kann. Erwachsene haben vielleicht eine Vergangenheit hinter sich, die voller familiärer Belastungen war, wo das Thema Angst und Anspannung als Dauerthema galt. Menschen, die Kalium phosphoricum brauchen, wirken oft konservativ, extrovertiert und gestresst. Besonders typisch für sie ist ein allgemeiner Schwächezustand. Es ist indiziert bei Zuständen, die durch Prüfungsvorbereitung oder Jobwechsel entstanden sind, oder auch, wenn Probleme nach einem völligen Neustart, z. B. durch Auswanderung, entstanden sind. Kalium phosphoricum kann als Salz der Nerven und Psyche den Menschen dabei unterstützen, sich ausgeglichen zu fühlen und mit Freude das Leben zu genießen.

Lac caninum

Hundemilch

Das Seelenwesen

Deine Mutter und du sind nicht auf derselben Wellenlänge. Das ist zwar schade, und du leidest vielleicht als Erwachsener immer noch darunter, dass du dich nicht behütet gefühlt hast. Dennoch ist sie deine Mutter, und deine Eltern sind deine Eltern. Aber du darfst auch Gott vertrauen und dem Ort, wo deine Seele herkommt. Du bist so kreativ und darfst dir erlauben, auch anders zu werden in deinem Leben, als Mutter und Vater es dir gezeigt haben, und du musst ihnen nichts abnehmen, von dem du meinst, dass sie es nicht geschafft haben. Fühle, was du wirklich willst, und stehe zu dem, wie du bist. Das fühlt sich viel besser an.

Ich stehe zu meinen eigenen Bedürfnissen.

Substanz

Lac caninum, die Hundemilch, ist ein Drüsensekret, das bereits im letzten Jahrhundert von einigen der herausragenden amerikanischen Homöopathen als homöopathische Arznei geprüft wurde. Es wird aus den Brustdrüsen von Hunden, vorwiegend von Rottweiler-Hündinnen gewonnen. Zur Herstellung der Arznei Lac caninum wird das Milcheiweiß durch Zugabe von 90-prozentigem Alkohol zu der Hundemilch ausgefällt. Lac caninum gehört bisher zu den selten verwendeten Mitteln der Homöopathie.

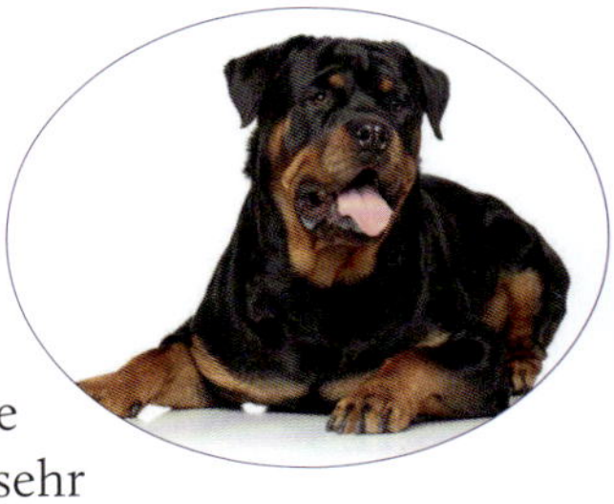

Psyche und Gemüt

Alle Milchmittel haben etwas mit Nahrung, Nährung oder Mütterlichkeit zu tun. Oder eben das Fehlen all dieser Dinge in der Kindheit. Das Mittel ist geeignet für sehr ängstliche oder depressive Menschen. Lac-caninum-Kinder haben eine sehr geringe Selbstachtung und in der Kindheit oft »wie ein Hund« unter elterlicher Vernachlässigung gelitten, was bis zum (sexuellen) Missbrauch gegangen sein kann. Sie finden sich stets in der Opferrolle und empfinden den eigenen Körper als unerträglich. Dennoch klammern sie sich »treu« an andere Menschen, die dominanten Eltern oder andere Bezugspersonen. Sie leiden stark unter Verlustängsten, können nicht allein entscheiden oder leben Anteile der Mutter, die diese nicht selbst leben konnte. Irrationale Ängste vor Tieren, Insekten, Schlangen und Höhe. Nervöse Unruhe wechselt mit rasenden Wutausbrüchen. Nächtliches Erwachen bei Schreikindern mit anhaltendem Schreien, vor allem nach Trennung von der Mutter, Albträume und Verzweiflung nachts. Die Gemütslage von Lac-caninum-Patienten kann sich ständig verändern, sie sind einerseits leicht erregbar, euphorisch, treu und anhänglich, andererseits aber auch ängstliche, nervöse und unsichere Patienten. Sie haben viele Selbstzweifel, fühlen sich hässlich und schmutzig, entwickeln Hass und Zorn gegen sich selbst, aber auch anderen gegenüber. Durch das ständige Vergleichen mit anderen fühlen sie sich minderwertig. Sie sind vergesslich, können sich nicht konzentrieren und machen Fehler beim Schreiben und Sprechen. Die Patienten haben eine schreckliche Angst vor Schlangen, Ungeziefern und unheilbaren Erkrankungen. Auffällig und ein Hinweis auf das Milchmittel ist, dass die Patienten eine Abneigung gegen Flüssigkeiten, insbesondere Wasser haben, jedoch ein ungewöhnliches Verlangen nach Milch.

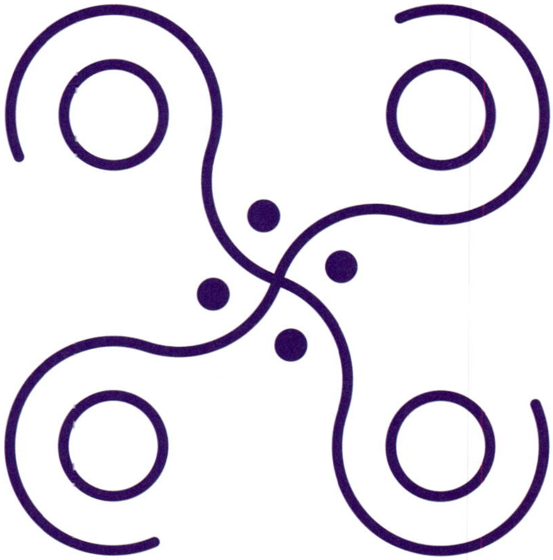

Lac defloratum

Entrahmte Kuhmilch

Das Seelenwesen

Verweile nicht länger im Trübsinn der Vergangenheit. Immer und immer wieder wird der Schmerz der Menschheit weitergeführt, bis du erkennst, dass du jetzt an der Reihe bist, das Muster zu durchbrechen. Du hast alles mitgebracht, was dich auf höchste beste Weise nährt, nur bisher dieses Reservoir nicht angerührt. So ist die Labsal schal geworden, und es bedarf der Erneuerung deiner Reserven. Öffne deine Krone und werde ruhig. Lasse einfließen die goldene Labsal des göttlichen Vaters, zu dir durchdringen bis zu deinem Herzen, wo es mit der Mutterenergie verschmilzt. Du bist das Kind des Lichts, das Mutter und Vater heilt und deine Eltern in die Lage bringt, dich ganz zu nähren. Es gibt ein Gesetz des Himmels, und das ist die Kraft der drei. Aus Vater, Mutter, Kind wird eins. Und das bist du.

Ich nähre uns in der Dreiheit des Seins.

Substanz

Lac defloratum ist entrahmte Kuhmilch. Lac vaccinum defloratum (wird zum Teil auch als Lac bovinum bezeichnet) gehört zur Gruppe der Milchmittel, welche zu Beginn des 18. Jahrhunderts von Dr. Samuel Swan (amerikanischer Homöopath, 1814–1893) in die Homöopathie eingeführt wurde. Genauer gesagt stammt die entrahmte Milch vom Hausrind, Bos taurus. Die Milchmittel »Lacs« bilden innerhalb der homöopathischen Mittel eine eigene Gruppe. Alle haben sie mit einem Mangel an Ernährung und einem Verlust an Geborgenheit im frühen Kindesalter zu tun.

Psyche und Gemüt

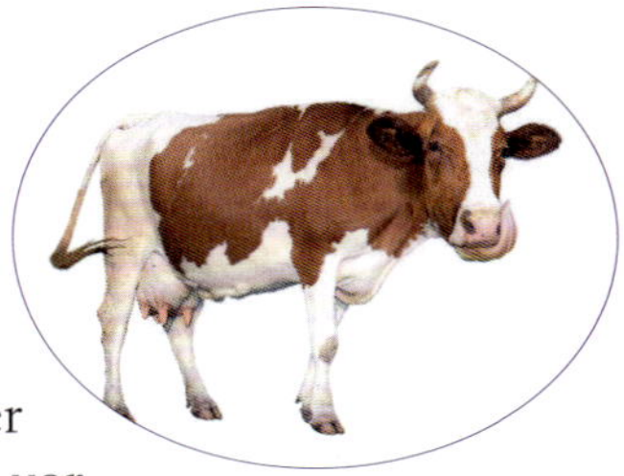

Alle Lac-Mittel sind nützlich für Menschen, die ein tiefes Verlassenheits- und Getrennt-Sein-Gefühl haben. Schon sehr früh wurden sie von der Mutterbrust »entwöhnt« oder vielleicht gar nicht erst gestillt. In ihnen herrscht das Gefühl vor, es nicht wert gewesen zu sein, dass man sie körperlich und seelisch gut ernährt hat. Sie fühlen sich insofern vielleicht schon seit langer Zeit alleingelassen und haben ein sehr niedriges Selbstwertgefühl, was aber nicht immer auf den ersten Blick ersichtlich ist. Bezeichnenderweise vertragen sie keine Kuhmilch, und genau dies war die Substanz, die ihnen oft als Säuglinge als »Ersatz« angeboten wurde. Im Grunde ihres Herzens lehnen sie dies ab, weil sie genau fühlen, dass sie damit ruhiggestellt werden und in Wirklichkeit vom essenziellen Lebensnektar abgeschnitten sind. Es sind sanfte, kommunikative, angenehme Menschen, erzählen gern auf eine unaufdringliche Art. Auch als Erwachsene zieht es sie in Gruppen und Freundschaften, oft als Ersatz für eine echte liebevolle Familie, die sie nie wirklich hatten. Sie brauchen die Gemeinschaft. Tief im Inneren fühlen sie sich unglücklich, wenn sie glückliche Familien und Zusammenhalt bei anderen sehen, denn das erinnert sie an den eigenen Mangel. Mit der Zeit werden ihre depressiven Gedanken, von denen sie oft gar nicht wissen, wo sie herkommen, immer mehr. Sie haben das Gefühl, als wäre jemand gestorben, und fühlen sich leer und alleingelassen. Es fehlt der Mut, so weiterzuleben, und im fortgeschrittenen Stadium fühlen Sie gar keinen Sinn mehr, am Leben zu sein. In der Tiefe des Menschen hinterlässt dies Wunden und unverheilte Verletzungen. Dies kann aber erlöst werden. So ist Lac defloratum ein wichtiges Hilfsmittel für viele Menschen.

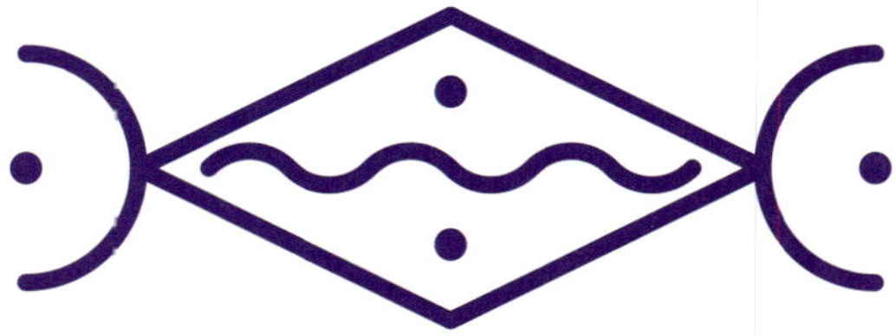

Lac delphinum

Delphinmilch

Das Seelenwesen

Die Gemeinschaft, deine Familie, deine Freunde und Partner geben dir Schutz und erfüllen dich mit Lebensfreude, wenn sie für dich da sind. Dann fühlst du dich geborgen, leicht und fröhlich. Sobald du getrennt bist, fühlst du dich aber ausgeschlossen von den anderen. Du hast Angst vor Gefahr und Sorge, dass du nicht mehr so richtig dazugehören könntest. Manchmal bist du nur für andere da, aber du kannst ihnen nicht wirklich helfen, auch wenn du das gern möchtest. Bitte dann deine Engel oder die unsichtbaren Wesen, dir bei deiner Aufgabe zu helfen. Du musst nicht alles allein machen.

Ich bin frei
und spiele mit dem Leben.

Substanz

Lac delphinum wird aus der Milch des Großen Tümmlers hergestellt. Delfine sind dafür bekannt, dass sie gern in Gemeinschaften unterwegs sind und sich liebevoll um ihre Kinder oder die Gruppe kümmern. Sie werden mit spielerischer Leichtigkeit und Freundlichkeit assoziiert und natürlich mit dem Meer und Wasser. Lac delphinum ist wie alle anderen homöopathischen Milchmittel ein bekanntes Konstitutionsmittel.

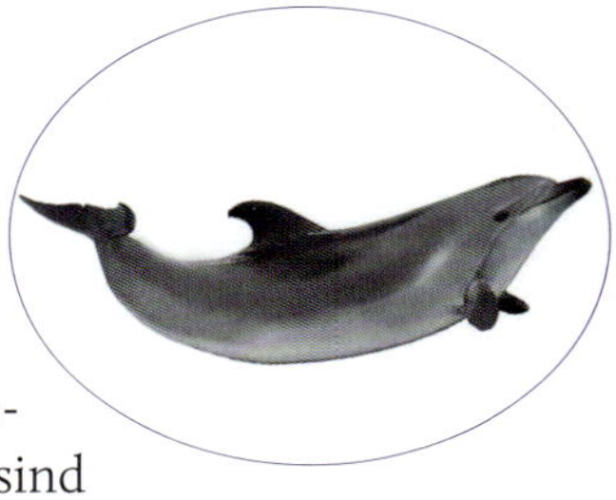

Psyche und Gemüt

Von Natur aus eher sanft und schüchtern, sind diese Wesen wie die Delfine sehr verspielt und glücklich, wenn sie in einer harmonischen Gemeinschaft leben. Sie sind ausgesprochen sozial, mitfühlend und einfühlsam. Aggressionen sind ihnen ein Graus, und sie achten sehr auf das Wohlbefinden ihrer Familie oder einer Gruppe, in der sie sich zu Hause fühlen. Sie scherzen gern, lieben es, schwimmen zu gehen und sind sehr kommunikativ und tierlieb. Kinder fühlen sich nicht sicher, wenn ihre Mutter nicht ständig um sie herum ist. Sie jammern, weinen und sind untröstlich, können ohne ihre Mutter nicht einschlafen oder wachen nachts oft auf und rufen nach ihr. Das Leiden anderer Geschöpfe, besonders Tiere, macht sie sehr betroffen. Sie lieben Tiere über alles, so sehr, dass sie ihren Schnecken und Insekten Namen geben und sich selbst um tote Fliegen kümmern. Unter der Oberfläche des Erwachsenen, der Lac delphinum benötigt, kann eine problematische Opferrolle stecken, wenn er sich z. B. als Kind für einen alkoholabhängigen Elternteil verpflichtet fühlte oder sich aus anderen Gründen um einen erwachsenen Elternteil kümmern musste. Das Kind, das sich so sehr nach Gemeinschaft und sozialer Geborgenheit gesehnt hatte, konnte deshalb in diesem tiefen Bedürfnis keine Erfüllung erlangen. So gilt die Delfinmilch auch als bewährte Trauma-Arznei und wird als »Opium der Milchmittel« bezeichnet. Lac-delphinum-Menschen fühlen sich auch noch im Erwachsenenalter schnell verlassen und verfügen oft nur über ein geringes Selbstvertrauen. Im Grunde ihres Wesens sind sie sehr intelligent, verfügen insbesondere über eine große soziale und emotionale Intelligenz. Sie haben oft hellsichtige Träume, und die Kanäle für spirituelle Erfahrungen sind weit geöffnet. Echte Berührung bringt ihnen ein tiefes Gemeinschaftsgefühl mit viel Liebe und Empathie.

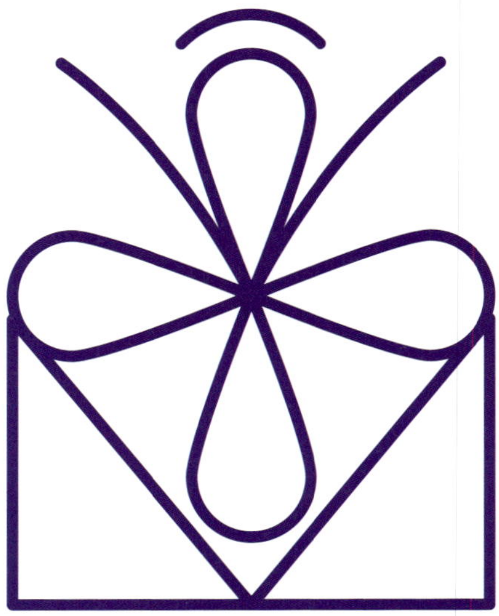

Lac equinum

Pferdemilch

Das Seelenwesen

So ein liebevolles verständiges Wesen bist du, gewohnt, deine Bahnen zu ziehen, am liebsten ungestört von allzu viel Unbill. Im einen Moment genießt du dein Sein, vollkommen mit dir selbst vereint, lauschst in den Wind und witterst, was sich dir darbieten mag. Schmeckt es dir nicht, ziehst du weiter, gemächlich und ohne Ballast. Reine Räume des Seins sind rar geworden in deinem Gemüt. Verlasse dich nicht mehr auf die Aussagen deiner Brüder, denn auch sie haben sich entfernt. Der Dschungel der unreinen Gefühle ist dichter geworden, und freie Flächen werden rar. Manchmal musst du nun durch Dickicht brechen, um die Weite des Horizonts zu erahnen. Doch wisse: Genau dafür hast du deine Kraft!

Ich bin frei
und gewöhne mich ein.

Substanz

Die ersten Milchmittel wurden Mitte des 19. Jahrhunderts durch den amerikanischen Arzt Dr. Samuel Swan (1814–1893) in die Homöopathie eingeführt. Dazu zählten neben der Muttermilch Hundemilch, entrahmte Kuhmilch und Katzenmilch. Der renommierte amerikanische Homöopath und Nachfolger Hahnemanns Dr. James Tyler Kent (1849–1916) schrieb 1880 über die Milchmittel: »Milch ist das Hauptnahrungsmittel im Frühstadium der Entwicklung des menschlichen und tierischen Lebens, und damit besteht eine enge Beziehung zu unserem innersten Wesen.« Nach Kents Tod wurden lange Zeit keine neuen Milchmittel mehr geprüft. Erst in jüngster Zeit ist das Interesse an ihnen wiedererwacht.

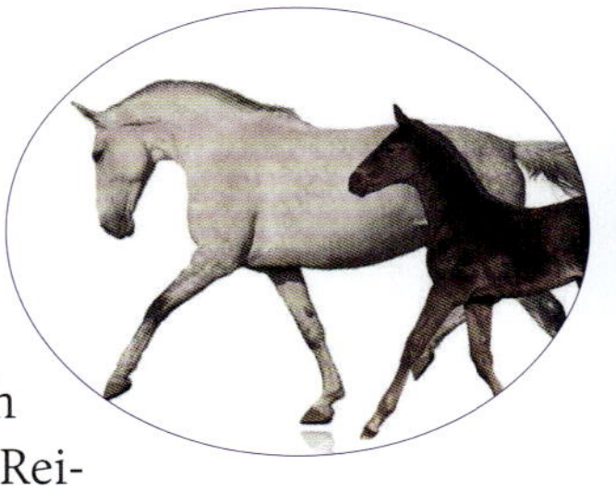

Psyche und Gemüt

Das Leid eines domestizierten und unfreien Lebewesens ist das Thema des Menschen, der Lac equinum benötigt. Eigentlich sind es Menschen, die ein großes Verlangen nach Freiheit haben, sich schnell eingeengt fühlen und gern auf Reisen sind. Sie brauchen genügend Platz in ihrer »Herde« (Familie, Freunde, Kollegen), und sie brauchen Freiraum, um Vertrauen untereinander aufzubauen und sich in der Gruppe wohlzufühlen. Wenn diese Voraussetzungen gegeben sind, entwickeln sie ein großes Pflichtgefühl und Verantwortungsbewusstsein für die Gruppe, und sie passen auf, dass den anderen nichts passiert. Die daraus entstehende mögliche Überforderung spielt eine große Rolle. Wird ihre Freiheit zu sehr eingeschränkt, oder können sie ihre ursprüngliche wilde Natur nicht leben, schlucken sie aus Treue und Verantwortung die Wut hinunter. Werden Druck und Enge zu schlimm, bleibt nur noch die Flucht. Die Betroffenen können dann hysterisch, panisch oder kopflos regieren, alles hinschmeißen und z. B. von heute auf morgen den Job kündigen oder »nach Kanada auswandern« u. Ä. Lac-equinum-Menschen tragen Lasten, die nicht die ihren sind. Und sind dabei oft sehr unglücklich. Wenn Menschen Schmerzen und Leid ertragen, um der Loyalität zu ihrer Umwelt willen, kann es ein Pferdemilch-Thema sein. Das Thema ist, sich selbst zu bezähmen, in einer Kultur, die keine echte Freiheit mehr gestattet. Der innere, nicht verdauungsfähige Konflikt ist Freiheit versus Pflicht. Lac equinum kann helfen, den Wunsch nach einer freien Bindung zu realisieren und trotzdem seiner Urnatur treu zu bleiben.

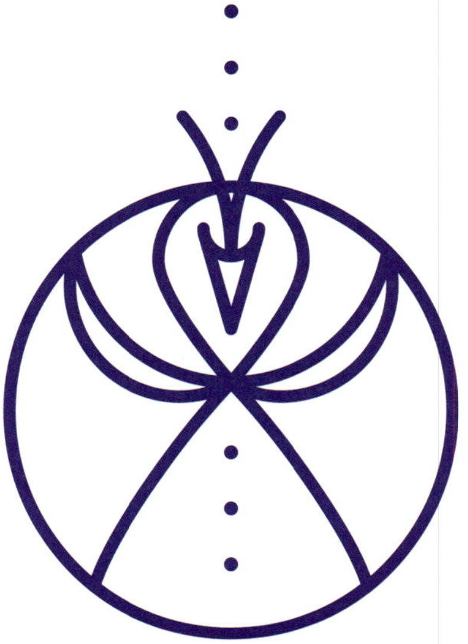

Lac felinum

Katzenmilch

Das Seelenwesen

Wenn dir all die Anforderungen, Verpflichtungen und Vorschriften zu viel werden, dann gestehe dir zu, dass du dich auch einmal »abseilen« darfst. Denn das brauchst du manchmal so wie die Katze, die ihre Runden dreht. Sie tut das allein, und sie macht es gern. Wenn sie wieder in Gesellschaft sein möchte, dann kommt sie schon zurück und holt sich ihre Streicheleinheiten. So kommst auch du immer wieder und suchst die Gesellschaft von Freunden, die dir guttun. Aber lasse auch die anderen kommen und gehen. Halte sie nicht zurück.

Ich komme schon wieder, keine Sorge.

Substanz

Lac felinum, die Milch von Katzen, wird häufig als Konstitutionsmittel für Kinder eingesetzt, wenn diese ein starkes Bedürfnis nach Unabhängigkeit haben und gleichzeitig aber sehr anhänglich sind. So wie Katzen eben. Sie sind frei und schmusig, aber nur, wenn sie es selbst wollen. Das homöopathische Mittel Lac felinum wird verwendet, wenn ein heftiger Konflikt zwischen der eigenen Unabhängigkeit und dem Bedürfnis nach Sicherheit und Geborgenheit besteht.

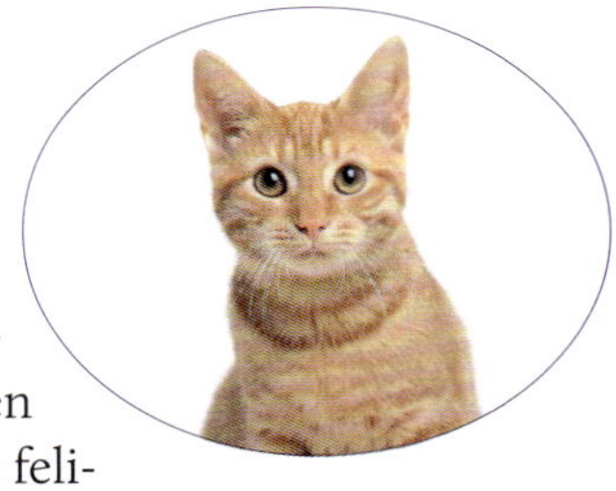

Psyche und Gemüt

Das homöopathische Mittelbild von Lac felinum lässt sich gut vom Verhalten der Katze ableiten. Katzen lieben es, gestreichelt zu werden. Sie brauchen ihre Freiheit, um zu jagen und herumzustreunen. Das psychische Mittelbild von Lac felinum enthält dementsprechend ein starkes Verlangen nach Unabhängigkeit, die Abneigung gegen geschlossene Räume, das Bedürfnis nach frischer Luft und Reisen, das Verlangen nach Abwechslung, nach Zärtlichkeiten, nach Sauberkeit und Ordnung. Meist äußert sich das Unabhängigkeitsbedürfnis der Kinder darin, dass sie sich gegen Anordnungen auflehnen. Sie fühlen sich sehr schnell zu etwas gezwungen und genötigt und können darauf mit heftiger Wut bis hin zum Fauchen, Kratzen und Beißen reagieren. Diese Menschen wollen unabhängig sein und selbst bestimmen. Jugendliche wechseln zwischen dem coolen Erwachsenen und fallen ein andermal in die Babysprache zurück. Kinder, die Lac felinum brauchen können, sind sehr tierlieb, sauber und ordentlich, und natürlich lieben sie meist Katzen. Eine besondere Schwachstelle bilden die Augen. Die häufigen Halsentzündungen spiegeln wiederum den Konflikt von Lac felinum wider, der zwischen der eigenen Sehnsucht nach Zärtlichkeit und Geborgenheit und ihrer starken Bindungsangst besteht. Psychische Beschwerden stellen sich insbesondere nach Vernachlässigung und Missbrauch ein, z. B. bei Ereignissen, die ein Gefühl von Entwürdigung und Beschämung zur Folge haben. Junge Mädchen haben Angst, in der Enge der Familie zu ersticken, wenn etwas von ihnen erwartet und dadurch ihr Freiheitsdrang eingeschränkt wird – oder vor »dummen Fehlern« in Prüfungen. Bei Kindern wird Lac felinum häufig als Konstitutionsmittel eingesetzt, wenn diese ein starkes Bedürfnis nach Unabhängigkeit haben und gleichzeitig sehr anhänglich sind.

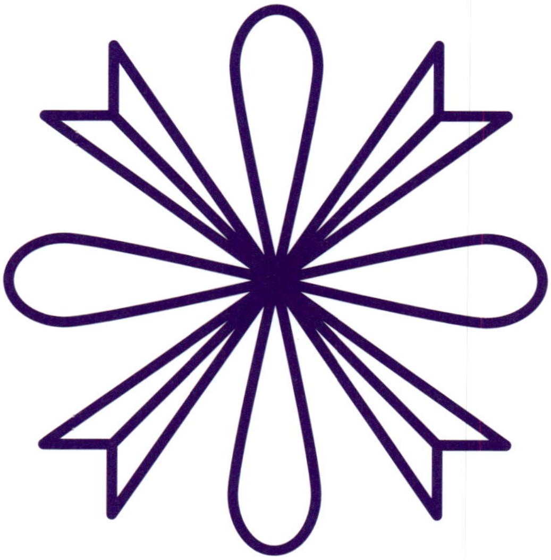

Lac humanum

Muttermilch

Das Seelenwesen

Unbewusst wärest du vielleicht manchmal gern wieder ein Baby und möchtest so richtig verhätschelt werden. Einfach nichts machen müssen, in den warmen Armen der Mutter gewiegt werden und richtig gute Sachen serviert bekommen, ohne dich kümmern zu müssen. Dann schlafen und einfach keine Verpflichtungen haben. Ja, das hätten wir alle manchmal sehr gern. Wie kannst du dich ausruhen und so richtig wohl und bestens versorgt fühlen, auch wenn deine Mutter nicht mehr da ist? Stelle dir vor, es gibt noch eine Mutter für dich. Es ist die Mutter Erde, der Planet, auf den du gekommen bist als ihr Kind. Sie schenkt dir so viele Früchte und die Nahrung, die du brauchst, in vielgestaltiger Form.

Ich genieße die Nahrung der Erde.

Substanz

Die Muttermilch Lac humanum ist die beste Nahrung für ein Neugeborenes. In ihr ist alles enthalten, das ein Mensch für den Start ins Leben braucht. Der Nährwertgehalt passt sich an die Entwicklung des Kindes an. Muttermilch enthält wichtige Hormone und Endorphine, wie Melatonin oder Oxytocin, das dem Kind hilft, liebevolle Bindungen einzugehen. Endorphine mindern Schmerz, Stress, Frustration oder Kontrollsucht und machen »glücklich«.

Psyche und Gemüt

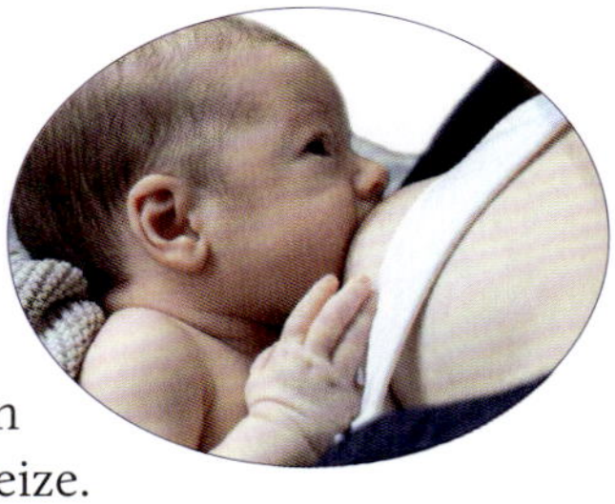

Menschen, die ein Milchmittel benötigen, zeichnen sich häufig durch eine mehr oder weniger ausgeprägte Neigung zu spirituellen Aktivitäten aus, fühlen sich jedoch der realen Welt nicht gewachsen. Sie können sich nur schwer abgrenzen und reagieren überempfindlich auf verschiedene äußere Reize. Ständig wechselnde gegensätzliche Zustände und Stimmungsschwankungen machen ihnen zu schaffen. Aufgrund der Reifungs- und Entwicklungsstörungen, die durch den Mangel an einer geborgenen und harmonischen Umwelt von Geburt an bedingt waren, fehlt es ihnen sehr an Selbstvertrauen. Verkürzt gesagt sind es oft Menschen, die nicht erwachsen werden können aufgrund des essenziell fehlenden »Bondings« zur Mutter, sondern Kind bleiben. Bei Menschen, die ein Milchmittel benötigen, liegt häufig eine Bindungsstörung in der frühen Kindheit vor, sodass sich das dringend erforderliche Urvertrauen in sich und das Leben nicht oder nur unzureichend ausbilden konnte. Die Mutter-Kind-Beziehung, Versorgung, Fürsorge oder eben deren Nicht-Vorhandensein prägen das Thema von Lac humanum. So entstehen psychische und körperliche Beschwerden nach der Trennung von der Mutter oder einer anderen geliebten Person oder eines Haustiers, oft nach dem Abstillen oder durch Nicht-Stillen. Das Kind fühlt sich danach isoliert und verlassen und entwickelt diverse Symptome. Bei aller Traurigkeit kann es nicht weinen und macht seinen stillen Kummer mit sich selbst aus. Es ist ein Mittel für Frühgeborene und Brutkastenkinder, für Beschwerden seit der Stillzeit, durch Nicht-Stillen oder zu frühes Abstillen. Jugendliche sind kompensatorisch anfällig für Suchtprobleme oder haben Ernährungsstörungen. Sie zeigen autoaggressive Züge und verletzen sich oft selbst. Lac humanum kann helfen, die eigene Identität zu finden – in Beziehung zu anderen Menschen und zum eigenen Körper.

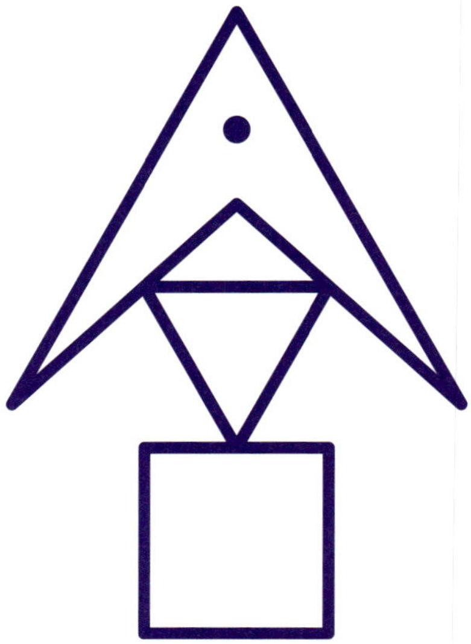

Lac lupi

Wolfsmilch

Das Seelenwesen

Du hast deine Heimat verlassen, weil es Zeit war zu gehen. Deine Nase reckst du in den Wind und witterst Gefährten, die mit dir ziehen werden. Passen muss alles, so hat man es dir gesagt, denn Stärke ist es, die euch rettet. Tiefe Triebe sind angelegt in dir, und sie treiben dich voran, die Existenz von allen zu sichern. Das Wilde will gelebt werden, ob du es nun magst oder nicht. Doch da ist die Grenze, die Einheit bedingt. Überwinden musst du die Zeit und wachsen hinein in dein Selbst. Vertrauen entsteht im Herzen, das eures ist. Gemeinsam seid ihr stark, getragen durch jeden Einzelnen, der treu zu sich steht. Vereine dich nun mit dem, was du bist, und gehe und erhebe dein Haupt.

Ich verfolge mein Ziel und nicht mehr mich selbst.

Substanz

Lac lupi ist in der Homöopathie eine bislang noch wenig bekannte Arznei. Erst vor ca. zehn Jahren wurde der Wolf in England und in Deutschland an der Samuel-Hahnemann-Schule erstmals in mehreren umfassenden Prüfungen erforscht. Seitdem haben verschiedene Homöopathen reichhaltige Erfahrungen in der Anwendung gemacht und Verständnis für die Thematik von Wolfsmilch entwickelt. In den homöopathischen Tiermitteln, und so auch in Lac lupi, finden wir häufig Überlebensthemen und Gefühle existenzieller Bedrohung.

Psyche und Gemüt

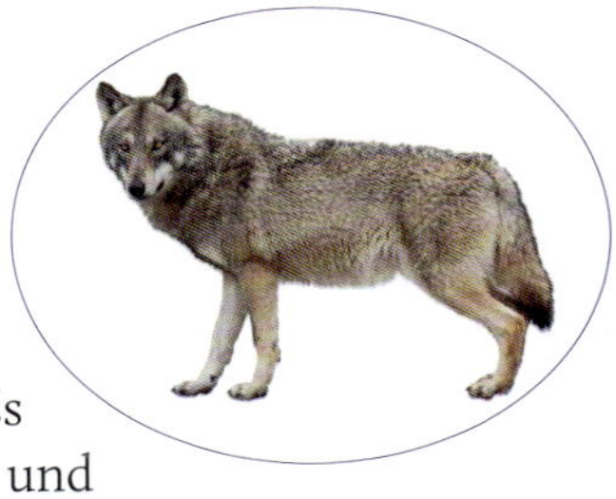

Wie alle Milchmittel, so hat auch Lac lupi etwas mit einem Mangel an Zuwendung und Nahrung zu tun. In diesem Falle geht es um eine mangelhafte Zuwendung und Unterstützung durch den Vater, das »Alphatier«, als er ein Kind war. Es fehlte sozusagen das Leittier, das die Gruppe zusammenhielt und führte. Wenn den Kindern keine (klare) Ordnung in ihren jungen Zeiten angeboten wird, entsteht leicht Orientierungslosigkeit. Meist ist ja heutzutage der Vater gar nicht da, weil er arbeiten muss oder aus sonstigen Gründen »unterwegs« ist. Es kann aber auch sein, dass die Leitwölfe (Eltern) in seiner Familie auch kein sicheres Gefüge anbieten. In diesem Fall wird das Weggehen mehr als eine Flucht nach vorn gesehen. Lac-lupi-Charaktere suchen sich dann unter Umständen andere vorbildhafte Alphatiere, z. B. in hierarchisch strukturierten (politischen) Gruppen, wo es einen klaren Führer gibt. Letztendlich haben diese Menschen tief vergrabene existenzielle Ängste. Die Sehnsucht nach Ordnung und Disziplin dient kompensatorisch dazu, die große Angst im »Überlebenskampf« nicht zu sehr fühlen zu müssen. Durch das mangelhafte Vorbild war jedoch eine gesunde Individualisierung in Freiheit bei gleichzeitiger Zugehörigkeit nicht möglich. Daraus sind tiefe emotionale Verletzungen entstanden, und es bestehen große Schwierigkeiten, wieder eine innere und äußere Heimat zu finden. Menschen, die Wolfsmilch als heilendes Mittel brauchen können, auf der anderen Seite auch Konflikte mit Autoritäten, Hierarchien oder Gruppen aller Art haben. Ein Leitsymptom von Lac lupi ist das Gefühl, nicht dazuzugehören (einsamer ausgestoßener Wolf). Es entsteht ein Konflikt zwischen den Bedürfnissen der Gruppe und den eigenen. Es geht letztendlich darum, seinen Platz in der Hierarchie finden zu können, an dem man »richtig« ist.

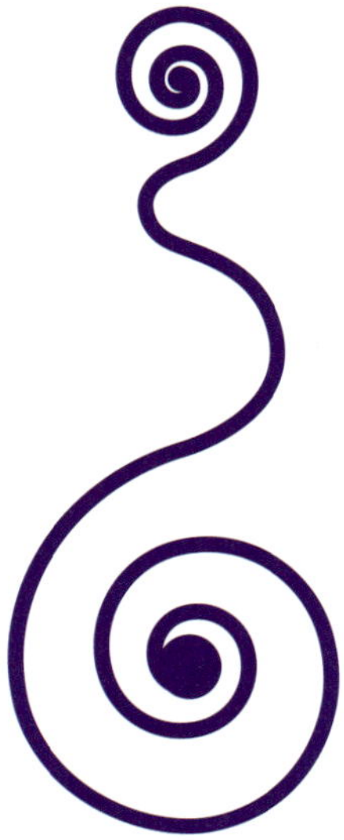

Lachesis

Gift der Buschmeisterschlange

Das Seelenwesen

Die Schicksalsgöttin Lachesis bringt alles wieder ins Fließen, was bisher bei dir gestaut oder gespalten war. Gefäße, Dualitätsdenken, Sexualität, Eifersucht. Schließe dich wieder an die Schöpfungsgeschichte an, nasche vom echten Baum der Erkenntnis, und wisse, dass alles eins ist und du deshalb niemals etwas falsch machen kannst. Du bist von Geburt an erlöst. Vertraue! Es ist die Wahrheit. Vielleicht fühlst du dich öfter vom Schicksal oder deinem Alltagsgeschehen hin- und hergeworfen, oder dir fallen Entscheidungen schwer. Mache dich vertraut mit meditativen Techniken, die dir helfen, immer wieder in deine Mitte zu finden.

Die Extreme in mir dürfen sich einander annähern.

Substanz

Lachesis wird aus dem Gift der in Mittel- und Südamerika heimischen Buschmeisterschlange hergestellt. Der Biss dieser Schlange kann tödlich sein. Das Gift führt zur Zersetzung des Blutes und zur Blutgerinnung innerhalb der Blutgefäße (Thrombose), aber auch zu vermehrten Blutungen. Die Bisswunde selbst verfärbt sich bläulich rot und geht oft in einen heftigen Entzündungszustand über.

Psyche und Gemüt

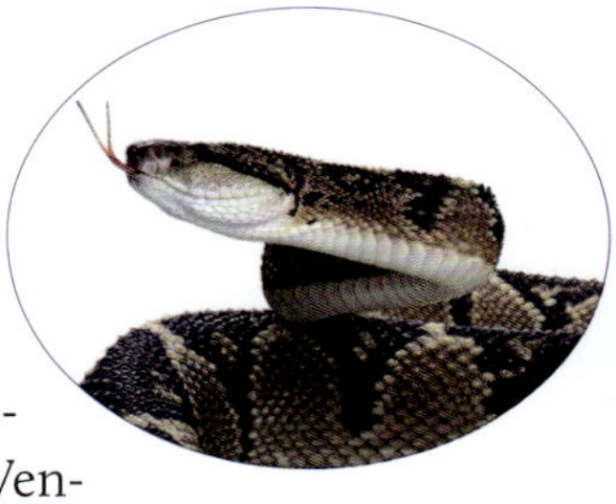

Lachesis-Patienten stehen unter großer innerer Spannung und versuchen, diese durch viel Reden abzubauen. Dabei springen sie von einem Thema zum nächsten. Das Leitthema ist die Notwendigkeit von Druckabbau durch irgendein Ventil, sonst werden sie »verrückt«. Da es ihnen durch den großen psychischen Druck eh schon zu viel ist, vertragen sie nicht die geringste zusätzliche Einengung von außen. Von der Grundkonstitution her brauchen Lachesis-Menschen viel Nähe und regen Austausch, und sie haben anderen viel zu geben. Sie sind im Grunde treu und lieben eine erfüllende Sexualität, fürchten jedoch die Einengung durch Autoritäten, Familie oder den Beruf. Wenn sie ihren eigenen Interessen wie Hobbys, Sport, interessanten beruflichen Zielen usw. nicht mehr nachgehen können und ihnen dadurch Ventile fehlen, entwickeln sich Symptome. Lachesis kann durchaus ein Mittel für Workaholics sein, denn auch übermäßiger Arbeitseinsatz und ständige Beschäftigung können als Ventil dienen. Im Grunde fällt es Lachesis trotz ständigen Nutzens psychischer oder körperlicher Ventile schwer loszulassen. Sie entwickeln leicht Macht- und Besitzansprüche und können extrem eifersüchtig und misstrauisch sein. Eine gesteigerte Sexualität kann dann bis zur Nymphomanie gehen, sie sind sehr auf den Partner fixiert, was dann wiederum diesen unter Druck setzt. Er hat dann das Gefühl, von den Emotionen überrollt zu werden, und wird sich mehr und mehr entfernen. Dadurch ist der Lachesis-Typus enttäuscht, wird seinen Besitzanspruch einfordern, und dadurch beginnt ein unguter Kreislauf der Emotionen, bis der Druckkessel letztendlich platzt. Sensibel und feinfühlig, wie diese Menschen im Grunde ihres Wesens sind, können sie auch hellseherische Fähigkeiten entwickeln, die sie jedoch erst aus einer emotional echten, ehrlichen und balancierten Gefühlslage heraus weiter verfeinern können.

Lavandula

Lavendel

Das Seelenwesen

Schritt für Schritt wirst du erblühen in deiner ursprünglichen Reinheit, geführt in eine geklärte Energie, die dich mit Sanftmut durchzieht. Anstrengung ist nicht das Mittel, um deine Ziele zu erreichen. Gefördert durch unzählige Kräfte wird das, was sich harmonisch einfügt, in deine kleine Welt und in die große integriert. Denn diese Welten sind eins und bedürfen des Subtilen, des Harmonischen, um sich selbst zu heilen. Es durchflutet dich der himmlische Duft des Zarten und Blühenden, und so öffnen sich der Geist und deine Seele zum reinen Licht. In all deiner bunten leuchtenden Strahlkraft erreichst du dein Ziel, das du behutsam gewählt hast. Weil du erkannt hast, dass es sich in der Reinheit deines Seins wie von selbst erfüllt.

Gereinigt erwache ich
zu neuer Harmonie.

Substanz

Lavendel ist ein stark verzweigter Halbstrauch, der durch die Kräutergärten der Klöster in unsere Breiten kam. Neben Gerbstoffen und Phenolcarbonsäuren ist der wichtigste Teil des Lavendels das ätherische Öl. Den Hauptanteil machen Linalylacetat und Linalool aus. Schon in der Antike wurden bei den Römern die Blüten dem Badewasser oder auch beim Waschen der Wäsche beigegeben. Lateinisch »lavare« heißt übersetzt »waschen«, und diesen Wortstamm finden wir in vielen Sprachen.

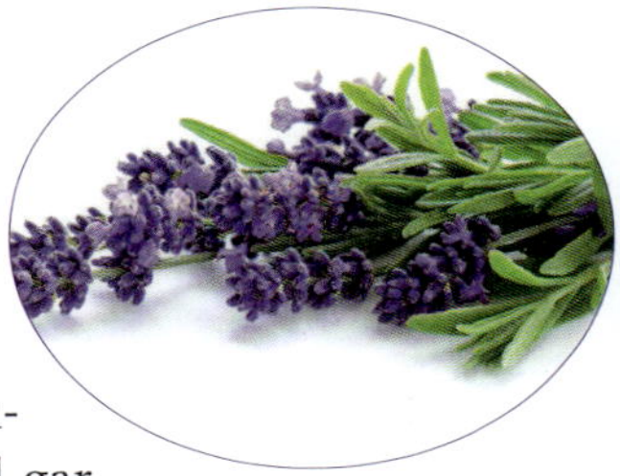

Psyche und Gemüt

Auf der seelischen Ebene des Menschen geht es bei Lavendel-Bedarf um eine fehlende Abgrenzung nach draußen. Eindringlinge können schlecht abgewehrt werden. Das können unsichtbare Geister oder Gedanken sein, die zum Teil gar nicht zu ihm gehören, sondern vielleicht aus dem Familienfeld oder gar von Verstorbenen stammen. Das Lavendel-Gemüt hat das Gefühl, als sei die Welt unrein und irgendwie beschmutzt. Es verlangt ihn nach Reinheit, Sauberkeit und einem frischen Duft. Die eigenen Grenzen wurden und werden oft überschritten. Insofern ist es eine gute Idee, bei Fremdeinflüssen in der Aura bis hin zu Besetzungen an Lavendel als sanftes Mittel zu denken. Lavendel reinigt das eigene Seelengefäß, verhilft zur Abgrenzung und Klärung der eigenen Realität. Lavendel ist für Menschen, die von ihrer Natur her sehr zielstrebig sind, aber lange nicht merken, dass ihre gesteckten Ziele nicht mit ihren natürlichen Bedürfnissen übereinstimmen. Das raubt Kraft. Oft gönnen sie sich keine Pausen, auch wenn sie dies dringend nötig hätten. Insofern sind sie auch sich selbst gegenüber übergriffig und verletzen die eigenen gesunden Grenzen. Lavendel entspannt und lässt erkennen, dass Regeneration nötig ist und die eigenen Energien wieder fließen dürfen. In den neu erlernten Ruhephasen erfahren sie neue weitere Dimensionen, nämlich diejenigen, die sich durch Spiritualität öffnen können. Lavendel ist ein Mittel der Übergangszustände, eine Hilfe zur Transzendenz und segenbringend bei der Sterbebegleitung. Es bereitet den Raum für subtilere Energien vor. Es erleichtert dem Sterbenden die Hinwendung zu anderen Reichen und nimmt die Angst. So können im Inneren des Menschen weltliche und geistige Bereiche in harmonische Übereinstimmung gebracht werden, und Ruhe kehrt ein.

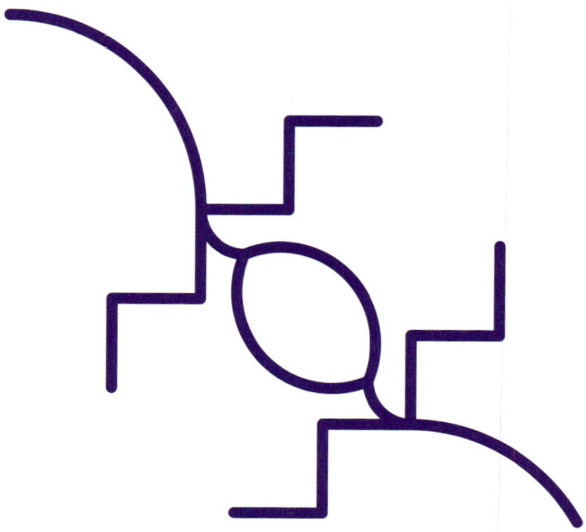

Lithium

Lithium

Das Seelenwesen

Oft weißt du nicht, was du willst, oder besser: Damals hattest du dich eigentlich entscheiden wollen, mit deinem ganzen Wesen hier auf der Erde anzukommen und deinen Platz einzunehmen. Deine Seelenerinnerung ist verloren gegangen, und mit einem Teil deiner Essenz verharrst du noch immer in deinen früheren Seelengefilden. So heißt es nun, neues Vertrauen zu fassen und das alles dort zu lassen, wo es hingehört, um mit deiner ganzen Kraft und Energie noch einmal im Hier und Jetzt zu landen. Das Samenkorn der Entscheidungsbefugnis möchte neu gelegt werden. Du und deine kosmischen Helfer werden es nähren, und der neue Sinn wird wachsen und zum Erblühen kommen. So landest du wieder in deiner Ordnung.

Ich erwecke meine
natürliche Balance zum Leben.

Substanz

Lithium (altgriechisch Lithos) ist ein weiches, silberweißes Leichtmetall und kommt in verschiedenen Salzen vor. Bei Raumtemperatur ist es das leichteste aller festen Elemente. Aufgrund seiner spezifischen chemischen Eigenschaften wird Lithium für wiederaufladbare Lithium-Ionen-Batterien verwendet. Es wirkt im Gehirn auf eine Vielzahl biochemischer Prozesse. Bereits im fünften Jahrhundert nach Christus war bekannt, dass lithiumhaltiges Mineralwasser die Stimmung ausgleicht. 1949 entdeckte der australische Psychiater John F. Cade (1912–1980), dass Lithium einen leicht dämpfenden Effekt auf Patienten mit übersteigerter Hochstimmung hat.

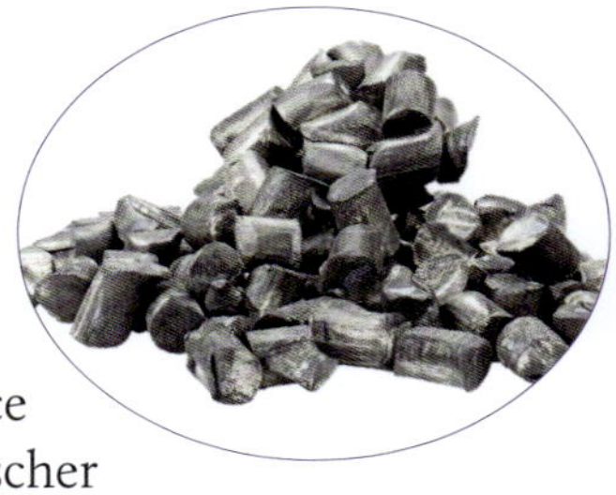

Psyche und Gemüt

Das Stichwort für Lithium ist »Instabilität«. Bei manischer Depression lebt der Patient zwischen »himmelhochjauchzend« und »zu Tode betrübt«, es kann keine Balance mehr gefunden werden. Weitere Empfindungen sind seelischer Schmerz, Trauer, Traurigkeit, Enttäuschung, enttäuschte Liebe, ein Gefühl der Einsamkeit und Isolation sowie das Gefühl, nicht wahrgenommen oder abgelehnt zu werden – gar wertlos zu sein. Im »Flow« haben die Patienten einen Fluss an Ideen, viel Fantasie und Produktivität, ihre kreativen Fähigkeiten sind ausgeprägt. Bei Lithium dreht es sich um den Themenkomplex Trennung und Eigenständigkeit. Für den Säugling ist eine mögliche Trennung (von der Mutter oder Bezugsperson) noch gar nicht vorstellbar. Mit der Geburt steht jedoch die erste Trennung unmittelbar bevor, und der Schmerz des Lebens beginnt. Die entscheidende Frage dabei lautet: Werde ich es schaffen, mein Leben selbst in die Hand zu nehmen und auf eigenen Füßen zu stehen? Lithium-Patienten sprechen davon, dass sie sich der Welt nicht stellen wollen, sich in eine schützende Hülle (Mutterleib) zurückziehen und am liebsten im Bett bleiben wollen. Die zentrale Empfindung ist, noch nicht im Leben angekommen zu sein. Krankengeschichten beginnen, wenn, an das Urtrauma der Trennung erinnert, das Kind z. B. von den Eltern in ein Internat geschickt wird. Die Empfindung, die Behaglichkeit des Mutterleibs auf immer verloren zu haben und fortan allein existieren zu müssen, wird durch solche Trennungserlebnisse immer wieder aufgewärmt und verstärkt. Lithium kann zur Lebensfähigkeit zurückbegleiten und helfen, die Spaltungen zu überwinden.

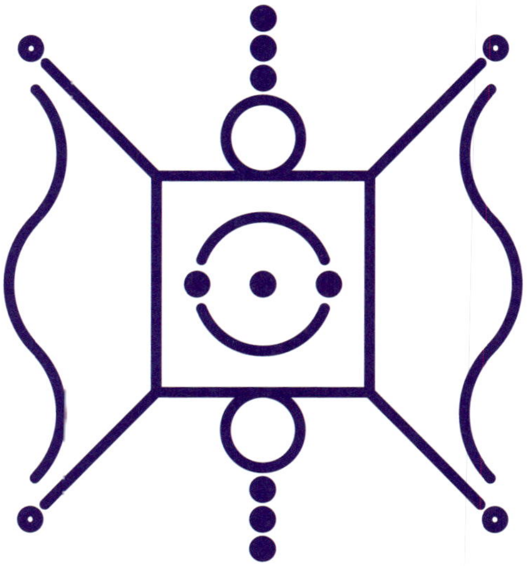

Lycopodium clavatum

Bärlapp

Das Seelenwesen

Dein Inneres Kind ist wichtig für dich. Es ist jedoch unsicher, ob es den Anforderungen der »großen, weiten Welt« genügen kann. Nimm es an die Hand, und es wird sich wieder sicher fühlen, weil es gut geführt wird durch neue Erfahrungen und Herausforderungen. Erkläre ihm, dass du, der Große, dazu da bist, deinen inneren Kleinen zu unterrichten und zu beschützen, wenn es Neues zu entdecken gilt. Lasse dir Zeit, die Vergangenheit zu verdauen, und hetze dich nicht. Deine innere Größe ist mächtiger, als du glaubst. Es ist deine Reife, die dich ausmacht und zum wertvollen Ratgeber erhebt. Dennoch bist du auf Augenhöhe mit den Deinen, denn das gibt dir echte Kraft.

Mein Groß und Klein
sind gleich viel wert.

Substanz

Lycopodium clavatum gehört zur Gattung der Gefäßsporenpflanzen. Einst war die Pflanze riesengroß, besteht jetzt aber nur noch aus einem etwa 0,5–4 Meter langen Bodenspross und bis zu 30 Zentimeter hohen Seitenstängeln. Der Bärlapp trägt auch den Beinamen »Wolfsklaue«. Keulenbärlapp bildet in kleinen, gelben Ähren Sporen, die bei Kontakt mit Feuer explosiv sprühende Eigenschaften zeigen und daher von Pyrotechnikern gern als Effektmittel genutzt werden.

Psyche und Gemüt

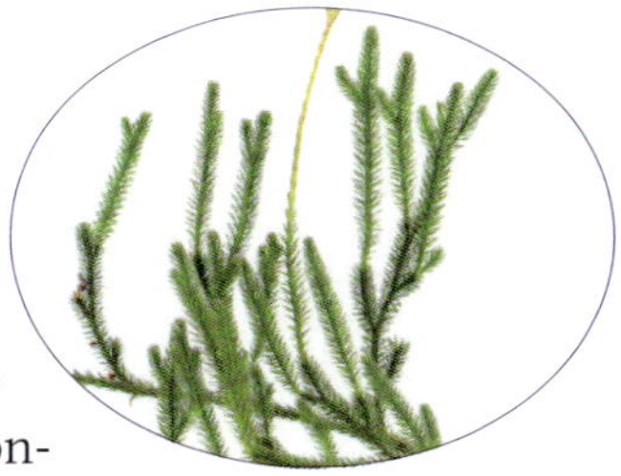

Der Lycopodium-Patient ist geistig rege, aber physisch schwach. Einerseits rechthaberisch und diktatorisch (in der Familie) leidet er gleichzeitig an mangelndem Selbstvertrauen und fürchtet, Stress in der Firma nicht bewältigen zu können. Er entzieht sich gern der Verantwortung, trennt sich von der Familie oder nimmt sich eine Geliebte. Fühlt er sich wohl, sucht und liebt er die Gesellschaft anderer Menschen und »trumpft auf« bis hin zur Großspurigkeit. Entsprechend dem kleinen Bärlapp, der noch die Erinnerung an seine einstige Größe hat, möchte der Lycopodium-Charakter seine »Kleinheit« nicht gern zugeben, das Stichwort ist »Bluff«. Letztendlich lässt er niemanden an sein inneres Wesen heran. Lycopodium beschäftigt sich regelmäßig mit dem Aufbau eines äußeren Images, das allein durch den Habitus und die Wortwahl im alltäglichen Machtkampf Stärke aufbauen soll, die jedoch innerlich nicht empfunden wird. Das kostet Kraft, und deshalb lässt er seine Launen und Besserwisserei gern an den »Kleinen« aus, seiner Frau, den Kindern, den »Untergebenen«. Hier rückt er sich in teilweise diktatorischer Weise in den Mittelpunkt. Er übertreibt gern und spiegelt falsche Tatsachen vor. Lycopodium hat die Tendenz zur Selbsttäuschung. Seine Kindheitsgeschichte zeichnet sich häufig dadurch aus, dass der Vater das Selbstvertrauen des Kindes untergraben hat, und zwar durch seine angeblich großartigen Leistungen als Kind. Dadurch wird die Wichtigkeit der Leistungsfähigkeit des Kindes in den Mittelpunkt gestellt, was zu immensem Leistungsstress führt. Lycopodium hilft beim Loslassen alter Muster, bei der Entbindung vom Einfluss des Vaters, sodass die Menschen Verantwortung auch für jene übernehmen, die nicht mit Leistung belohnen, sondern mit Liebe.

Mercurius solubilis

Quecksilberoxid

Das Seelenwesen

Ein Teil deiner Seele ist im Universum hängen geblieben oder in einer anderen Inkarnation, in der du viel Schmerz erfahren hast. Jetzt weißt du nicht, wie du menschliche liebevolle Gefühle wirklich fühlen und leben kannst. Du musst dich immer nur um dich selbst kümmern, denn du spürst, dass dir ein wesentlicher Teil fehlt. Es ist wichtig, dass du dir deine verlorenen Seelenanteile wieder zurückholst. Dazu kannst du dir einfach vorstellen, wie dein Ruf durch alle Zeiten und Räume erschallt und du wie ein Magnet sämtliche Puzzleteile anziehst, die zu dir gehören. Heiße sie willkommen, und sei wieder ganz du selbst.

Ich habe das Recht,
ein ganzer Mensch zu sein.

Substanz

Quecksilberoxid ist ein Schwermetall und das einzige bei Zimmertemperatur flüssige Metall. Früher wurde es in der Medizin gegen die Syphilis eingesetzt, mit der Folge schwerer Vergiftungen. Noch heute wird es manchmal in Zahnfüllungen (Amalgam) oder zur Desinfektion verwendet und auch als Saatbeizmittel oder Konservierungsstoff, u. a. für Impfstoffe. Das Mittel wird durch Verreibung (Trituration) aus schwarzem Quecksilberoxid gewonnen, da dieses weniger unerwünschte Nebenwirkungen verursacht als reines Quecksilber.

Psyche und Gemüt

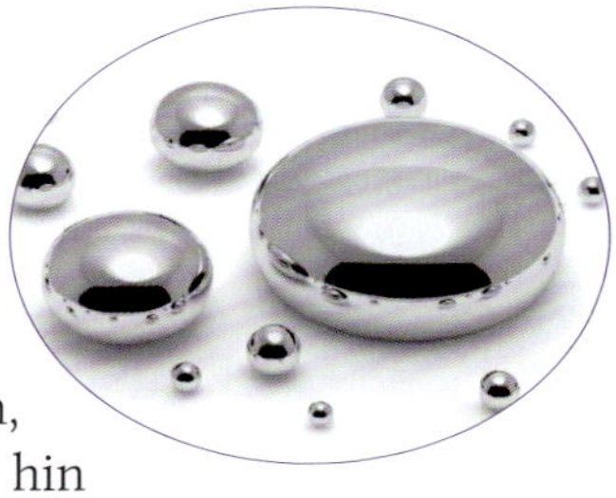

Mercurius ist ein »heftiges« Mittel. Seelisch-emotional sind es eher destruktive Charaktere mit viel Unruhe bis hin zu Gewalt, Grausamkeiten und Suizidtendenzen. Auslöser seiner Symptome sind oft verletzter Stolz, Beleidigungen, Missverständnisse, Missbrauch, Enttäuschungen, Angst bis hin zum Miterleben von Brutalität (Kriegsopfer). Bei Mercurius solubilis handelt es sich um Menschen, die sehr misstrauisch und vorsichtig sind. Sie neigen zu heftigen, auch gewalttätigen Reaktionen, insbesondere, wenn man ihnen widerspricht oder »nicht die Wahrheit« sagt, wofür sie sehr feine Antennen haben. Heftige Wutreaktionen, die auf Widerspruch folgen, deuten auf Mercurius solubilis hin. Mercurius verlangt nach Wahrhaftigkeit und Ehrlichkeit, er merkt es schnell, wenn sein Gegenüber Angst hat oder lügt. Seine Antennen sind extrem feinfühlig dafür. Und die Reaktion darauf kann heftig ausfallen bis hin zum Mord. Diese Heftigkeit spielt sich ständig im Mercurius-Menschen ab, er muss sich immer der Wahrhaftigkeit seiner Beziehungen sicher sein können, und dazu gehört in der Beziehung zu diesen Menschen absolute Aufrichtigkeit. Mercurius bemerkt extrem schnell, wenn etwas nicht stimmt. Sein Motto heißt entsprechend: Leben ist Kampf, darum kämpfe! Mercurius wird auch als lebendes Thermometer bezeichnet, da es kleinste Schwankungen, sei es in der Außentemperatur oder in den emotionalen Veränderungen seiner Umgebung, registriert. Dies führt sofort zu Warnhinweisen im eigenen System. So wie Quecksilber im Urzustand in viele kleine bis winzige Tropfen zerspringt und sich zerteilt, so geht es gefühlsmäßig dem Mercurius-Menschen. Ehrlichkeit, direkte Kommunikation und eindeutige Aussagen sind wichtig. Er darf lernen, seine eigene Lebenswahrheit auszudrücken und zu leben.

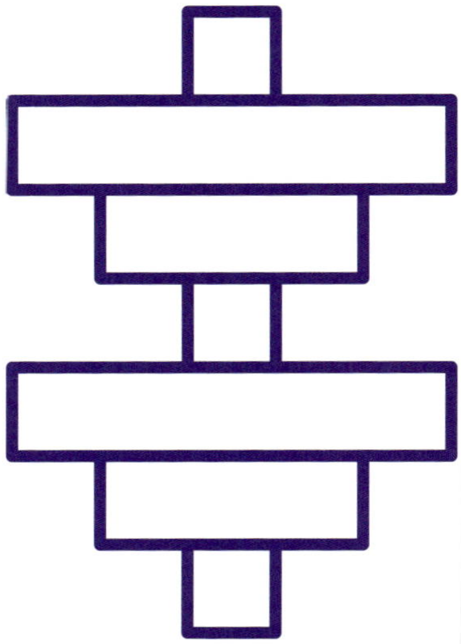

Natrium carbonicum

Natriumcarbonat

Das Seelenwesen

Laufe nicht mehr weg vor deiner inneren tiefen schönen Seele. Da ist das Loch in dir, das Heimat sucht. Durch nichts und niemanden außer durch dich selbst kannst du wirkliche Erfüllung finden. Nichts Schweres und Fremdes musst du dir mehr einverleiben. Verdaut werden darf all deine Erfahrung aus diesen und früheren Leben. Die Prozesse des Verarbeitens hören auf zu gären und werden sanft entlassen aus deinem Gemüt und Körper. Befinde dich nun in deiner eigenen lichtvollen Schönheit, gewiegt und gestärkt und bereit, das intensive Licht zu empfangen, gewöhnt an die Schönheit des Augenblicks, immer neu erleuchtet.

Ich wiege mich in sanftem Leuchten,
und meine Sonne geht auf.

Substanz

Natriumcarbonat, auch Soda oder Waschsoda genannt, ist ein Salz der Kohlensäure. Es kommt als Mineral Natrit in Sodaseen in Ägypten, der Türkei (Van-See), Ostafrika (z. B. Lake Natron) und in anderen Gegenden natürlich vor. Wasserfreies Natriumcarbonat gibt es in Natrokarbonatit-Vulkanen, wandelt sich aber bei Kontakt mit Regenwasser schnell in Soda um. Natriumcarbonat wird in der Lebensmittelindustrie als Säureregulator, Backtriebmittel und Trägerstoff eingesetzt. Natron und Soda sind gängige Küchenhelfer. Natron dient als Backtriebmittel und ist Bestandteil von Backpulver.

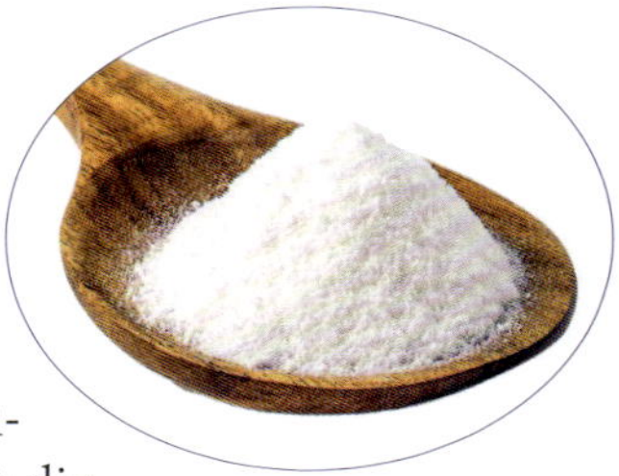

Psyche und Gemüt

Natrium carbonicum gilt als das selbstloseste Mittel der »Materia medica« überhaupt. Sie sind in der Regel sehr sanftmütig, kultiviert und mitfühlend und opfern sich für andere auf. Dennoch meiden sie öfter die Gesellschaft, selbst die der Familie. Das kann so weit gehen, dass sie ein Enkelkind mögen und das andere nicht. Ihre aufopfernde Haltung bedeutet nicht, dass sie nicht auch reizbar werden können, z. B. dann, wenn es ihnen in ihrer typischen Überempfindlichkeit zu viel wird mit Musik und Geräuschen, Kälte oder Wetterschwankungen und vor allem mit Sonne. Überempfindlichkeit besteht auch gegen Gewitter, Kälte oder Milch. Die Gesellschaft bestimmter Personen kann zu Gereiztheit beitragen. Nach außen treten sie meist froh gestimmt auf, sind aber innerlich traurig, oder haben Kummer, den sie jedoch nicht zeigen wollen. Sie möchten niemanden mit ihren eigenen Gefühlen belästigen. Die Gefühle dürfen raus, wenn sie Musik hören, was sie dann zum Weinen bringen kann. Der innere Missmut und die Traurigkeit können sich bis hin zur Depression steigern. Sogar eine gewisse Suizidneigung ist in einigen Fällen festzustellen. Im Prinzip befinden sich die Natrium-carbonicum-Klienten in einem Zustand ständiger Besorgnis und Angst. Sie haben mitunter auch Vorahnungen, sind also durchaus hellfühlend veranlagt, was aber bis hin zu Wahnzuständen führen kann. Auch Müdigkeit, Erschöpfung und Teilnahmslosigkeit sind typische Kennzeichen. Sie zeigen sich dann nervös, verwirrt, vergesslich und weisen ein verringertes Denkvermögen auf. Freude und Zufriedenheit hängen sehr stark vom Zustand der Verdauung ab. Natrium-carbonicum-Menschen dürfen lernen, sich aus ihrer inneren Verlorenheit zu befreien – hin zu echter Fürsorge.

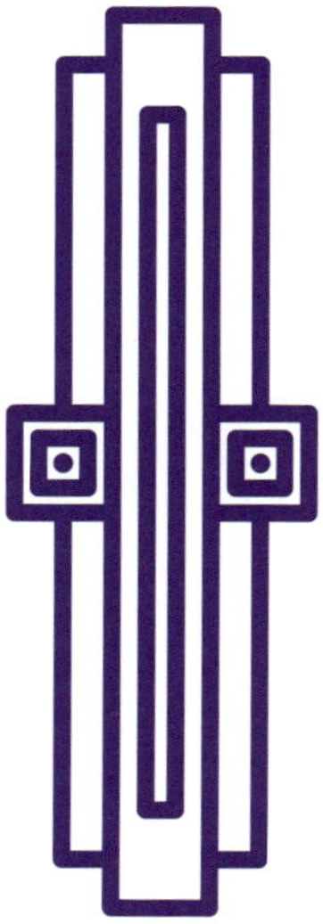

Natrium muriaticum

Kochsalz

Das Seelenwesen

Kannst du dich an die wunderbaren Märchen erinnern, in denen auch Aschenputtel und das hässliche Entlein zur rechten Zeit zum blühenden Leben in wunderschöner Gestalt erwachten? Das Bild des Mauerblümchens und des nicht lebenswerten Lebens, das sie sich von ihrer Welt gemacht hatten, verschwanden plötzlich, und sie wurden eines Besseren belehrt. So ist es jetzt Zeit, dass du dich endlich aus deinem grauen Kleid herausschälst wie der Schmetterling aus dem Kokon. Die Schutzhülle hatte wohl ihren Sinn, aber jetzt ist eine andere Zeit. Auch für dich. Erstrahle im Licht, und zeige endlich deine Schönheit!

Ich lasse los,
was nicht zu mir gehört.

Substanz

Natrium muriaticum, auch bekannt unter Natrium chloratum, ist das Salz der Salzsäure, das als Kochsalz verwendet wird. Es kommt in der Natur als Halit, Steinsalz oder im Meerwasser vor und wird in Bergwerken oder küstennahen Salzgärten gewonnen. Neben der Verwendung als Konservierungs-, Auftau- und Futtermittel oder dem industriellen Einsatz bei elektrolytischen und glasverarbeitenden Verfahren spielt Salz eine wichtige Rolle für den menschlichen Organismus.

Psyche und Gemüt

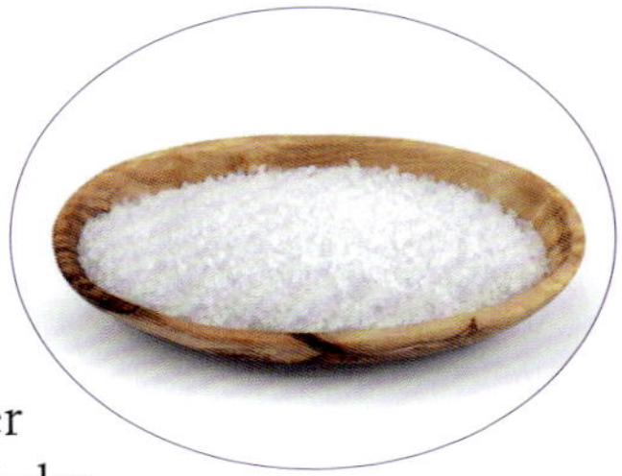

Natrium muriaticum hat thematisch mit der Wunde des ungeliebten und verlassenen Kindes zu tun. Um diesen tiefen Schmerz des früheren Verlassen-Seins nicht wieder aufbrechen lassen und erneut fühlen zu müssen, verkapselt der Natrium-Patient ihn tief in seinem Inneren. Sie sind stets bemüht, ihre Gefühle unter Kontrolle zu halten, neigen dadurch jedoch zu Launenhaftigkeit und verbergen sich häufig hinter einem emotionalen Schutzwall. Obwohl sie Beachtung wünschen und bei Nichtbeachtung reizbar und nachtragend reagieren, meiden sie soziale Situationen und ziehen sich häufig zurück. Nach außen hin zeigen sie eine große Hilfsbereitschaft und treten für andere ein, sind auch oft Therapeuten oder in anderen helfenden Berufen tätig. In der Außendarstellung zeigen sie eine große Ernsthaftigkeit und Fürsorge für die Probleme anderer Menschen, jedoch tragen sie eine innere Verhärtung und ihren tiefen stillen Kummer über die erlittene Verletzung immer mit sich. Mit jeder weiteren Trennungserfahrung wird diese Schutzmauer dicker. Es wird nichts mehr herausgelassen. Jedoch dauert es lange, bis das Beleidigtsein und der Schmerz sich beruhigen und das Kümmern angenommen werden kann. Dadurch verhungert das Kind emotional immer mehr, es kann nichts mehr rein und nichts mehr raus, und depressive Verstimmungen mit großer Trauer bahnen sich ihren Weg. Viele Natrium-Konstitutionen tragen ein großes Schuldgefühl in sich und fühlen sich wie das hässliche Entlein oder Mauerblümchen im Leben. Zahlreiche Therapeuten tragen selbst die Verwundung des Chiron, des archetypischen Heilers, der seine eigene Wunde nicht heilen kann, ein Leben lang in sich. Natrium muriaticum kann helfen, diese Urwunde des Ungeliebtseins wieder fühlen und annehmen zu können, zu lindern und zu heilen.

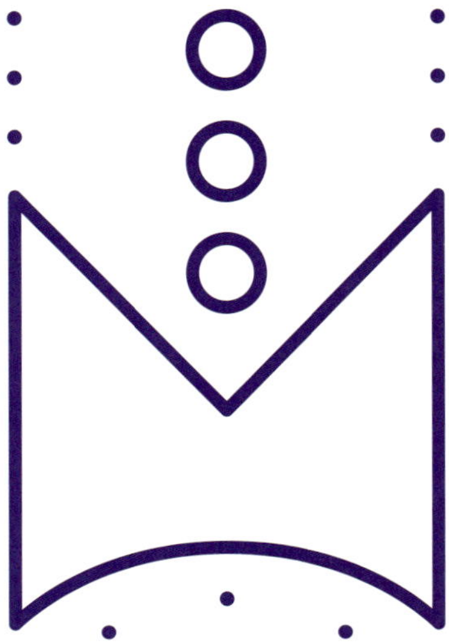

Nitricum acidum

Salpetersäure

Das Seelenwesen

Du Schmetterling, du feines Gemüt, lebendig begraben unter der Last des vergangenen Lebens. Wühle dich hindurch, nein, nicht noch tiefer, sondern wähle die richtige Richtung. Die Schaufel hast du an der Hand, so grabe nach oben, ein kleines Loch genügt, und du siehst den Lichtblick. Öffne deine Augen, reinige sie von Schmutz. Du bist gewollt, wir haben gewartet auf dich. Nun bist du da. Sei willkommen. Fröhliches Gemüt, es ist auch dir möglich, denn du bist der Schmetterling. Die Raupe hat sich gemausert zur Vielfalt des Seins. Kreativ und schöpferisch zu sein ist dein Ausdruck. So lasse los, was dich behindert. Schiebe es in den Fluss der vergangenen Zeit, es ist nichtig und vorbei. Nähere dich den Deinen an. Vertraue ihnen. Vertraue neu.

Ich befreie mich in Liebe zu mir selbst.

Substanz

Nitricum acidum, die Salpetersäure, ist eine der stärksten Säuren und ein starkes Oxidationsmittel. Bei Kontakt mit der Haut verursacht sie schwere Verbrennungen. Salpetersäure ist eine wesentliche Zutat in der Herstellung von Ammoniumnitrat, einem häufig verwendeten Stickstoffdüngemittel. In der Metallerzeugung und -verfeinerung wird die Säure insbesondere bei der Raffination von Gold und Platin verwendet. Zudem auch für Sprengstoffe. Die Säure ist extrem ätzend und verursacht bei Vergiftungen starke Verätzungen, äußerlich wie innerlich mit Blutungen, Perforationen und Leberschädigung.

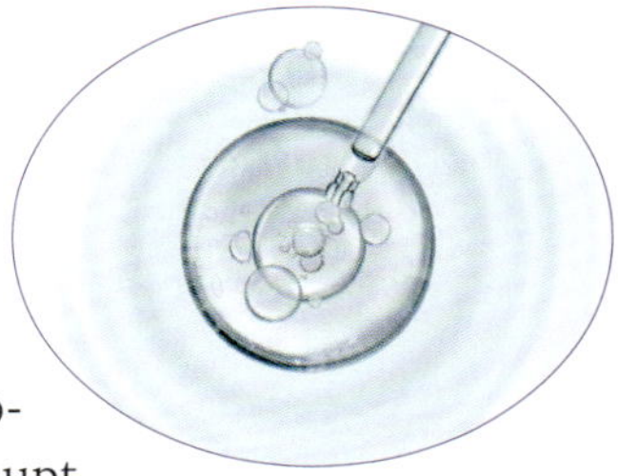

Psyche und Gemüt

Alles an Acidum nitricum ist ätzend und krass. So, wie die extrem ätzende Salpetersäure in ihrer Ursubstanz alles vernichtet, ist die ätzende Gefühlswelt der Nitricum-acidum-Patienten selbstzerstörerisch und unerbittlich. Homöopathisch gilt sie als das nachtragendste Mittel überhaupt. Nitricum-acidum-Patienten sind nicht nur anderen gegenüber unverzeihlich, sondern vor allem sich selbst. Stattdessen verharrt man in der Verletzung der Vergangenheit und schürt sie noch weiter. Das Grundgefühl der Patienten ist eine immerwährende innere Unzufriedenheit. Sie haben das Gefühl, dass das Leben ihnen gegenüber ungerecht ist und sie die Verlierer sind. Das verbittert sie und macht sie extrem misstrauisch. Am Anfang der Erkrankung mag man ihnen die innere Haltung noch nicht so extrem anmerken. Womöglich ziehen sie sich immer mehr zurück und verschließen sich, sodass Verbitterung, Wut oder Hass nicht gleich offensichtlich sind. Je weiter die Erkrankung fortgeschritten ist, werden Ängste, Hass bis hin zur Bösartigkeit jedoch immer deutlicher. Sie haben viel Angst vor Krankheit und Tod, können enge Räume nicht ertragen, und es ist ihnen nicht möglich, sich in Menschenmengen, Flugzeugen oder Aufzügen aufzuhalten. Sie brauchen Platz und müssen schnell weggehen können. Da alle Säuren ätzend und meist hochgiftig sind, verwundert es nicht, dass diese innere Haltung irgendwann zur emotionalen Selbstvergiftung führt, über die Stadien Eile und emotionale Erregung bis zur Erschöpfung und möglicherweise bis zum Zusammenbruch. Dringend müssen hier alte Glaubenssätze erlöst werden, auch unerwünschte Gefühle annehmbar sein, damit alles leichter werden darf. Zum mitfühlenden inneren Wesen darf Ja gesagt werden.

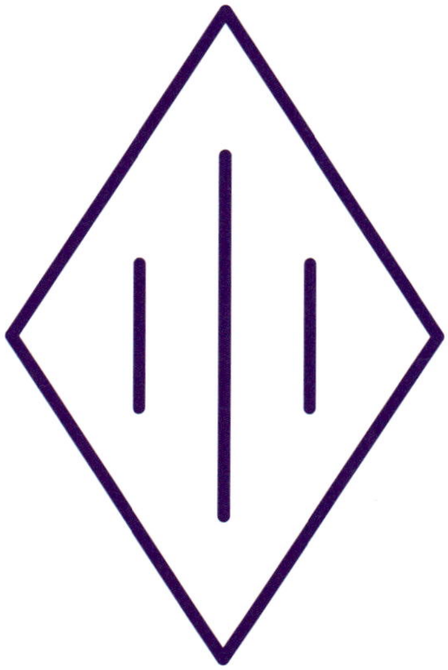

Nux vomica

Brechnuss

Das Seelenwesen

Was hast du nicht alles hinunterschlucken müssen in deinem Leben. Jetzt ist dir alles zu viel geworden, und du willst alles, was in dir angestaut ist, einfach nur noch loswerden. Dabei wirfst du wahllos um dich und triffst immer wieder Unschuldige. Sie können nichts dafür, dass du verletzt wurdest, und du meinst, andere würden mehr geliebt als du. Begegne den Erschütterungen deiner Existenz mit mehr Ruhe, Überlegung und Vernunft, um negative, gesundheitsschädigende Gefühle wie Groll zu vermeiden. Erlaube dir, wieder bei null anzufangen und die Ruhe, den Frieden, die Heiterkeit und die Zeit für dich wiederzufinden.

Ich bin es wert,
mich selbst zu lieben.

Substanz

Die Brechnuss gehört zur Gattung der Strychnos-Pflanzen und wächst als Baum, der bis zu 20 Meter hoch werden kann. Wie der Name bereits verrät, enthält die Brechnuss Strychnin, das in hohen Dosen giftig ist. Vor 300 Jahren wurde Nux vomica daher benutzt, um kleine Tiere zu vergiften. In Indien wird die Brechnuss schon seit Jahrhunderten als Heilmittel gegen Übelkeit und Erbrechen eingesetzt, ebenso heutzutage in der Homöopathie.

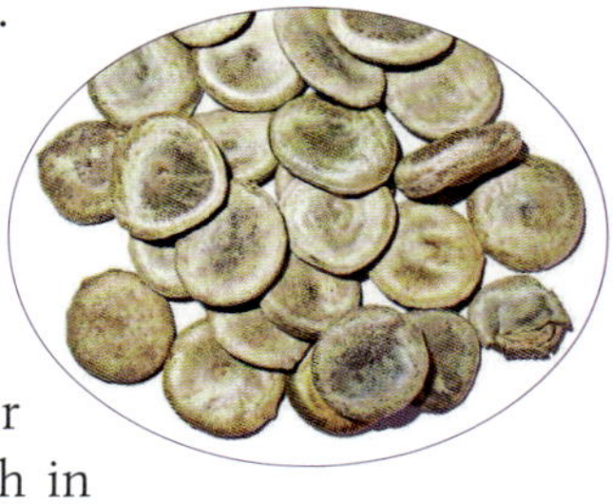

Psyche und Gemüt

Nux vomica beschreibt den hektischen, von Reizüberflutung und Stress überforderten Menschen in der heutigen Arbeitswelt. Er ist der gestresste Geschäftstyp und Anführer schlechthin. Unerbittlich und besserwisserisch boxt er sich in der Welt der Konkurrenz durch und duldet niemanden, der ihm das Feld des Erfolgs streitig machen könnte. Auch im Privatleben wittert er Nebenbuhler, und seine latente Eifersucht macht ihn anfällig für Wutausbrüche und Dramen, bei denen er immer recht haben möchte. Seinen Stress versucht er, mit ungesunder Lebensweise, Alkohol und allerlei Ablenkungsmanövern zu unterdrücken, wodurch aber der Stresslevel nur noch weiter ansteigt. Seine große Identifikation mit der Arbeit verdeckt tief innen liegende psychische Konflikte. Der Nux-vomica-Patient reagiert sehr impulsiv und zeigt seine aktuellen Stimmungen in teilweise aggressiver Form. Wenn etwas nicht funktioniert, zu schlecht erledigt wird oder zu langsam vorangeht, wird er gereizt. Widerspruch geht gar nicht. Rastlos und voller Ungeduld treibt ihn ein innerer Zwang zu ständiger Arbeit und Beschäftigung an, selbst wenn er schon in Rente ist. Nux-vomica-Menschen haben einen starken Willen zur Macht. Selbstvertrauen und Selbstdurchsetzung sind dominante Wesenselemente. Fällt das Arbeitsleben weg, fällt es ihm sehr schwer, auf eine ruhigere Gangart zurückzuschalten, es sei denn, körperliche Beschwerden zwingen ihn dazu. Bei der Nux-vomica-Konstitution sind zwar Beruf und Arbeitsleben die Bereiche, die ihm Selbstfindung ermöglichen sollen, sein eigentliches Thema ist es jedoch, dass die Überaktivität seine wirklichen Gefühle immer stärker überlagert. In der Tiefe hat er Angst zu verlieren. Die Furcht, irgendwann einmal auch emotional berührt werden zu können, ist groß. Irgendwann trifft auch ihn der Fluss des Lebens, und er wird gezwungen, loszulassen und sich zu öffnen als der, der er ist.

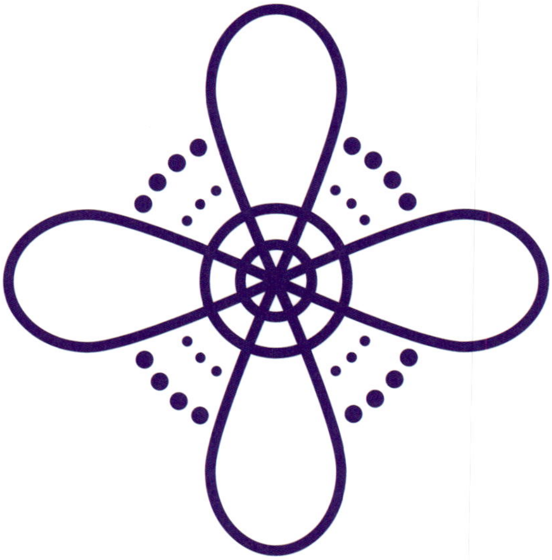

Opium

Schlafmohn

Das Seelenwesen

Wache auf, damit du merkst, wer du wirklich bist, nämlich ein ganz wunderbares Wesen, auf das die Erde gewartet hat. Dein Schreck aus Inkarnationen wird hiermit geheilt. Du bist ein Kind des Himmels und der Liebe, auch wenn du das lange nicht spüren konntest. Alle Verhärtungen und Verkrustungen dürfen jetzt aufbrechen und deinen weichen Kern zeigen. Vergebung geschieht in diesem Augenblick. Wir versprechen dir: Du bist in Sicherheit. Deine Engel, alle Feen und Naturwesen und alle deine persönlichen geistigen Begleiter sind ab jetzt bei dir. Fühle, dass es so ist. Wir erlösen deinen Schmerz, und du kannst leicht wie ein bunter Schmetterling sein.

Ich öffne mich
und komme auf der Erde an.

Substanz

Opium, der Schlafmohn oder auch Papaver somniferum, wächst vor allem in Kleinasien (Türkei, Irak, Afghanistan) und wird einerseits als Substanz zur Herstellung von schmerzstillenden Arzneimitteln (Morphium, Codein) verwendet. Als »Droge des Vergessens« wird Opium weltweit auch als Rauschgift konsumiert. Der Saft des Schlafmohns wird aus den unreifen Fruchtkapseln gewonnen und getrocknet. Er enthält zu 25 Prozent Alkaloide, vor allem Morphin, Papaverin, Codein und Narcotin.

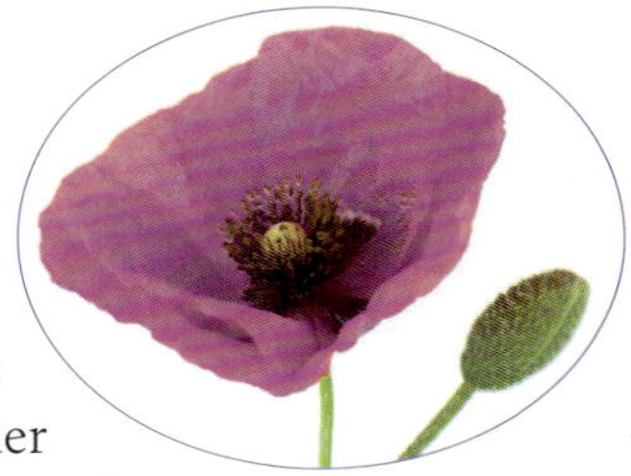

Psyche und Gemüt

Opium ist eines der allerwichtigsten Mittel überhaupt für die Folgen von Schocks und Traumata aufgrund von Unfall oder Gewalt wie Missbrauch, Krieg und Folter, egal wie lange diese schon zurückliegen. Die Folgen sind psychischer und körperlicher Art oder auch Verhaltensauffälligkeiten. Gerade dann, wenn man das erschreckende Ereignis vermeintlich gut verdaut hat, ist Opium ein wichtiges Schockmittel und oft indiziert bei vergessenen Traumata; typische Äußerung ist: »Mir fehlt nichts«, und der Betroffene will keinen Arzt sehen. Das Erlebnis und die zugehörige Emotion sind jedoch nur tief vergraben worden und machen das betroffene Kind oder den Erwachsenen gefühllos, apathisch oder teilnahmslos. Die dramatischen Ereignisse haben den Menschen erstarren lassen und können zu allerlei Verhaltensauffälligkeiten bis hin zur Drogenabhängigkeit führen. Manchmal fallen fast glückselige, traum- oder tranceähnliche Zustände auf (wie im Opium-Rausch), auch wenn die Klienten gar keine Drogen nehmen. Alte Schocks können durch Bagatellunfälle reaktiviert werden, wobei hier auffällig ist, dass im Verhältnis zur Leichtigkeit des Unfalls der Zustand danach wirkt, als wäre ein schwerer Unfall geschehen: Die Patienten schlafen tief, fast komatös und sind kaum aufzuwecken, wie »weggetreten«. Die auffällige Reaktionsarmut auf der Geistesebene korreliert mit dem völligen Stillstand der Darmtätigkeit, alles ist paralysiert. Der körperliche und seelische Schmerz hatte einst bewirkt, dass sich die Seele vom Körper gelöst hat, um sich dem Trauma zu entziehen. Die Gabe von Opium kann eine zugrunde liegende Situation mit all ihren Schmerzen an die Oberfläche bringen, damit sie angenommen, vergeben und geheilt werden kann.

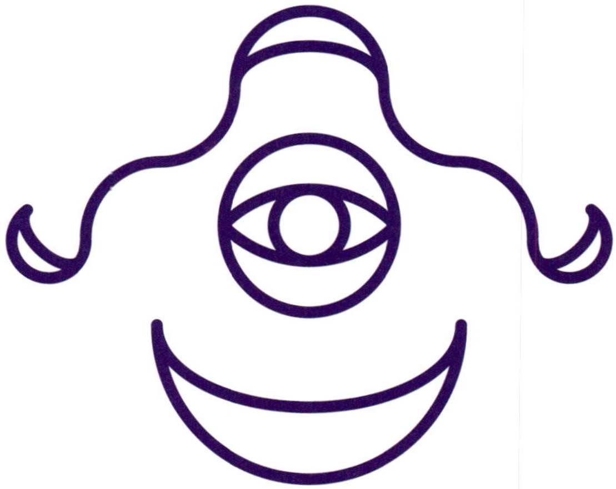

Passiflora incarnata

Passionsblume

Das Seelenwesen

Du hast manchmal Angst, vom Leben nicht das zu bekommen, was du dir eigentlich gewünscht hast, und manchmal bist du auch neidisch auf andere, denen es vermeintlich besser geht oder die mehr haben als du. Innerlich bist du sehr unsicher und musst viel darüber nachdenken, wie du aus deiner Misere herauskommen könntest. Du kannst aber nichts erzwingen, so sehr du auch darüber nachdenkst. Das macht dich nur nervös und schlaflos. Bitte erinnere dich – den wahren Schatz findest du in deinem Inneren. Er ist gar nicht so tief verborgen. Golden und glitzernd leuchtet er in dir. Finde ihn, denn auch du bist ja selbst ein wahrer »Goldschatz«.

In mir finde ich das,
was wirklich wertvoll ist.

Substanz

Das homöopathische Arzneimittel Passiflora incarnata wird aus der Tinktur der Passionsblume (Passiflora incarnata L.) hergestellt. Ihre Anwendungsgebiete entstammen Hinweisen aus der Volksmedizin und der Pflanzenheilkunde (Phytotherapie). Die Arznei besitzt eine besondere Wirkung auf das Gehirn und das Nervensystem. Passiflora incarnata wird in homöopathischer Form vor allem bei körperlichen und seelischen Schwächezuständen oder bei Folgen von erschöpfenden Krankheiten sowie Schlafstörungen eingesetzt.

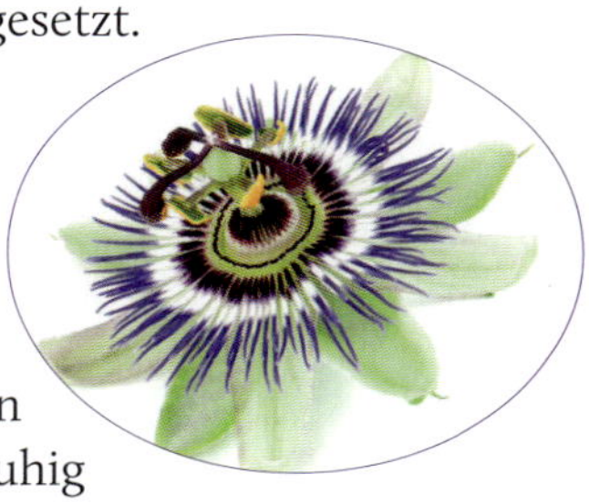

Psyche und Gemüt

Die herausragendste Eigenschaft der Passionsblume ist ihre angstlösende Fähigkeit. Die Blüte hilft dabei, den Geist zu beruhigen und den Blutdruck zu senken. Passiflora-Menschen wirken erschöpft, müde und nervös. Sie können sehr unruhig sein, und schon ältere Kinder und Jugendliche machen sich viele Sorgen, welche sich sogar bis hin zu ausgeprägten Ängsten steigern können. Durch zum Teil schwierige Lebensumstände oder viele Sorgen in der Familie fühlen sie sich körperlich oder geistig erschöpft. Passiflora ist ein gutes Mittel bei innerer Unruhe mit viel Schlaflosigkeit, es wirkt entspannend auf das ganze System. Das Mittel lindert nervöse Unruhe und Reizbarkeit. Unter vielen Wirkungsweisen der Passionsblume steht der schlaffördernde Effekt der Blüte auf dem ersten Platz. Die Heilpflanze kann bei vielerlei nervösen Beschwerden wie Stresszuständen oder innerer Unruhe eingesetzt werden. Üblicherweise wird sie dazu verwendet, um Ängste oder Spannungszustände zu lösen. Doch auch körperlichen Verkrampfungen kann sie entgegenwirken, was sich wiederum auf das psychische Wohlbefinden positiv auswirkt. Bei zivilisatorischem Stress und innerer Unruhe kann sich die Passionsblume als hilfreich erweisen. In einer medizinischen Untersuchung wurden die Auswirkungen der Passionsblume auf die Stressresistenz und Lebensqualität von Patienten mit nervöser Unruhe getestet. Den Ergebnissen zufolge scheint der untersuchte Passionsblumenextrakt bei Patienten mit nervöser Unruhe wirksam bei der Verbesserung der Belastbarkeit und der Lebensqualität zu sein. Stressoren wie Zeitdruck und zu hohe Geschwindigkeit lernt der Mensch mit einer guten Resilienz zu begegnen. Auf einer spirituellen Ebene hilft Passiflora der Seele, sich dem Geist zu öffnen und Gedanken und Emotionen in eine neue harmonische Balance zu bringen.

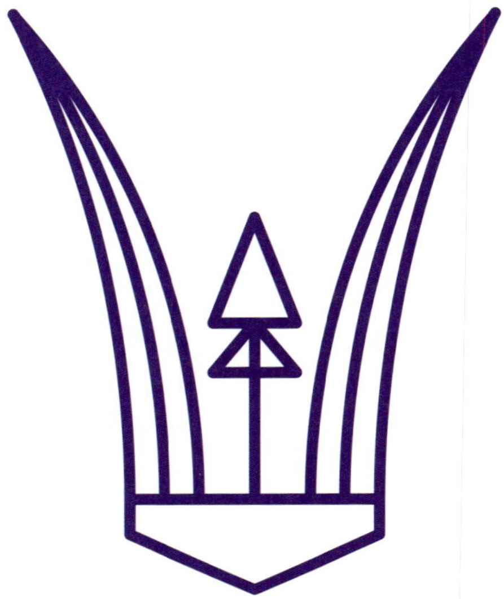

Phosphoricum acidum

Phosphorsäure

Das Seelenwesen

Wir richten dich auf, wenn du nicht mehr weiter kannst. In der letzten Zeit war dir alles zu viel, und du hast das Gefühl, gar nichts mehr zu schaffen. Es ist Zeit, dich auszuruhen. Wenn es dir möglich ist, lasse auch in Ruhe- oder Rückzugsphasen Computer und Handy aus, wenigstens für eine mittelkurze Zeit, denn nur ohne diese Einflüsse wirst du dich wieder selbst spüren können oder uns geistige Wesen, die dir helfen möchten, dich wieder aufzurichten und neu auszurichten in deinem Leben. Das Leben ist so schön und so befreiend, aber der Blick auf immer die gleichen Dinge hat dich erschöpft. Bewege deinen Körper sanft, und atme in der Natur bewusst durch. So kommst du zu neuer Kraft.

Ich erhole mich
durch die Kraft der Natur.

Substanz

Phosphoricum acidum ist ein homöopathisches Arzneimittel aus der Phosphorsäure H_3PO_4. Im menschlichen Stoffwechsel spielt sie eine wesentliche Rolle als Energieträger. Für das homöopathische Mittel entwickelte Hahnemann eine eigene Herstellungsmethode aus einem Pfund weiß gebranntem zerstückeltem Knochen, das mit einem Pfund der stärksten Schwefelsäure übergossen wird. Anschließend wurde das Gemisch mit Branntwein zusammengemischt und verdünnt, in einen Sack aus Leinwand gebunden, beschwert und ausgepresst. Phosphorsäure H_3PO_4 wird als Geschmacksstoff in Cola-Getränken und in der Herstellung von Waschmitteln und Düngemitteln verwendet.

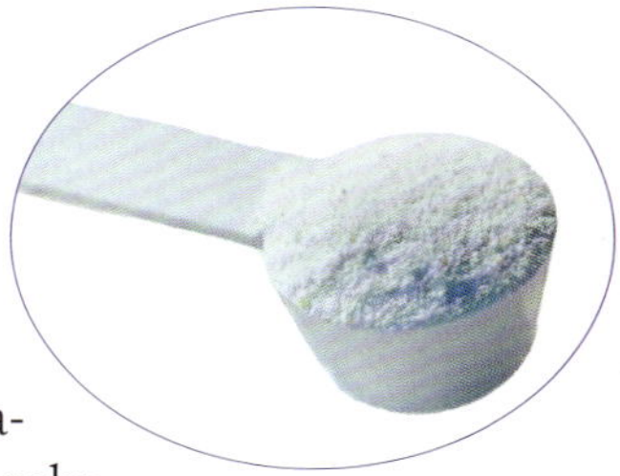

Psyche und Gemüt

Phosphoricum acidum ist ein wichtiges Mittel für Menschen, die sich in einem Erschöpfungszustand befinden und unter geistiger und körperlicher Schwäche leiden. Die Ursache ist Überforderung und Stress. Diese Zustände können sehr ausgeprägt sein, weshalb Phosphoricum acidum auch ein wichtiges Mittel bei Burn-out ist. Die ausgeprägte Erschöpfung und Schwäche kann entweder nach schweren Krankheiten auftreten, wie z. B. durch Blutverlust, großer Anstrengung (auch Geburt), aber auch nach großem Kummer, Aufregung oder nach einem seelischen Schock. Der Betroffene zeigt dann oft eine auffällige emotionale Gleichgültigkeit gegenüber allem, was sich bis hin zur Apathie steigern kann. Sie sind »ausgebrannt« auf allen Ebenen. Phosphoricum acidum ist ein sehr wichtiges Kindermittel, wenn sie unter den hohen Anforderungen durch die Schule leiden. Ihr ganzes System zeigt Erschöpfung durch zu viel geistige Anstrengung. Die gesamte Energie scheint verloren zu sein. Der zweite seelische Aspekt ist Kummer bei enttäuschter Liebe, Kränkungen, Demütigung, Kummer, Schreck oder Ärger, wenn Schwäche und Lustlosigkeit die Folge sind. Die Betroffenen können deprimiert sein und sich innerlich »wie tot« fühlen, alles »ist sinnlos«. Sie kümmern sich um nichts mehr, legen sich hin und brüten über ihren Zustand. Wichtige Behandlungsziele sind das rechtzeitige Erkennen der körpereigenen Signale, wenn es zu viel wird, und die Fähigkeit, sich davor schützen zu können, im positiven Sinne resilienter zu werden. Letztlich hilft das Mittel, körperlich und seelisch das Gleichgewicht zurückzuerlangen.

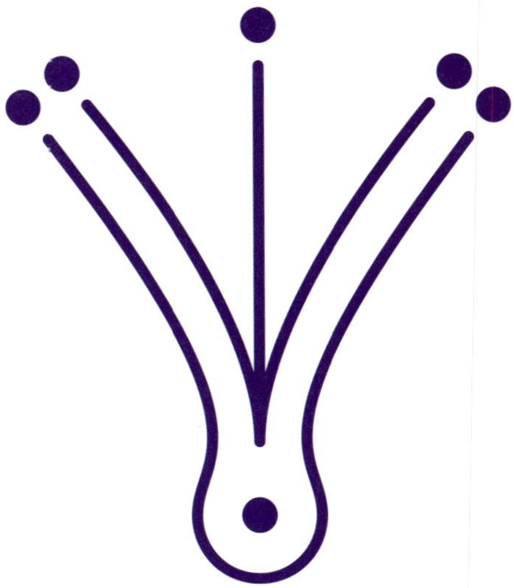

Phosphorus

Gelber Phosphor

Das Seelenwesen

Deine Begeisterung ist wundervoll und ansteckend. Wie ein Zündholz bist du schnell entflammt von neuen Ideen, interessanten Menschen und neuen Projekten. Wenn sich dann andere für dich erwärmen und mit dir sein möchten, wissen sie noch nicht, dass dein Funke genauso schnell abgebrannt ist, wie er entstanden sein mag. Sie möchten sich gern in deinem Licht und deiner Helligkeit sonnen, was aber nicht Zweck deines Daseins ist. Du gehst weiter und verbreitest deine Ideen. Versuche, dein Lebensprinzip zu verstehen und es behutsam anderen zu erklären, damit sie nicht allzu enttäuscht sind. Dann gehe weiter, lebe dein Licht und verschenke es großzügig.

Das ätherische Sein durchdringt
mein leibliches Weltenkleid.

Substanz

Phosphor kommt in der Natur ausschließlich in Form von Phosphaten (Salzen) vor, die an andere Mineralien gebunden sind. Das ab 1400 °C austretende Gas wird zu weißem Phosphor kondensiert. Ihre hauptsächliche Verwendung finden Phosphate als Dünge-, Trocken- und Flammschutzmittel, Munition und Streichholzköpfe. In biologischen Organismen ist Phosphor für den Aufbau von Muskeln und Knochen zentraler Bestandteil und für die Aufrechterhaltung ihrer Funktion verantwortlich.

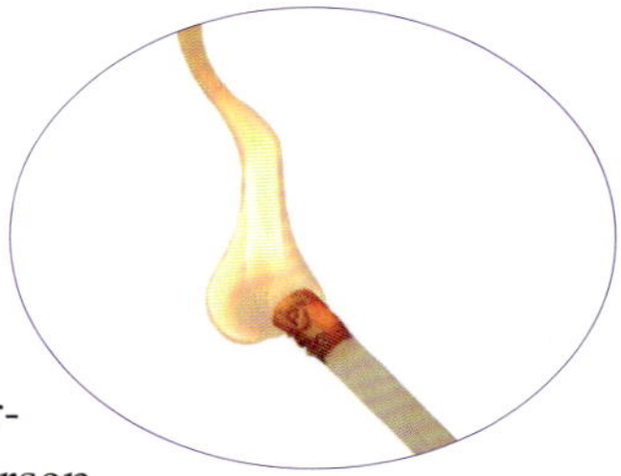

Psyche und Gemüt

Entsprechend der Leuchtkraft des Phosphors »strahlen« auch typische Phosphorus-Patienten. Sie sind angenehme, offene und liebenswürdige Menschen. Sie sind leicht zu verletzen und verlangen dann viel Trost. Sie leiden unter diversen Ängsten, machen sich Sorgen um ihre Gesundheit und fürchten sich vor Gewitter, Dunkelheit oder Alleinsein. Phosphor hat zum Grundthema seine große Sensitivität, Einfühlsamkeit und emotionale Durchlässigkeit. Seine Identifikation mit den Empfindungen des anderen führt zum Mitleiden. Phosphor empfindet die Trauer, die Melancholie und die Magenschmerzen des anderen, als wären es seine eigenen Gefühle, und kann sich nicht mehr abgrenzen. Die Angst vor Dunkelheit symbolisiert Furcht vor den eigenen Schattenthemen. Der Phosphor-Mensch ist sich eigentlich unsicher über seine Identität. Im Mitgefühl und in der Kommunikation mit anderen sucht er verloren gegangene Teile seiner Persönlichkeit wiederzufinden. Er identifiziert sich mit anderen, um seine eigene Wunde nicht so spüren zu müssen. Der Phosphor-Mensch hat ein starkes Bedürfnis nach Beziehungen, und er wendet viel Energie darauf, diese Beziehungen zu pflegen. Er besitzt die Fähigkeit, hierbei sehr viel Nähe bereits zu Beginn herzustellen. Phosphor hat die Tendenz, ständig verliebt zu sein. Enttäuschungen in der Liebe sind eine wichtige Ursache für Probleme und Beschwerden. Bei Phosphor geht dies tief, und es fühlt sich existenziell an, denn es geht nicht nur um neue Kontakte, sondern um den Mangel an vollständig erfüllender Liebe überhaupt. Letztendlich muss er zu seinem gefühlsmäßigen Ursprung zurückfinden, seine Mutter- und Vaterthematik erlösen, um seine wahre Identität zu finden, aus der Rolle des »ewigen Jugendlichen« aussteigen und als offenes emphatisches Wesen erwachsen werden.

Platinum metallicum

Platin

Das Seelenwesen

Du liebes Wesen, erstrahlend neu in einer Schönheit und Aufrichtigkeit, die dich ganz natürlich und auf sanfte Weise mit deinen Mitmenschen verbindet. Beendet werden soll und muss das Getrenntsein der Schönheit vom Schlechten, geheilt und erhöht durch dein Glänzen, deinen Beistand und dein Licht. Getröstet seist du in deinem Werden, behütet in deinem reinen Sein. Entlassen aus Furcht und Dunkelheit wischst du den Staub der alten Ereignisse weg vom edlen Kern deines Seins, erkennst dein Strahlen als das, was es ist: die neue Sonne, der glitzernde Stern, das Besondere der neuen Welt, das der Menschheit den Weg erleuchtet und gemeinsam ist.

In meiner Reinheit erstrahle
ich gemeinsam mit dir.

Substanz

Platin wurde erstmals 3000 v. Chr. in Ägypten gefunden und verarbeitet. Lange Zeit stand das seltene Metall im Schatten seines gelben Bruders, dem Gold. Verkannt als das »Silberchen«, das sich durch seine Schwere beim Goldwaschen mit absetzte, wurde es mangels Wissen einfach wieder weggeworfen. Erst im 19. Jahrhundert wurde seine Zusammensetzung untersucht, und es wurde endlich den Edelmetallen zugeordnet. Heute ist Platin als edles und hochbeständiges Material für die Schmuckherstellung sehr gefragt.

Psyche und Gemüt

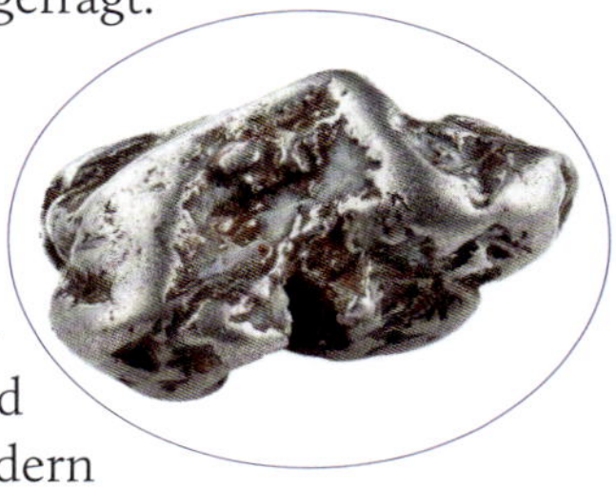

Platinum metallicum gilt in der Homöopathie als ausgesprochenes Frauenmittel. Menschen, die Platinum als Heilmittel benötigen, werden als ziemlich hochmütig wirkend gesehen. Die Patienten können die Idee haben, in ihren Adern fließe königliches Blut. Natürlich hat sich das Frauenbild heute verändert, und so müssen wir auch die Vorstellung von der Platinum-Frau relativieren. Zwar kann sie als edle und selbstständige Frau, die in der Arbeitswelt »ihren Mann steht« und hervorragende Leistungen erbringen kann, ernsthaft, abgehoben, arrogant oder hochmütig wirken, jedoch sind Platin-Typen Menschen, die erhobenen Kopfes und mit Stolz auf ihre Leistung durchs Leben gehen. Sie legen Wert auf Eleganz, Stil und wertvollen Schmuck, und dies entspricht genau ihrem stolzen Inneren. Die aufrechte Haltung folgt ihrem Streben nach Gleichberechtigung als Frau. Und so spielt auch eine erfüllende Sexualität eine große Rolle im Leben. Wenn Urteile über sie gefällt werden, die damit zu tun haben, dass sie sich wohl »als etwas Besseres fühlt«, trifft sie das schwer. Wenn ihre wertige Schlichtheit und Ausstrahlung nicht wertgeschätzt und sie deshalb vielleicht sogar ausgegrenzt wird, beginnt ihre Krankheitsentwicklung. Als Kompensation kann ihr Temperament dann zusätzlich hochkochen. Sie wird überheblich und sieht verächtlich auf andere Menschen herab. Im Grunde leidet sie unter einer immensen inneren Einsamkeit, die auf einem Verlassenheitsgefühl in der Kindheit beruht, wo es ihr auch schon verboten wurde, »etwas Besonderes« zu sein. Die Platinum-Person wird Erlösung finden, wenn sie erkennt, dass sie nicht immer die Starke und Große sein muss und das Edle in ihr ein Schatz ist, den sie mit anderen teilen kann. Durch ihre reine Anwesenheit bringt sie dann andere zum Leuchten und bleibt doch ganz sie selbst.

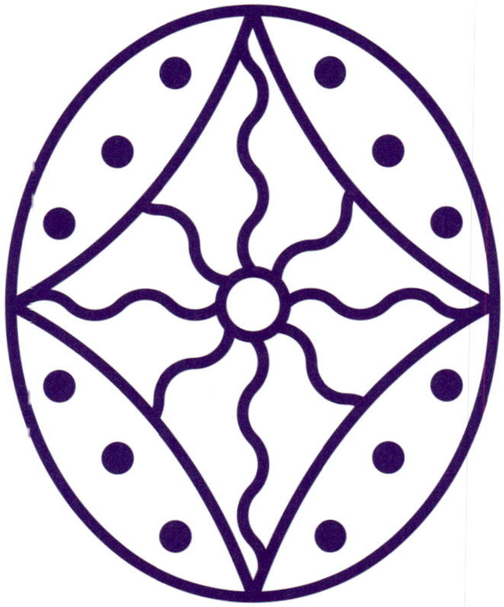

Propolis

Propolis

Das Seelenwesen

Wahrhaftig, du bist die beseelte Natur und verstehst Hingabe an das Leben als das, was es wirklich ist. Du befehligst die Teile des Lebens, füreinander da zu sein. Du erkennst die Liebe in allen Dingen, in den kleinen und den großen, denn du bist dir gewahr, dass klein groß ist und groß klein. Was wären die Wertungen ohne den Geist. Der aber muss rein sein, und das wird er durch Menschen wie dich. Im Dienste der Gemeinschaft der Seelen dienst du in Gottes Gewand. So ziehe deine Bahnen und werde zum Wir. Die Verschmelzung zum einen findet statt, und der Tropfen, der sich einfügt in Reinheit, wird zum Meer der großen, lichten Seelen.

*Ich lebe Hingabe
und diene für mich.*

Substanz

Propolis ist ein von Bienen produziertes Kittharz. Propolis (altgriechisch für »vor der Stadt«) wegen des häufigen Vorkommens an den Fluglöchern von Bienenstöcken. Es wird auch Vorstoß, Stopfwachs, Bienenharz, Bienenleim, Bienenkittharz oder Kittwachs genannt. Propolis ist ein Gemisch aus vielen unterschiedlichen Stoffen, deren Zusammensetzung stark variieren kann. Die von den Bienen hergestellte harzartige Masse hat eine antibiotische, antivirale und antimykotische Wirkung.

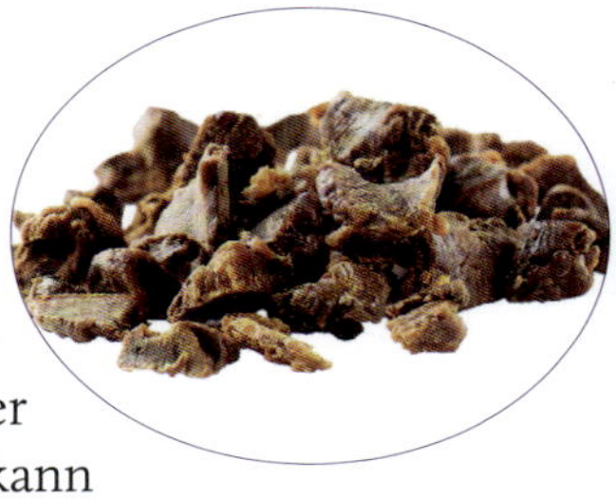

Psyche und Gemüt

So wie die Bienen stellt der Mensch mit Propolis-Bedarf seine eigenen Bedürfnisse stets in den Hintergrund. Er arbeitet fleißig und »selbstlos« für eine Gemeinschaft, von der er meint, dass dies sich lohne oder halt so sein müsse. Man kann sich z. B. eine Gemeinschaft von Nonnen oder Mönchen vorstellen, oder Lebensgemeinschaften, in denen es wichtig ist, sich dem »Gemeinwohl« unterzuordnen. Disziplin und Fleiß gehören hier unbedingt dazu, und eine gewisse Art von Servilität und Diensteifer. Und dies ist genau das Thema dieser Menschen: Bei allem Eifer und sozialem Engagement wird die Grenze zur Unterwürfigkeit leicht überschritten. Aus Demut wird Demütigung, ohne dass dies zunächst bemerkt wird. Im Grunde seines Herzens fühlt er sich aus einer Gemeinschaft ausgeschlossen (Kollegen, Freunde, Familie, Ahnen) und muss ständig dafür arbeiten, dazuzugehören. Durch Leistung versucht er, Akzeptanz zu erlangen. Der Satz »ohne Perfektion geht im Leben nichts« kann seine Umgebung irritieren, weil es wie ein stiller Vorwurf ist, und den Abstand zu den anderen eher noch vergrößert. Dann muss er sich noch mehr anstrengen, dazuzugehören. Erst spät begreift dieser Typus, dass er sich eigentlich ausnutzen lässt, dass er sich in einer Energie der (Selbst-)Demütigung befindet, und dass echte soziale Kompetenz etwas ganz anderes ist. So sieht z. B. sein Zuhause oft wie bei einem Messie aus, was zeigt, wie wenig er sich um sich selbst kümmert. Propolis verhilft zur inneren Erkenntnis und zu einer veränderten Haltung, die eher im Sinne eines Beobachters ist, der sich nicht schnell und vorlaut einmischt, jedoch viel wahrnimmt und sehr wissend ist. Er ist stets bereit zu helfen. Ruhig und besonnen jedoch lebt er sein Leben, das sich selbst zu innerer Größe erfüllt – und zu wahrhaftiger ehrlicher Empathie in großer Geistesfreiheit.

Pulsatilla

Küchenschelle

Das Seelenwesen

Du bist Teil einer unendlichen Geschichte. Es ist die Geschichte von Heimat und Familie, von Trennung und Verlust und vom Wiederfinden deiner Familie. Diese Geschichte leben alle Menschen. Das mag ein Trost sein für dich, denn du bist damit nicht allein. So lege alle Schuldzuweisungen dir selbst gegenüber ab. Du bist weder schlecht noch klein noch bedürftig. Dein Inneres Kind trägst du immer bei dir, und du bist die Erwachsene, die es lehrt zu leben. Lebe Hingabe, Lachen und Zärtlichkeit erst einmal dir selbst gegenüber. Sei gut zu dir, und nähre dich mit allem, was die Erde dir gibt. Du bist gut versorgt in allen Dingen!

Ich finde Halt in mir und in anderen.

Substanz

Pulsatilla, die Kuh- oder Küchenschelle, ist ein Hahnenfußgewächs. Ihre rosettenförmig angeordneten Blätter erscheinen gleichzeitig mit der purpurfarbenen Blüte. Trotz der beinahe liebevollen Namensgebung betrachtete man die Pulsatilla in früheren Zeiten mit Unbehagen. Die zusätzlichen volkstümlichen Bezeichnungen Teufelsbart und Bocksbart zeugen von der widersprüchlichen Abneigung, die man der Pflanze entgegenbrachte.

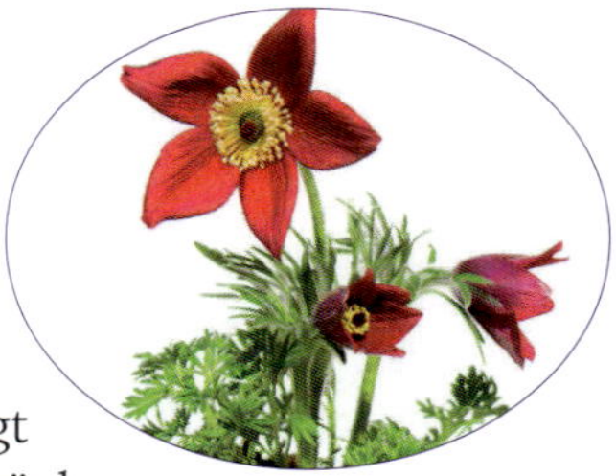

Psyche und Gemüt

So wie die Pflanze einen weichen und schwachen Stängel hat, der Halt braucht, und eine hervorstechende große Blüte, so ist auch das Verhalten des Pulsatilla-Menschen oft widersprüchlich. Das wetterwendische Temperament zeigt sich auch im Psychischen in Stimmungsschwankungen, Schüchternheit, Weinerlichkeit, Anhänglichkeit, abwechselnd mit Zorn oder Sturheit. Pulsatilla ist von ihrem Wesen her sanft, liebenswürdig, angenehm und sehr gefühlvoll. Der Pulsatilla-Mensch hat die Fähigkeit, sich in die unterschiedlichsten Rollen zu verwandeln und in seinem starken Bedürfnis nach emotionaler Sicherheit, Geborgenheit und Zuneigung die Tendenz, fast nur noch den anderen gerecht zu werden. Er ist manchmal schon übertrieben hilfsbereit und immer liebenswürdig, immer da, bis er dann irgendwann einfach nicht mehr kann. In Konfliktfällen suchen sie häufig die Schuld bei sich. Eigentlich stecken diese Menschen in einem Mangel an Selbstwertgefühl fest, der es nicht erlaubt, in Eigeninitiative einen »egoistischen« Weg zu gehen und sich auf gesunde Weise mehr abzugrenzen. Mit dieser (unbewussten) Taktik sucht Pulsatilla Schutz und Stütze in ihrer näheren Umgebung und wird dadurch mehr und mehr von ihr abhängig. Im Laufe der Zeit entwickelt sich daraus eine zunehmende Furcht, die Geborgenheit durch andere zu verlieren oder verlassen zu werden. Solange sie sich in Sicherheit wähnt, nimmt Pulsatilla die Fremdbestimmung durch andere gern in Kauf. Diese Erlebnisse bedrohen ihre emotionale Sicherheit immens, und sie muss jetzt lernen, eigene Entscheidungen zu treffen. Brauchte sie bisher immer die Ratschläge anderer, weil sie sich so schwer entscheiden konnte, ist sie nun gefordert, die Schuldgefühle, es anderen nicht recht gemacht zu haben, endlich loszulassen, ihre eigenen Interessen zu finden und sich dafür einzusetzen.

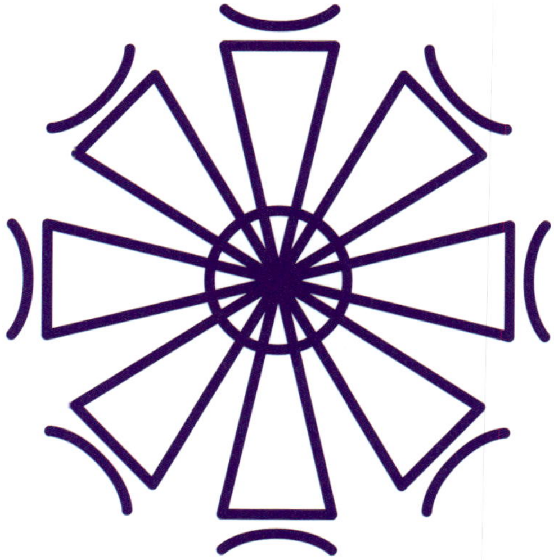

Sambucus nigra

Schwarzer Holunder

Das Seelenwesen

Im Holunderbaum wohnt die Frau Holle, die Beschützerin von Haus und Grund und die Erdenmutter, die dich begleitet. Du solltest sie wieder kennen- und schätzen lernen, denn sie kann sehr viel Gutes für dich tun. Sie befreit dich vom Erbe der Vergangenheit und des Karmas und begleitet dich auf dem Weg deiner Selbstverwirklichung. Sie bietet dir guten Schutz vor äußeren Einflüssen und vor Manipulationen. Sie wandelt dunkle, zerstörerische Energien in Lichtenergien um und sorgt für Erneuerung und Zellregenerierung in deinem Körper. Sie tut es nur, wenn du es willst und bereit bist, diese Reinigung und neue Chance des Lebens zu empfangen.

Ich befreie mich von Anhaftungen
und passe auf mich auf.

Substanz

Der Schwarze Holunder kommt in ganz Europa und im mittleren Asien vor. Er ist anspruchslos und robust. Von Mai bis Juli steht der weitverzweigte Busch in Blüte. Diese wandeln sich später zu fast schwarzen Beeren, aus welchen der Holundersaft gepresst wird. Die Pflanzenteile sind im Rohzustand unbekömmlich bis giftig. Gekocht werden Blüten und Beeren als Lebensmittel oder Getränke verwendet. Besonders geschätzt ist der hohe Anteil an Vitamin C in den Früchten.

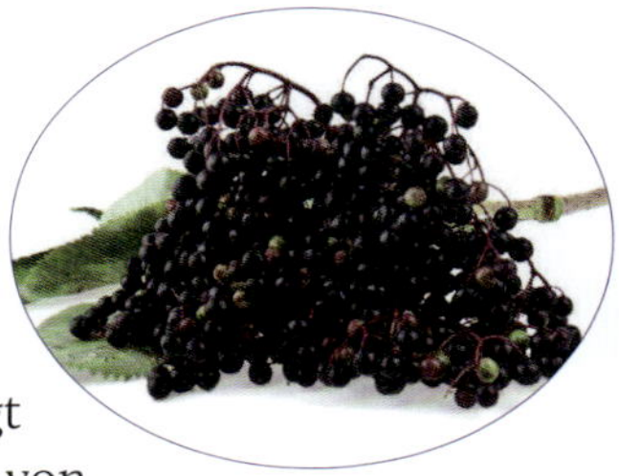

Psyche und Gemüt

Holunderbeeren oder -blüten können ergänzend zur Behandlung von Depressionen oder Angststörungen eingesetzt werden. Er reguliert die Stressreaktion des Körpers und trägt zur Reduzierung von Stresshormonen bei. Die Inhaltsstoffe von Holunder verbessern die Durchblutung und Sauerstoffversorgung des Gehirns, was zu einer gesteigerten geistigen Klarheit führen kann. Beim Holunder geht es in einem höheren Sinne um Gleichgewicht, besonders um das emotionale Gleichgewicht und darum, den richtigen Rhythmus zu finden und nichts im Leben erzwingen zu wollen, wenn dessen Zeit noch nicht gekommen ist. Auch auf einen Schreck können Erstickungsanfälle mit bläulichem Gesicht folgen. Der »Zauberbaum« der Frau Holle, der auch »Gottesbusch« genannt wurde, kann insofern schützende Abhilfe leisten, als er für reibungslose Besuche in der Anderswelt (z. B. in den Träumen) sorgt, ohne dass die dortigen Geister dem Menschen zu nahe treten können. Früher wäre es praktisch undenkbar gewesen, ihn abzuholzen. Damit lässt sich das häufige Vorkommen des Hollerbuschs bei älteren Gebäuden erklären. Der »Holler« wurde als Sitz der Götter betrachtet. Noch immer hat er eine stark mystische und magische Bedeutung, was wir wieder mehr schätzen lernen dürfen. Über den Atem fließt die Lebenskraft in den Menschen. Dieser Fluss muss geschützt werden vor widrigen Einflüssen, sodass das Menschenkind sich in Körper, Seele und Geist zum Höchsten entwickeln kann. Somit ist der Holunder der Baum des Lebens, des Todes und der Wiedergeburt und führt zu einem natürlichen Lebens- und Atemrhythmus zurück. Wer zu sehr eingreift in die natürlichen Prozesse oder die Zyklen außer Acht lässt, dem »stockt der Atem«. Der Reifeprozess und die Ausheilung von Erkrankungen dürfen fließend geschehen in der Hingabe an das Leben.

Sepia

Tinte des Tintenfisches

Das Seelenwesen

Du musst dir nichts beweisen. Du bist ein wunderbarer Mensch, selbst wenn du nichts dafür »leistest«. Ist dieser Gedanke fremd für dich? Schau dir deine wahre Mutter an, es ist die Erde. Sie stellt dir alles an Nahrung zur Verfügung, was du brauchst: Die Früchte, das Wasser, die Kräuter, den Wald ... all das schenkt sie dir gern. Du musst es dir nicht verdienen. Du brauchst es nicht einmal zu nehmen, selbst das ist völlig freiwillig. Alles, was liegen bleibt, wird sie wieder in ihren Leib aufnehmen. Das ist der Kreislauf des Lebens. Also entspanne dich, und meditiere über das Rad von Geburt, Leben, Tod und Wiedergeburt.

Ich gebe mich der Polarität des Lebens hin und entspanne mich dabei.

Substanz

Sepia wird aus der Tinte des Tintenfisches hergestellt. Hahnemann hatte die Substanz einer homöopathischen Arzneimittelprüfung unterzogen, nachdem ihm der Verdacht gekommen war, dass die Krankheitssymptome eines Kunstmalers durch dessen regelmäßiges Pinselablecken bedingt sein könnten. Sepia enthält hauptsächlich Calcium carbonicum, Magnesium carbonicum, Natrium sulfuricum, Kochsalz und einen schwarzen Farbstoff.

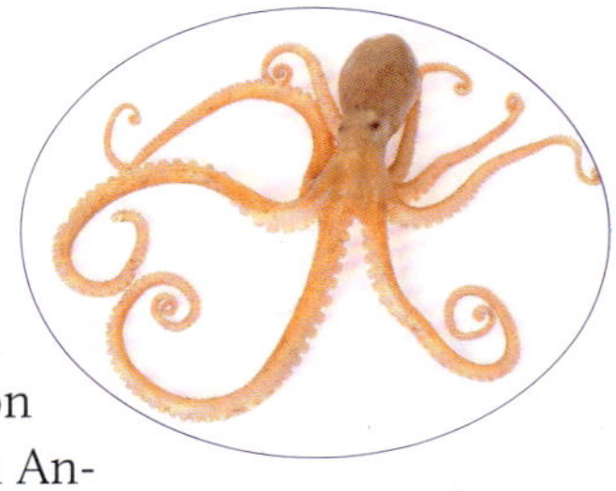

Psyche und Gemüt

Sepia ist ein klassisches Frauenmittel. Ihr Grundbild ist die pflichtbewusste, perfektionistische Hausfrau, die in dieser Rolle einerseits aufgeht, sich andererseits jedoch von ihr überfordert fühlt. Eine Sepia-Patientin hat einen hohen Anspruch an ihre Rolle als Frau, Mutter oder Geschäftsfrau und an alle ihre damit verbundenen Pflichten. Sie will alles optimal erledigen. Probleme ergeben sich aus Erschöpfung und Überanstrengung, wenn ihr deswegen alles zu viel wird. Dann schlägt die Psyche um, und sie will Abstand und einfach nur ihre Ruhe haben. Besonders gegen den Partner und die Nähe zu ihm wird sie dann allergisch. Im Grunde ist Sepia freiheitsliebend und kann offen und zugänglich für Menschen und Beziehungen sein. Sie ist von der Grundanlage jedoch nicht der Mensch, der gehorsam und unterwürfig ist. Wenn die ihr zugeschriebene Rolle sehr viele Routinetätigkeiten beinhaltet oder wenig geistige Auslastung bringt, lässt ihre Liebe zu diesen Tätigkeiten nach, und nur noch ihr Pflichtbewusstsein lässt sie weitermachen. Wenn dann auch noch wenig bis gar keine Anerkennung für eine zum Teil sehr aufopfernde Tätigkeit erhalten wird, beginnt der krankhafte Sepia-Prozess. Die Liebe (zu Ehemann, Kindern oder Job) wird immer mehr zur unbefriedigenden Pflicht, und die Aggression wächst. Eigentlich liebt sie ihren Mann und ihre Kinder von ganzem Herzen, ist aber jetzt zu erschöpft, um irgendetwas anderes zu tun, als den Tag durchzustehen. Sie ist am Ende ihrer Kräfte und hat selbst für die Liebe keine Kraft mehr übrig. Jede liebevolle Zuwendung, sei es in der Ehe, zu den Kindern, zu Vater und Mutter, sogar in engen Freundschaften, behindert sie in ihrem Bedürfnis nach Privatsphäre und Unabhängigkeit. Sepia kann helfen, die Dysbalance zwischen Männlichkeit und Weiblichkeit in der eigenen Persönlichkeit zu einem ausgewogeneren Verhältnis zu bringen und Liebe zu sich selbst neu zu entdecken.

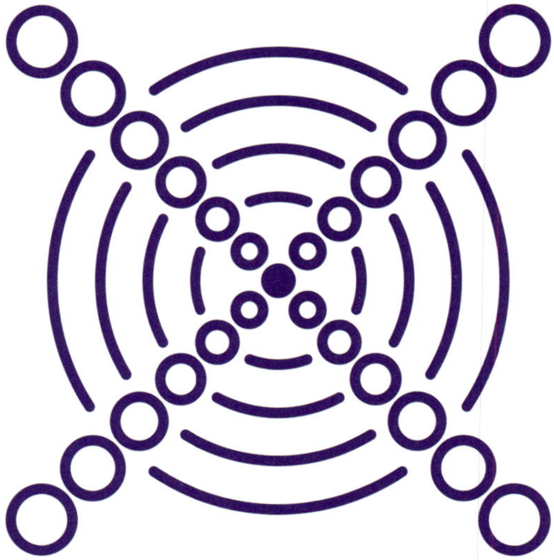

Silicea

Kieselerde

Das Seelenwesen

Du lebst in deiner klaren strukturierten Welt voller kühler Formen und Inhalte. Solange das so bleibt, fühlst du dich wohl, denn Vertrautes und Einschätzbares sind dir wichtig. Die Natur hat dir aber auch das Fließen und die Bewegung mit auf den Weg gegeben, und das spürst du in deinem Inneren als das zarte Pflänzchen der Sensibilität und Feinfühligkeit. Vielleicht empfindest du diese Seite wie in einem Traum, der dich unsicher und orientierungslos macht. Aber auch die Schneekönigin braucht einmal ein wärmeres Plätzchen, um ihre Gefühle aufzutauen. So halte Ausschau, wo ein Feuer brennt.

Ich bin die Königin in meiner Welt,
und ich genieße sie.

Substanz

Silizium ist ein Halbmetall, das in der Natur nur in Verbindung mit Sauerstoff vorkommt. Diese Siliziumdioxide finden sich als Kieselerde (Silicea terra) in mineralischen Vorkommen wie Seesand oder Quarz sowie in Organismen wie Gräsern oder Algen. Kieselsäure ist in allen natürlichen Gewässern und in Pflanzen und Tieren enthalten. Auch im menschlichen Körper können Spuren von Silizium im Knorpel-, Stütz- und Bindegewebe sowie in Haut und Knochen nachgewiesen werden.

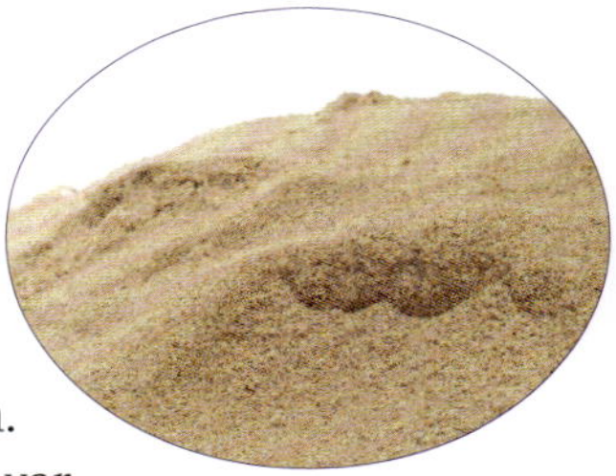

Psyche und Gemüt

Silicea-Patienten haben schwache Konstitutionen. Ihr Wesen ist sanft, schüchtern und beeinflussbar. Sie haben eine auffällige Abneigung gegen spitze Gegenstände wie Spritzen. Beschwerden treten nach geistiger Überanstrengung und Erwartungsspannungen sowie nach Kälte und Zugluft auf. Sie verstärken sich durch Licht, Geräusche und Neu- oder Vollmond. Menschen, die Silicea brauchen, sind zudem sehr darauf bedacht, ihren weichen »Kern« zu schützen und keine Emotionen erkennen zu lassen. Daher geben sie sich nach außen häufig kontrolliert und rational, sind innerlich jedoch zerbrechlich und leiden an ihrem mangelnden Selbstbewusstsein bzw. Durchsetzungsvermögen. Eindrücke wie auch Nahrung können nur mangelhaft verwertet werden. Der Silicea-Charakter hat wenig Selbstwertgefühl, ist eher schüchtern, zurückhaltend und unentschlossen. Er wirkt rigide, unflexibel, braucht seine Ordnung und eine feste Tagesstruktur. Dabei können sich die Ordnungsliebe und sein Pflichtbewusstsein in fortgeschrittenem Stadium durchaus zur Zwanghaftigkeit steigern. Wer einen Silicea-Charakter länger kennt, genießt seine freundliche und mitfühlende Seite, weiß aber auch, dass er sehr stur sein kann und eigentlich extrem unflexibel ist. Gute Ratschläge werden zwar gehört, wenn er jedoch zur Tür hinaus ist, macht er sowieso, was er will, und zwar so, wie er es bisher gemacht hat. Wie der Bergkristall symbolisieren Silicea-Persönlichkeiten die Energie von Klarheit und Reinheit, weshalb sie auch klare Strukturen lieben. Silicea kann sehr durchlässig für Informationen aus der geistigen Welt sein, wenn ihr »Kanal« rein ist, das heißt, sie hat mediale Fähigkeiten. Hierfür muss sich jedoch das eigene Ich zum großen Teil auflösen dürfen. Dies zu üben und ins Fließen zu kommen kann auch die Verhärtungen im Körper abbauen.

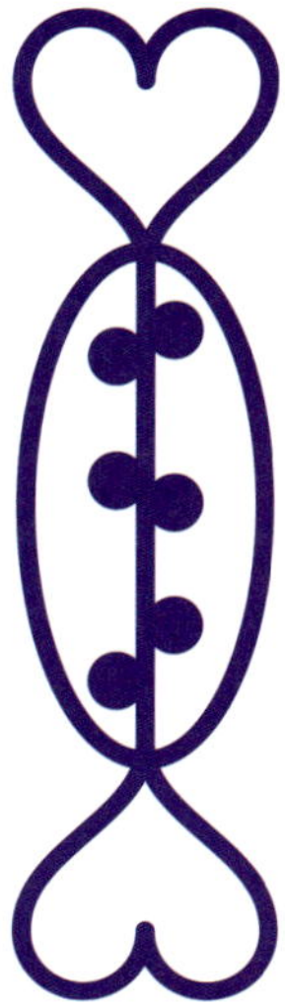

Staphisagria

Stephanskraut

Das Seelenwesen

Okay, deine Ehre wurde verletzt, vielleicht nicht nur einmal. Jemand hat dich auf unsanfte Art und Weise von deinem hohen Ross heruntergeholt und in den Staub geworfen. Na und? Willst du jetzt ewig entrüstet sein und niemals mehr verzeihen? Damit tust du dir nur selbst weh. In dir lebt eine vitale, lebensfrohe und sinnliche Kraft, die wieder nach außen sprühen möchte! So stehe auf, klopfe den Staub ab und springe wieder auf. Galoppiere los, dem Wind und der Freiheit entgegen. Das Leben ist ein Abenteuer, und das bleibt es. Sei mutig und ein Teil davon, dann fühlst du das Leben in dir wieder pulsieren.

Ich steige wieder auf
und reite in den Wind.

Substanz

Staphisagria, das Stephanskraut oder Rittersporn, gehört zur Familie der Hahnenfußgewächse. Ihre Samen enthalten das giftige Alkaloid Delphinin. Diese Wirkung setzte man im antiken Griechenland gegen Kopfläuse, juckende Hautbeschwerden und Warzen sowie als Brechmittel zur Darmreinigung ein. In der westlichen Kräuterheilkunde hat Staphisagria die Bedeutung als Maßnahme gegen Parasiten beibehalten; davon zeugen Beinamen wie »Läusepfeffer« oder »Läusesamen«.

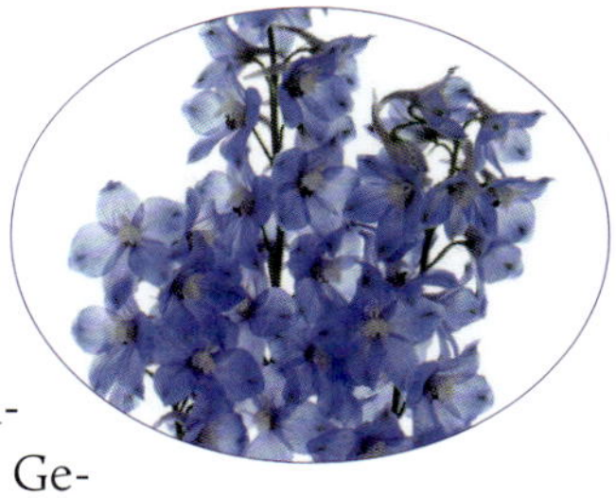

Psyche und Gemüt

Menschen, die Staphisagria benötigen, sind häufig sehr feinfühlige, romantische und idealistische Menschen (meist Frauen), die sehr empfindlich auf Kränkungen und Demütigungen reagieren. Sie halten häufig ihre eigenen negativen Gefühle wie Wut, Empörung und Entrüstung lange Zeit zurück, dann folgt ein explosiver Gefühlsausbruch. Im Mittelpunkt des Arzneimittelbildes stehen die Entrüstung, verletzte Ehre und das Thema Sexualität. Obwohl Stephanskraut-Patienten ein ausgeprägtes sexuelles Verlangen haben und diesem häufig durch Selbstbefriedigung nachgeben, verschlechtern sexuelle Exzesse ihren Zustand. Weitere Faktoren sind Berührungen, Ärger, Zorn, Kränkung oder vergangene Demütigungen verbaler oder körperlicher Art. Das vergessen sie nie. Aufgrund schlechter Erfahrungen haben sie oft Angst vor der Nähe eines Partners. In ihrem ausgeprägten Gefühl für Würde und Ehre erwarten sie von ihren Mitmenschen die gleiche Haltung (Rittersporn – Ritterlichkeit). Natürlich haben nicht alle Menschen diese Haltung, und besonders im Bereich von Liebe und Partnerschaft lassen Enttäuschungen und Demütigungen nicht lange auf sich warten. Sie ziehen sich dann beleidigt und sprachlos zurück. Nach außen beherrschen sie sich, weil sie sich in einer solchen Situation völlig schutzlos fühlen, schlucken ihren Ärger herunter und leiden still vor sich hin, oft für viele Jahre. Sie haben »eine solche Wut im Bauch«, die aber nur vor sich hin gärt. Unterdrückte Wut nach Ärger, Beleidigung oder Kränkung ist bei Staphisagria die klassische Ursache von Erkrankungen. Die empfindsame, beschämte und verletzte Seele möchte auch »negative« Gefühle ausdrücken dürfen und sich dennoch in Ordnung sein lassen. Auch aggressive und sexuelle Gefühle dürfen befreit werden, und die Persönlichkeit darf zu den eigenen Sehnsüchten stehen.

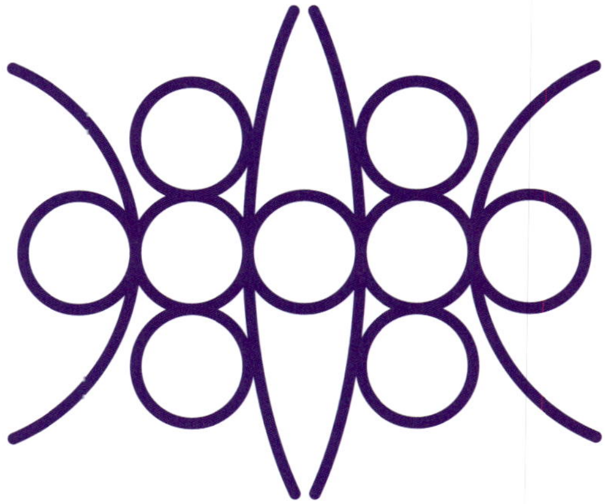

Sticta pulmonaria

Lungenflechte

Das Seelenwesen

Du musst nicht für andere Verantwortung übernehmen, denn es ist ihr Leben. Anderen zu dienen heißt nicht, dass du dich deswegen opfern müsstest. Dadurch verbiegst du dich, und das zeigen dann irgendwann auch deine krummen Gelenke. Leide nicht mit anderen mit, sondern gehe ins Gottvertrauen. Wenn du in deiner ganzen Kraft bist und mit Aufrichtigkeit, Respekt und Würde dir selbst gegenüber durchs Leben gehst, kannst du nicht nur einzelnen Menschen dienlich sein, sondern ganzen Gemeinschaften. Darum erhebe dich in eine höhere Position, die deiner Seele würdig ist. Werde kreativ und diene bewusst dem Ganzen. Atme.

Ich richte mich auf
und diene dem Ganzen.

Substanz

Sticta pulmonaria, Lungenmoos oder auch Lungenflechte genannt, ist eine heimische Pflanze, die in feuchten Wäldern an Rinden oder Gesteinsoberflächen vorkommt. Für das homöopathische Mittel, das auch unter dem Namen Lobaria pulmonaria im Handel ist, wird die auf Schadstoffe empfindliche Flechte an der Luft getrocknet und anschließend nach Vorschrift aufbereitet. »Pulmo« bezieht sich auf das Wort »Lunge«, was den Haupteinsatzbereich der Flechte andeutet. Die Echte Lungenflechte hat sich seit der Industrialisierung fast vollständig in die Gebirge zurückgezogen, wo sie in den Bergwäldern an den Stämmen alter Laubbäume hin und wieder anzutreffen ist.

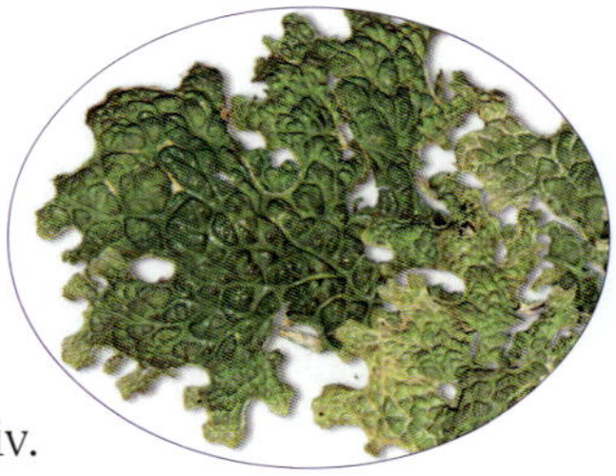

Psyche und Gemüt

Der Sticta-pulmonaria-Typus wird einhellig so beschrieben, dass er ständig reden muss, ganz gleich, ob ihm jemand zuhört oder nicht. Es ist wie ein innerer Druck. Die Patienten sind sowohl körperlich als auch mental sehr aktiv. Sie können nicht ruhig sitzen und neigen zur Rastlosigkeit. Entsprechend schlecht sind ihre Konzentrationsfähigkeit und die Gabe, längere Zeit bei einer Sache bleiben zu können. Es herrschen eine allgemeine Verwirrung der Gedanken und eine starke Unfähigkeit, sich zu konzentrieren. Dies kann bis hin zu geistiger Verwirrung führen. Sie können dann Halluzinationen entwickeln. So wie die Lungenflechte ist auch der betroffene Mensch ausgesprochen anfällig gegenüber Luftverunreinigungen, und kann dadurch stark geschädigt werden. Symbolisch versucht er, sich über das stärkere Herausatmen (das viele Sprechen) von den unverträglichen eingeatmeten Giften zu befreien. So wie die Flechte ist er sehr verletzlich und fürchtet, gar »aussterben« zu müssen, wenn die Verschmutzung so weitergeht. Wie alle anderen Flechten benötigt die echte Lungenflechte eine Lebensgemeinschaft, eine Symbiose mit anderen, so, wie auch der betroffene Mensch den Partner in einer Lebensgemeinschaft braucht, in der beide voneinander profitieren. In einem langsamen Lebenszyklus mit genügend Zeit und einer sauberen Umgebung kann er sehr alt und weise werden und im Austausch von Energie und Materie vielen Geschöpfen dienlich sein.

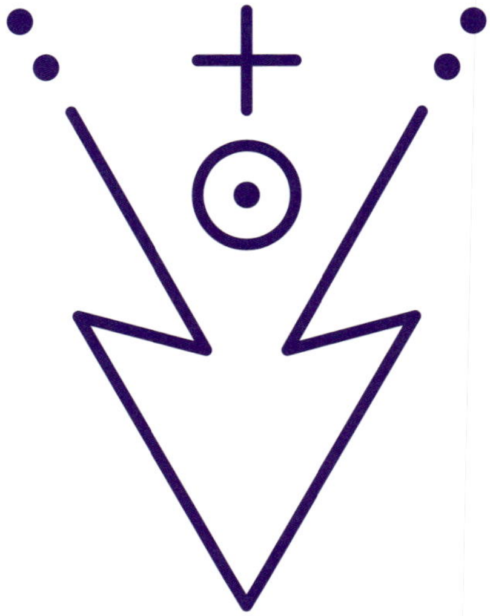

Stramonium

Stechapfel

Das Seelenwesen

Es hat wohl eine Zeit gegeben, in der du sehr viel Leid und Schmerz erlitten hast. Das kann auch in einem Leben lange vor dieser Zeit gewesen sein. Deine Seele hat dadurch Schaden genommen, und jetzt geht es darum, die fehlenden Anteile, die du damals verloren hast, wieder zurückzugewinnen und dich ganz neu aufzubauen. Erinnere dich daran, dass Gott und dein göttliches Bewusstsein alles heilen kann. Du darfst natürlich um Hilfe bitten, wenn dir diese Aufgabe zu groß erscheint. Bitte einen starken Begleiter, mit dir zu deinem Ursprung zurückzugehen, wo du ganz rein und vollständig bist. Fühle diese Energie, und ziehe sie hierher in dein Jetzt.

Ich gehe zum Ursprung zurück
und heile meine Seele.

Substanz

Datura stramonium ist der gemeine Stechapfel, auch Weißer Stechapfel genannt. Er wächst in Europa und Nordamerika. Für das homöopathische Mittel wird das frische Kraut verwendet. Datura ist eine sehr giftige Droge und kann schon in sehr kleinen Mengen zu Halluzinationen, Sinnestäuschungen oder gesteigerter Erregung bis hin zur Atemlähmung führen. Der Stechapfel ist ein starkes Nachtschattengewächs, das im Mittelalter noch von Heilern verwendet wurde. Als Heilmittel ist sein Einsatzgebiet das Nervensystem und die Psyche.

Psyche und Gemüt

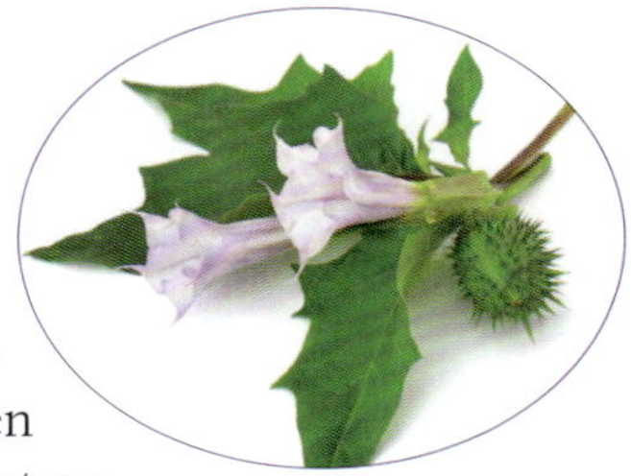

Stramonium ist ein extremes Mittel, und der Betroffene leidet unter heftigen psychischen oder körperlichen Zuständen. Anfälle von entsetzlicher Angst und Panik sind charakteristisch für ihn. Angst im Dunkeln, vor Wasser, in engen Räumen, in Tunneln, in Menschenmengen, vor Tieren, Monstern usw. Kaum ein anderes homöopathisches Mittel ist mit einer solchen Fülle an heftigen Gemütssymptomen im Repertorium vertreten wie der Stechapfel. In der Familie sind oft schwere Schocks und Traumata zu finden und z. B. Vorgeschichten mit Drogen- oder Alkoholmissbrauch. Der Patient steht unter großem Druck und ist aggressiv, unkontrollierbar oder gewalttätig. Er hat zahlreiche Tics, Verhaltensstörungen, Krämpfe oder Anfallsleiden bis hin zu schweren Erkrankungen des Nervensystems und des Gehirns. Kinder haben große Unruhe mit Nachtschreck (Pavor nocturnus). Sie haben Furcht v. a. vor schwarzen oder sehr dunklen Dingen oder vor Tieren. Sie wollen daher immer Licht an haben. Bei Erwachsenen sind Phobien, Psychosen, manische Depressionen oder Hyperaktivität, Aggressivität oder Zerstörungswut gang und gäbe. Alles ist extrem. Die Patienten fluchen, beißen oder schlagen um sich. Aber auch Autismus, Rückzug und Depression gehören zum Mittelbild, bis hin zu Bewusstseinsstörungen und Delirien. Stramonium-Patienten haben vor allem nachts in geschlossenen Räumen große Furcht. Das Geräusch oder der Anblick fließenden Wassers kann Angst oder Krampfanfälle auslösen. Stramonium führt uns in die Welt des Wahnsinns oder in die Vorboten davon, die dunklen Ahnungen. Stramonium ist aber auch die homöopathische Antwort auf die Verrohung unserer Gesellschaft. Unerlöst entstehen immer mehr destruktive und wahnhafte Zustände. Die bestehende Wut kann in tiefer Angst verwurzelt sein.

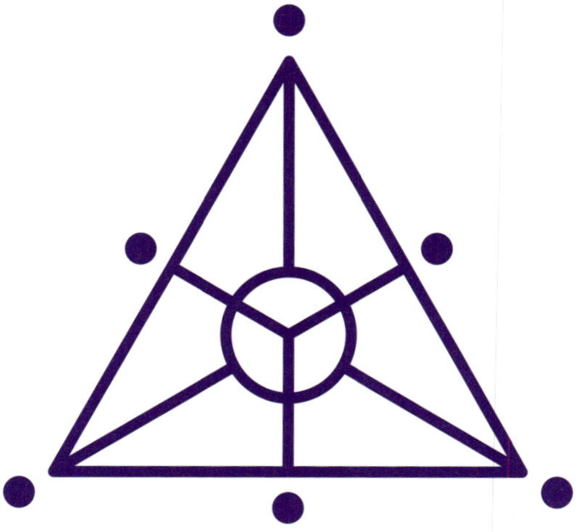

Sulfur

Schwefel

Das Seelenwesen

Auf deiner Seelenreise hast du allerlei Materielles eingesammelt und in der Schatzkiste deiner Güter gehortet. Dort liegen sie nun, und niemand kann sie wirklich brauchen. Wie lange willst du noch das aufbewahren, was du doch nicht mehr gebrauchen kannst? Es wird Zeit, Ordnung zu schaffen, damit du wieder einen klaren Kopf bekommst und den Überblick darüber, was jetzt wirklich wichtig ist. Erst wenn du genügend Ballast abgeworfen hast, kannst du zur Ruhe kommen und aus der ungewohnten Stille heraus dein eigenes Herz schlagen hören. Es ist zart und leicht. Hast du ihm jemals schon gelauscht?

Ich sammle alle meine Teile ein
und ordne sie.

Substanz

Der Schwefel kommt weltweit in der Nähe heißer Quellen oder Vulkankrater vor. In der Antike war Schwefel als »der Stein, der brennt« bekannt; seine Dämpfe reinigten Raumluft und Atemwege gleichermaßen. Heute wird der Stoff für Schwefelsäure, Farbstoffe, Insektizide, Fungizide oder Kunstdünger sowie in der pharmazeutischen Industrie genutzt. In der Nahrungsmittelverarbeitung kommt Schwefel als Konservierungsstoff für Wein und Trockenobst zum Einsatz.

Psyche und Gemüt

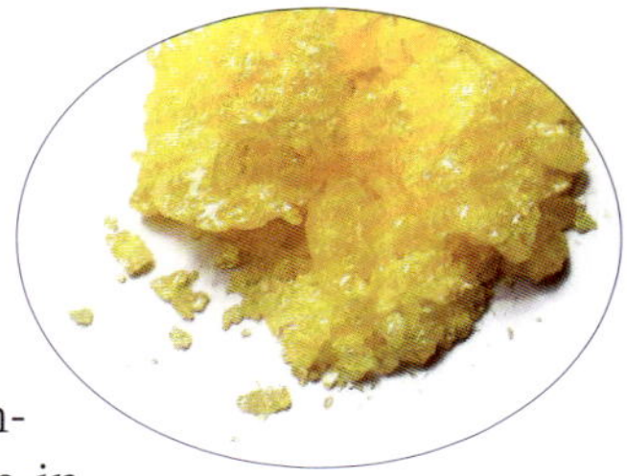

Der typische Schwefel-Patient wurde von jeher als »Philosoph in Lumpen« oder »zerstreuter Professor« beschrieben. Sulfur ist ein fantasievoller, findiger, interessierter Mensch, der jedoch unfähig ist, seine Kreativität in zielführende Bahnen zu lenken. Da er sich grundsätzlich nur für die Dinge interessiert, die ihm wichtig erscheinen, kann er egozentrisch und faul wirken. Das Universum dreht sich um ihn, und er redet am liebsten über sich selbst. Trotz seiner ausgeprägten Abneigung, sich zu waschen oder Ordnung zu halten, ekelt er sich vor dem Schmutz und den Gerüchen anderer. Ein grundlegendes Merkmal von Sulfur ist seine Ich-Bezogenheit und sein Egoismus. Der Sulfur-Typ tut Dinge nur um des eigenen Nutzens willen. Er möchte dabei im Mittelpunkt stehen, und die Lebensäußerungen seiner Umgebung sollen sich bevorzugt an ihm orientieren. Sulfur-Menschen leugnen die emotionalen Reaktionen auf Wunden aus frühester Kindheit und lenken ihre Aufmerksamkeit von den Gefühlen ab, die sie tief in ihrem Innern eingeschlossen halten. Er kompensiert damit seine innere Verletztheit, und die Furcht und Traurigkeit, weil dies so ist. Stattdessen baut er einen Schutzwall auf und konzentriert sich auf materielles Wissen und intellektuelle Gebiete, wo er Mut, Stärke und Kompetenz nach außen zeigen kann. Die Verletzungen seines Ich sind vorrangig in der Pubertät entstanden, wo er sich gegen eine väterliche Autorität unterlegen fühlte, gegen die er meinte, ankämpfen zu müssen. Im Verlauf seiner Erkrankung, die sich vor allem körperlich äußert, wird Sulfur im Verlauf der Zeit immer mehr an sein Schattenthema innerer Unsicherheit herangeführt, und er darf immer mehr fühlen, was eigentlich seinen Wert definiert und sein natürliches Selbstbewusstsein ausmacht.

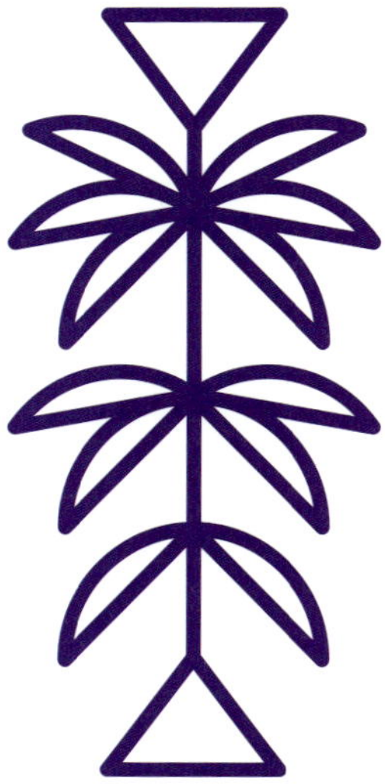

Tabacum

Tabak

Das Seelenwesen

Du bist jetzt aufgerufen, deine spirituelle Seite weiterzuentwickeln. Dazu sind geistige Methoden wie Meditation oder Besinnung besser geeignet als der blaue Dunst, denn sie sind sanfter und liebevoller zu dir. Der Nebel der Abhängigkeit bewirkt eine stete Dämpfung deiner Lichtnatur und verführt dich zur Flucht aus deiner materiellen Umgebung. Diese aber brauchst du, um aufzusteigen in lichtere Welten, ohne dass du dich verlierst. Lasse den Prozess der Regenerierung auf allen Ebenen geschehen, kläre deine Wahrnehmung, und programmiere dich neu für dein spirituelles Vorwärtskommen.

Ich erobere meine verloren gegangene Identität zurück.

Substanz

Die Giftpflanze Nicotiana tabacum, der Virginische Tabak, gehört zur Familie der Nachtschattengewächse. Heutigen Erkenntnissen zufolge ist er ursprünglich im westlichen Südamerika beheimatet, gelangte jedoch bereits vor der Entdeckung Amerikas nach Mexiko und Mittelamerika. Während die Mayas Tabak zur Behandlung von Krampfanfällen, Asthma und Hautproblemen einsetzten, wird die Pflanze heute weltweit vor allem zur Herstellung von Insektiziden und Zigaretten verwendet.

Psyche und Gemüt

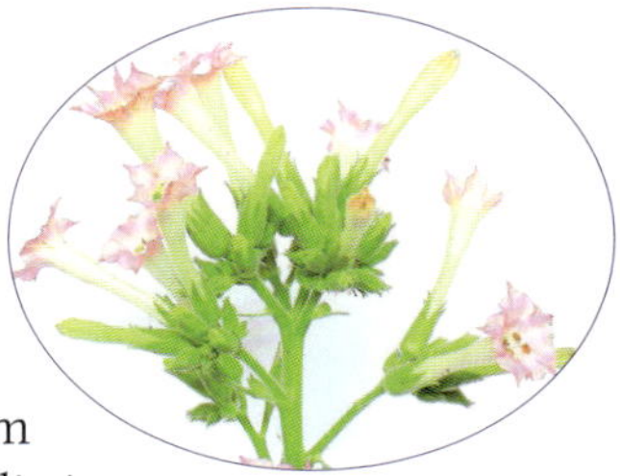

Typische Tabacum-Patienten fühlen sich niedergeschlagen und unwohl. Ihre Gesichtshaut ist blass oder grünlich und von kaltem Schweiß bedeckt. Arme und Hände krampfen, die Glieder zittern. Der Puls ist hart und schnell oder kaum fühlbar bis aussetzend und führt zu Kreislaufbeschwerden, die in Ohnmacht enden können. Eigentlich sind es redselige, vergnügte und lebhafte Leute. In heftigeren Krankheitszuständen können sie jedoch nicht denken, sich nicht konzentrieren und vergessen viel. Es können dann auch plötzliche Ängste zu sterben auftreten, und sie weinen vor lauter Angst. Im Mittelpunkt der Wirkung stehen das vegetative Nervensystem sowie insbesondere die Steuerung von Herz und Kreislauf mit Störungen bis hin zu Kollapszuständen. Tabak kann das aufgewühlte Gemüt nach Schreck, Angst oder Gewalt beruhigen, den Kontakt zur geistig-spirituellen Welt und den »Überblick« wiederherstellen. Mit der sozialen Ausgrenzung der Raucher hat sich die Gesellschaft aus dieser Perspektive vielleicht keinen großen Gefallen getan, denn andere härtere Drogen sind nun zur »Beruhigung« und Anregung auf dem Vormarsch. So kann man Tabacum durchaus als ein mildes Traumamittel ansehen, das nach psychischen oder körperlichen Beschwerden durch Unfälle oder Schocks mit herangezogen werden sollte. Als »Friedenspfeife« für sich selbst kann Tabacum dazu beitragen, inneren Kämpfen gegen alte und neue Verletzungen friedlich und gelassen beizukommen. Es kann Emotionen wie Aufregung, Stress und Empörung dämpfen und den Seelenfrieden des betroffenen Menschen wiederherstellen helfen.

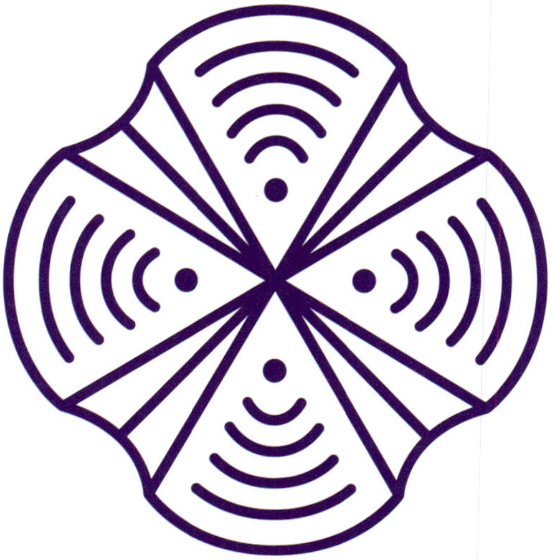

Tarentula hispanica

Wolfsspinne

Seelenbotschaft

Du bist ein ganz schön wilder Geselle, immer zu einem Tänzchen bereit und schnell unterwegs, wenn es etwas Neues zu entdecken gibt. Du hast sehr viel Energie in dir und möchtest am liebsten alles auf einmal machen. Manchmal rennst du weg, und die anderen können dir nicht folgen, sie sind einfach nicht so schnell wie du. Du kannst dir gar nicht vorstellen, dass es auch einen ruhigen Pol gibt, so wie in der Mitte eines Wirbelsturms. Wenn du magst, begleiten wir dich einmal dorthin, es ist ein wahres Erlebnis. Komm, wir nehmen dich an der Hand und führen dich durch den tosenden Sturm in das ruhige Innere. Das ist das wahre Wunderland. Du wirst staunen. Erlebe es!

*Ich bewege mich wild
und freundlich.*

Substanz

Tarentula ist eine homöopathische Arznei, die aus der spanischen Wolfspinne Tarentula hispanica hergestellt wird. Sie affektiert in erster Linie das zentrale Nervensystem und das Herz-Kreislauf-System. Der Begriff »Tarantismus« wird auch für den »wahnsinnigen Tanz« verwendet, den die von der Spinne gebissenen Menschen hinlegen. »Wie von der Tarantel gebissen«, wild und ungestüm, gebärden sich Personen, die das Mittel brauchen können.

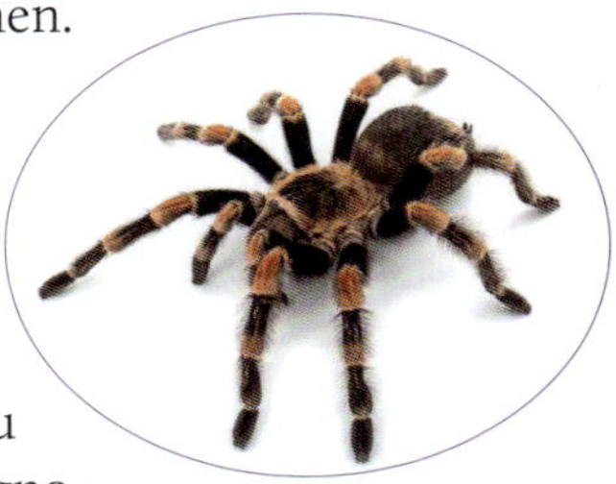

Psyche und Gemüt

Tarentula-Menschen sind sehr nervös bis hin zur Hysterie. Sie sind ständig in wilder Bewegung, ungeduldig, unzufrieden und schnell erregbar. Kinder lieben es, zu springen, zu klettern und zu tanzen, sie mögen Musik. Schnell ist die Diagnose ADHS gestellt. Tarentula ist dabei wohl das Mittel mit der höchsten motorischen Ruhelosigkeit. Manchmal sieht es so aus, als hätten sie keine Kontrolle mehr über ihre Gliedmaßen. Die Kinder sind sehr energiegeladen, äußerst impulsiv, dabei widerspenstig, misstrauisch, streitsüchtig und eigensinnig. Sie sind anfällig für unkontrollierte, plötzliche und heftige Wutausbrüche oder hysterische Weinanfälle, und auch Epilepsie ist nicht fern. Der Tarentula-Typus schläft ruhelos und hat durch seine große Ruhelosigkeit Probleme, bei der Sache zu bleiben. Alle Beschwerden kommen sehr plötzlich. Tarentula-Patienten haben entweder eine panische Angst vor Spinnen, oder aber sie lieben sie. Sie haben eine Neigung zu Magersucht oder anderen Süchten, wie die zwanghafte Sucht nach Sport oder Tanzen. Auch neigen sie zu einer frühen Sexualität. In ihrer suchthaften Überaktivität wirkt es fast so, als wollten sie sich selbst vernichten. Ihre Überaktivität entlädt schwelende Prozesse und eine Menge an Spannungsenergien, die immer heftiger entladen werden müssen. Im Vergleich zu einem gesunden »Ausgleichssport« entspannt sie jedoch ihre Art von heftiger Entladung nur kurz. Im Wesentlichen geht es bei Tarentula-Charakteren darum, Realitäten im Leben nicht ansehen und existenzielle Gefühle unterdrücken zu wollen. Bewegung und vor allem ein Leben mit Musik bringt Tarentula in ihre Mitte zurück. Nach Tarentula-hispanica-Gabe wird deutlich, dass die Persönlichkeit lernt, ihre Energie zu ihrem eigenen, natürlichen Nutzen einzusetzen. Sie wird immer mehr mit sich selbst oder der Umwelt einig, und kann dennoch ihr wildes, bewegtes, unabhängiges Wesen in großer Geschwindigkeit leben.

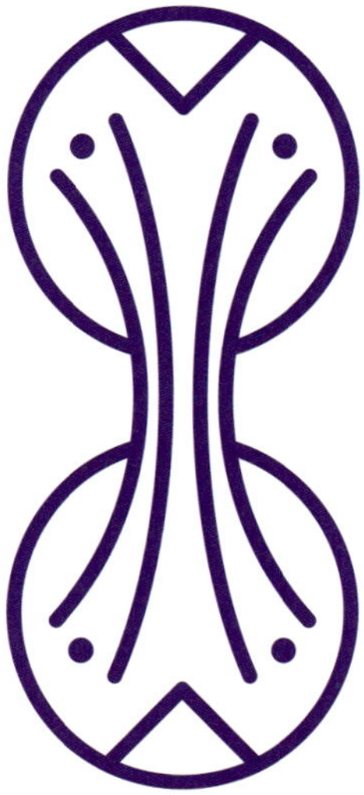

Thuja occidentalis

Lebensbaum

Das Seelenwesen

Du hast das Recht, dich von alten Erblasten zu befreien und den eigenen Ausdruck deines Lebens in seiner ganzen Herrlichkeit und in harmonischer Manifestation wiederzufinden. Mache dich bereit, dich selbst zu leben, und alles, was an manipulativen Energien an dir haften geblieben ist, restlos zu entfernen. Der Lebensbaum mag zwar äußerlich starr erscheinen, aber seine Kraft ist uralt, und im Inneren pulsiert das pralle, schöne Leben, so wie in dir! Verbünde dich mit ihm, und er wird dir helfen, wieder du selbst zu werden.

Ich zeige mich so,
wie ich bin.

Substanz

Thuja ist ein Zypressengewächs. Die einzelnen Arten verströmen einen sehr markanten Duft. Der in Deutschland häufig als Hecke anzutreffende abendländische Lebensbaum bildet an Holz, Zapfen und Zweigspitzen ein stark giftiges Öl, das bei Berührung Hautreizungen verursachen und bei Verzehr tödlich sein kann. Genau diese Zweigspitzen werden für homöopathische Behandlungen vor der Frühjahrsblüte gesammelt und zu Tinktur verarbeitet.

Psyche und Gemüt

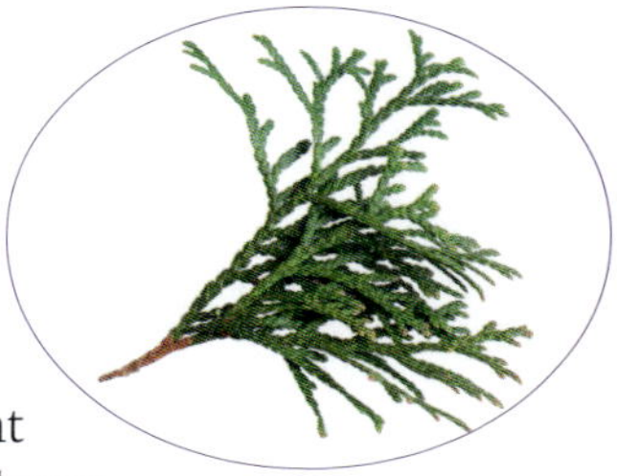

Thuja ist ein sehr unsicherer Charakter, der sich hinter einer Maske verbirgt, von wo aus er andere beobachten kann. In der klassischen Homöopathie nennt man ihn auch »The Great Masquerator«. Persönliche Beziehungen sind ihm nicht wirklich möglich. Aufgrund einer rigiden moralischen Erziehung hat er starke Schuldgefühle und weiß nicht mehr, was richtig und falsch ist. Das hat ihn stark verunsichert bis hin zu Persönlichkeitsspaltungen. Hinter der starren Maske verbirgt sich das Gefühl, »etwas Lebendiges« im Leib zu haben, und entsprechend hat er einen stark aufgeblähten Bauch. Das führt zu dem Gefühl, jemand habe Gewalt über ihn und versuche, Körper und Seele voneinander zu trennen. Ein starker Hinweis auf das Mittel Thuja sind seine »Fixierungen«, die in fortgeschrittenem Stadium auch zwanghaft werden können – bis hin zu Spaltungsthematiken und Schizophrenie. Wenn man ihm in die Augen schaut und versucht, einen Dialog mit ihm zu führen, merkt man, dass er nur mit sich selbst beschäftigt ist und mit seinen inneren zwanghaften Ideen und Überzeugungen. Ein echter Austausch ist auf diese Weise oft nicht möglich. Er befindet sich in seiner eigenen Welt der Überzeugungen und kann davon nicht ablassen. Diese Fixierungen beziehen sich z. B. auf bestimmte Rituale im Tageslauf; die Tür muss immer dreimal geschlossen werden, bevor er aus dem Haus geht, er meditiert immer auf die gleiche Weise, hält das für das Beste und duldet keinerlei Widerspruch, er ist überzeugt, unter einer höheren (negativen) Macht zu stehen, oder überzeugt, ein Sünder zu sein und für immer zu bleiben usw. Neben einer Unterdrückung durch Impfungen können die Thuja-Symptomatiken auch durch andere Manipulationen wie Operationen entstehen. Der starke Lebensbaum kann helfen, die innewohnende konstruktive Kraft wiederzufinden und nach innen und außen zirkulieren zu lassen.

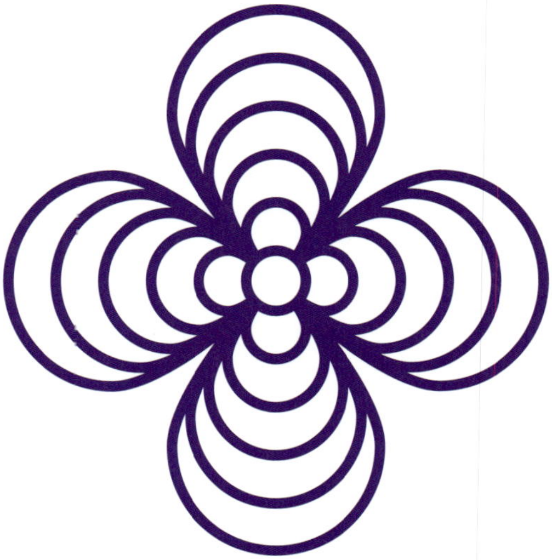

Valeriana officinalis

Echter Baldrian

Das Seelenwesen

Dein Ankommen hier auf der Erde begann in der Dunkelheit der Gebärmutter. Damals hattest du keine Angst, im Dunklen zu sein, es gab dir Geborgenheit und Vertrauen, und du konntest dich hier ausruhen von deiner Reise durch die Galaxien. Eines Tages, wenn du diese Erde wieder verlässt, gehst du ins Licht, und auch das kann erst einmal ungewohnt für dich sein. Dort wirst du dich womöglich erst einmal von all dem, was vorher war, ausruhen wollen. Ob Licht oder Dunkel, du gehst beide Wege immer wieder. Jetzt vertraue darauf, dass dir immer genügend Zeit bleibt, dich auszuruhen und zu regenerieren. Zeit ist unendlich!

Ich bin im Einklang mit dem Himmel und der Erde.

Substanz

Die krautige Pflanze wächst in gemäßigtem Klima in Europa, Asien und Nordamerika. Der botanische Name kommt aus dem Lateinischen (valere = kräftig, gesund sein). Valeriana enthält Cholin, Alkaloide und Säuren. Für die schlaffördernde und beruhigende Wirkung sind vor allem die Sesquiterpene verantwortlich. Aus der Baldrianwurzel (Radix valerianae) können Trockenextrakte oder wässrige Auszüge (Baldriantinktur) hergestellt werden. Beim Trocknen der Pflanze entsteht der typische Baldriangeruch.

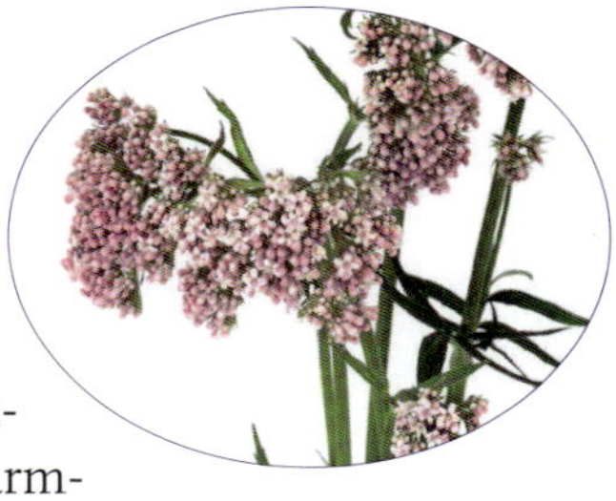

Psyche und Gemüt

Baldrian ist ein vielseitiges Mittel, das überwiegend zur Behandlung nervöser und geschwächter Gesundheitszustände eingesetzt wird. Charakteristisch sind hysterische Gemütszustände. Der Betroffene ist ängstlich, besorgt, in ständiger Alarmbereitschaft, scheut Dunkelheit und Einsamkeit. Auffallend ist eine ausgeprägte Fantasie, die zu Sinnestäuschungen führen kann. Gefühle ändern sich von einem Augenblick zum nächsten, man fällt von einem Extrem ins andere. Ausgelassene Heiterkeit schlägt um in maßlose Wut oder schwerste Traurigkeit. Es fehlt an innerem Gleichgewicht. Der Betroffene kann trotz großer Müdigkeit nicht einschlafen, ist rastlos, muss umherwandern. Das Mittel eignet sich gut für hysterische, unruhige und nervöse Patiententypen. Charakteristischerweise sind alle ihre Sinne überempfindlich, sie reagieren schnell überschießend, und die Personen können sogar bei kleinen Verletzungen in Ohnmacht fallen. Alle mentalen Symptome sind in der Dunkelheit schlechter und im Freien besser. Die Aufgabe des Valeriana-Klienten ist es, nicht mit einem engen Blick auf seine eigene kleine Welt weiter im Tal der Depression herumzuwandern und über seinen Zustand zu jammern. Er muss entdecken, dass es auch einen Weg hinauf und hinaus gibt, dieser Weg jedoch, weil er bergauf geht, ein wenig mühevoll und unkomfortabel sein mag. Seine immer gleichen hinderlichen Reaktionsmuster haben ihren Ursprung in der Kindheit, wo er vielleicht nur reagieren und seine Grenzen ausprobieren konnte. Valeriana hilft, aus diesem ungeordneten Muster herauszukommen und einen sinnvollen erwachsenen und geradlinigen Weg auf einem guten Urgrund der hinter einem liegenden Erfahrungen gehen zu können.

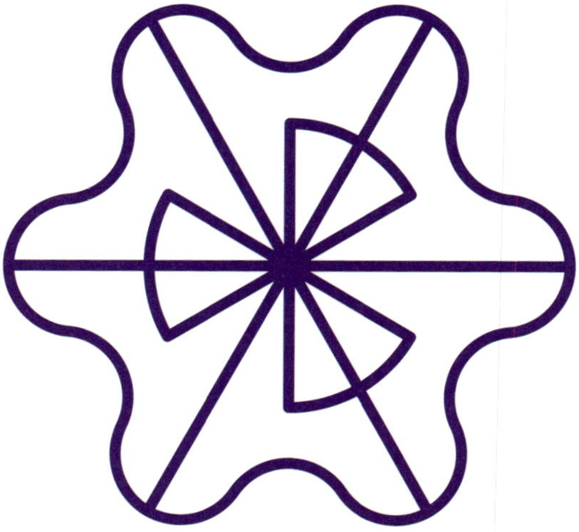

Veratrum album

Weißer Nieswurz

Das Seelenwesen

Du fühlst dich wie Gott und höher stehend als andere Menschen. Gern möchtest du andere davon überzeugen, dass deine Weltanschauung die beste ist. Du glaubst, dass höhere Mächte die Welt lenken und du ein Vertreter höherer Werte bist. Sei achtsam, denn du befindest dich in einer Spirale der Abgehobenheit, aus der du auch herausgeschleudert werden könntest. Akzeptiere, dass es andere Meinungen und Weltanschauungen gibt auf dieser Erde und dass der menschliche Wille frei ist, so wie deiner. Gottes Geschöpfe sind wunderbar vielgestaltig, in ihrer Form, ihrem Denken und ihrem Geist.

Ich akzeptiere die Vielgestaltigkeit dieser Welt und bin frei.

Substanz

Der Weiße Nieswurz wächst im Alpenvorland, in den Alpen, Apenninen und Osteuropa in Höhenlagen bis 2700 Meter. Es ist eine giftige Pflanze aus der Ordnung der Liliengewächse, die bevorzugt auf Alpenwiesen heimisch ist. Erst nach Jahren entwickeln sich weiße, grünlich oder gelblich gefärbte Trichterblüten, die aufdringlichen Duft verströmen. Alle Pflanzenteile sind stark giftig. Innerhalb von zwölf Stunden nach Aufnahme kann es zum Tod durch Atemlähmung kommen. Diese verzögerte Wirkung machte den Weißen Nieswurz bereits in der Antike zu einem häufig eingesetzten Gift.

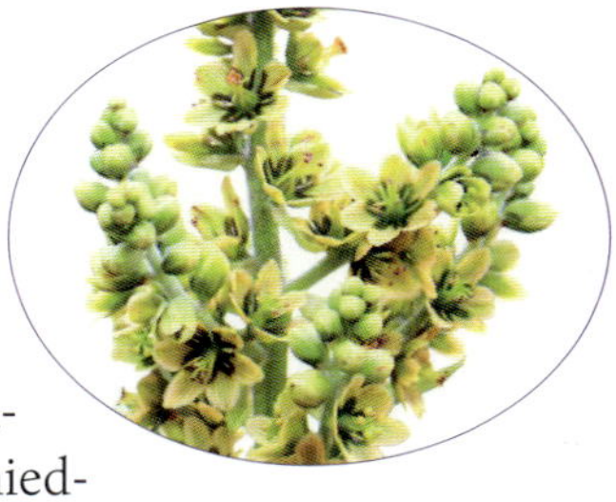

Psyche und Gemüt

Veratrum album gilt in der Homöopathie als Mittel für die Extreme. Die Einsatzbereiche sind Krankheiten und Zustände wie manische oder depressive Gemütsverstimmungen, Zerstörungswut und Lügen. Kreislaufschwäche mit niedrigem Blutdruck und Ohnmachten sind typisch. Veratrum-album-Patienten sind hyperaktiv und ruhelos, frühreif, ernst, intellektuell und ehrgeizig. Es besteht eine ärgerliche Gereiztheit, sie beginnen beim geringsten Anlass zu kritisieren, zu schimpfen und zu fluchen. Zu beobachten ist eine geschäftige Unruhe und der Drang zu arbeiten. Sie sind geschwätzig; sie beten viel und zeigen Anzeichen einer religiösen Manie mit Größenwahn. Im manischen Zustand hält sich die Person für etwas Besonderes und verschwendet großzügig ihr (oft nicht im Überfluss vorhandenes) Geld. Auffälligstes Merkmal eines Veratrum-album-Patienten ist die überall zu spürende physische Kälte: Schweiß, Haut, Nasenspitze, Atem und Zunge fühlen sich eisig an. Trotzdem herrscht ein starkes Verlangen nach extrem gekühlten Getränken. Er wimmert und weint im Zustand apathischer Delirien. Dazu kommt eine ruhelose Aktivität, die von ständiger (Selbst-)Kritik, Wahnvorstellungen, erotischen Manien und der Wiederholung bestimmter Tätigkeiten oder Lautäußerungen wie Singen, Beten oder Lachen begleitet ist. Sie sind anfällig für übermäßigen Alkoholgenuss, der im fortgeschrittenen Stadium zu einem soporösen Schlaf oder Delirium führen kann. In Stadien des »Wahnsinns« haben sie das Verlangen, Dinge zu zerschneiden oder zu zerreißen, besonders die Kleider. So kann Veratrum album ein Mittel auf dem Weg zur Erlösung der Seele sein, die aus der Zerrissenheit herausfindet und sich auf den Weg zur Ganzheit der Seele begibt.

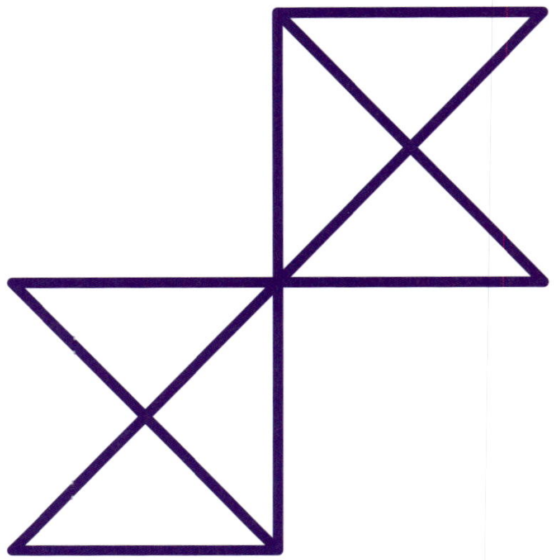

Zincum metallicum

Zink

Das Seelenwesen

Du hast Mühe, deinen Alltag zu leben. Ja, du versuchst es redlich, aber letztendlich kannst du die Konventionen und Anforderungen dieser Gesellschaft nicht verstehen und ihnen auch nicht genügen. Derweilen wird der Druck auf dich immer stärker. Ein tiefes Trauma deiner Kindheit oder sogar aus einem anderen Leben verhindert es noch, dass du in deine ganze Kraft zurückfindest. Es ist keine Schande, dir helfen zu lassen, das Hindernis aufzuspüren und zu lösen. Du musst nicht alles allein machen. Schaue dich um, du wirst einen guten Begleiter finden! Öffne dich für Hilfe, und nimm sie an.

Ich finde einen Weg,
mich zu heilen.

Substanz

Zink ist ein lebenswichtiges Spurenelement, das auf den Stoffwechsel einwirkt. Es regt die Enzyme an und übernimmt eine Schlüsselrolle im Eiweiß-, Kohlenhydrat- und Fettstoffwechsel. Alle Lebewesen benötigen dieses Mineral als essenzielles Spurenelement, weil es an vielen Stoffwechselvorgängen im Körper beteiligt ist. Insbesondere für Immunsystem, Säure-Basen-Haushalt sowie Haut, Haare und Nägel spielt es eine wesentliche Rolle. Als Bestandteil oder Aktivator zahlreicher Enzyme und Hormone ist Zink für den Körper unverzichtbar, es steigert die geistige Leistungsfähigkeit und die Konzentration. Zink sollte man nicht überdosieren, sonst können Übelkeit, Erbrechen und Vergiftungserscheinungen die Folge sein.

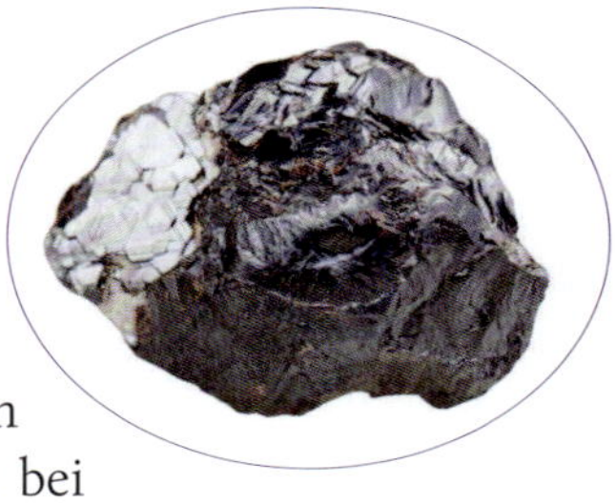

Psyche und Gemüt

Der Zincum-Patient wünscht sich, dass alles beim Alten bleiben soll. Mit großer Anstrengung hält er das Alte, Bestehende, Routinierte und die Tradition gesellschaftlicher Normen aufrecht. Körperliche und psychische Probleme entstehen bei ihm dann, wenn sich sein Leben nicht mehr verändern darf und das Festhalten am Bestehenden zu verkrampft wird. Aufruhr, Demonstrationen oder gar Revolutionen sind dem Zincum-Charakter schon beim Daran-Denken ein Graus. Der Körper jedoch fordert die Entwicklung und Beweglichkeit unbedingt ein. So sind schon die in erstarrten Schulsystemen festsitzenden Zincum-Kinder überreizt und unkonzentriert, voller Prüfungsängste, Ruhelosigkeit, Gesichts- und Muskelzuckungen sowie Erschöpfung. Meist liegt ein länger zurückliegendes, unverarbeitetes Trauma oder eine überwundene schwere Krankheit zugrunde. Sie sind hypochondrisch, denken viel über Tod und Sterben nach, zeigen sich pessimistisch. Nachts knirschen sie mit den Zähnen, sind Schlafwandler, verspüren ein Kribbeln und unüberwindbaren Bewegungsdrang in den Beinen (»Restless Legs«). Man fühlt sich abgespannt und matt, kann sich auf nichts konzentrieren. Mit diesen Symptomen möchten der Körper und die Psyche um Erlaubnis bitten, im Lebensfluss auch einmal scheitern zu dürfen und sich dadurch echtes seelisches Wachstum zu ermöglichen. Das anzunehmen, was nicht verhindert werden kann, und daraus nützliche Lehren zu ziehen, ist das Zincum-Thema. So kann der Mensch lockerer, unverkrampfter und zuversichtlich durch das Leben gehen – in seiner lebendigen Individualität.

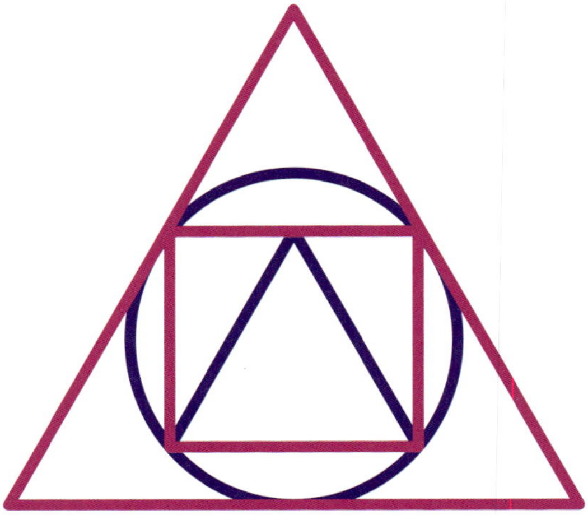

Das Core-Miasma

cor: Herz, Gemüt, Gefühl, Seele
core: der Kern, das Kernstück
Core: Frühlingsgöttin, Inbegriff der jugendlichen Erde

Das Seelenwesen

Durch dein Bezeugen der Realitäten erschaffst du Realitäten. Bezeugen ist das Verstärken der Kraft des Beobachtenden. Wenn du immer wieder sagst »So ist es«, dann ist es eben so. Du bist ein machtvoller Schöpfer und eine machtvolle Schöpferin, die sich zusammenfinden, um das Kind der Freude Wirklichkeit werden zu lassen. Erlösung findet statt, wenn Core, die Frühlingsgöttin, durch die Kraft der Mutter aus der Dunkelwelt befreit wird, wenn die Übermacht des Vaters endet und die chymische Hochzeit zwischen den beiden universellen Kräften auf neue Weise stattfinden kann. Genau dies geschieht jetzt, genau dann, wenn du es bezeugst. Du bist ein Kind der Liebe, und du belebst das ganze Universum.

Ich erwecke das kosmische Kind
zu neuem Leben.

Die Ebene

Cor ist das Herz des Ganzen, der Kern des Universums, mit dem alle Wesen verbunden sind. Unbegreiflich mit dem Verstand fühlen wir uns den unbekannten Dimensionen ausgeliefert als »kleine Menschlein«, die hoffen, dass ihr Schicksal nicht so hart werden möge. Bang beobachten wir die Sonnenstürme, die Bewegungen des Universums, das Herausschleudern der Energien und das Wirken von uns unbekannten Frequenzen. Tun können wir nichts, so meinen wir, denn das da oben, dieses Damoklesschwert, es ist zu groß. In ständiger Resonanz mit dem durch kosmische Teilchen eingedrückten Erdmagnetfeld vibrieren unser Herz, unsere Mitte, unser Kern, der Core, die Mitte zwischen Vater Sonne und Mutter Erde, oft unangenehm stark. Es geht darum, in diesem kosmischen Wunder wieder bedingungslos und frei von Leiden mitschwingen zu können – im großen Spiel der Evolution.

Das größere Thema

Mit dem Core-Miasma greifen wir auf die Ebene der Evolution des Menschen zu, der sich auch an Veränderungen des universellen Geschehens einstellen und anpassen muss. Wir sind nicht unabhängig vom Kosmos. Wir schwingen mit ihm mit, und manchmal wird es turbulent. Wir sind natürlicher Strahlung, künstlicher Strahlung und kosmischer Strahlung stark ausgesetzt. Das Core-Miasma-Symbol möchte einen Beitrag dazu leisten, in Bezug auf neue Herausforderungen des Universums unser System ein Stück weit harmonisieren zu können. Channeling: »Jede Zelle ist ein ganzer Kosmos. Seit Äonen erschaffen wir die Ganzheit aus der Ich-Polarität, gleichzeitig als Gott und Fraktal, in dem alles Göttliche immer vollständig enthalten ist. Klein und Groß gibt es in Wirklichkeit nicht, ebenso wenig das Innen und Außen. Außerhalb der Zeit, in der Ewigkeit, und des Raumes, der Unendlichkeit, sind diese Zustände aufgehoben und nichtig. In der Zeit geschieht Transformation, denn in der Zeit muss etwas geschehen, es ist fortlaufend. Die Zustände des Lichts sind allgegenwärtig, ihr Ausdruck ist die Manifestation in Mannigfaltigkeit. Lichtfrequenzen falten sich auseinander, und Wirkung entsteht. In Räumen und Zeiten, wo wir nichts mit hinnehmen, existiert auch keine Angst. Wir sind Lichtwesen und gesegnet im Licht, Gottes Schöpfung, die der Liebe aus uns selbst entspricht. Übrigens: Wenn es keine Zeit gibt, dann gibt es auch keine ›neue Zeit‹, sondern nur den Witz des Universums …«

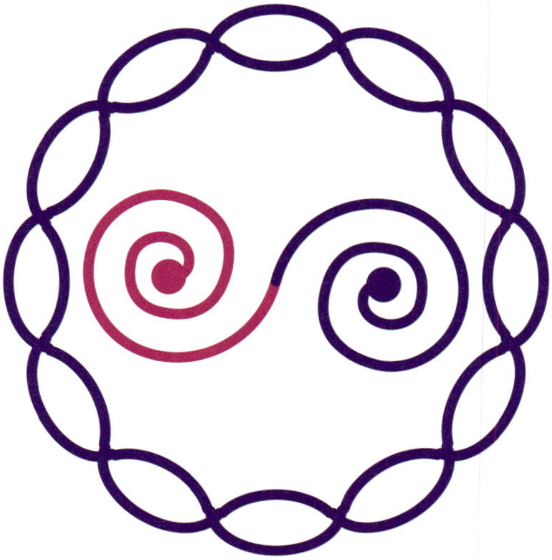

Das Noxinie-Miasma

Das Seelenwesen

Im Laufe der Zeiten ist vieles zu viel geworden. Dass wir Schöpferwesen sind, haben wir noch und nöcher erfahren, indem wir viele Dinge ausprobiert haben. Nun ist die Zeit gekommen, in der du deine Experimente beendest, denn zu viel Unnützes wurde erschaffen, und das Ergebnis des Zauberlehrlings hat die Regie übernommen. Zum Sklaven deiner Schöpfung bist du geworden, und es droht die Entmachtung. Ja, noch kannst du alles materialisieren, was in die Existenz gebracht werden kann. Doch hast du nun genug gelernt. Betrachte deine Ergebnisse, aber nur kurz, dann entscheide dich dazu, Unsinniges loszulassen. Richte deinen Zauberstab auf den ganzen Plunder, mit Dankbarkeit, denn es war ein Spiel. Nun kommen die Phase der Besinnung und die Entscheidung für eine andere Richtung. Hingabe ruft und nicht mehr das Tun.

Ich bin Energie und aktiviere Selbstreinigung.

Die Ebene

Unter Noxinie verstehen wir alles, was für den menschlichen Organismus nicht natürlich ist und als Gift wirken kann. Dazu zählen chemische Medikamente genauso wie Umweltgifte, die in den letzten Jahrzehnten immens zugenommen haben. Wir können ihnen heutzutage nicht mehr ausweichen, denn sie befinden sich in der Luft (Abgase, Gifte), im Essen (Glyphosat), im Boden, im Trinkwasser, in den Meeren. Umweltgifte betreffen alles und jeden. Deshalb ist dieses Thema ein Kollektivthema und zu einem neuen »Miasma« geworden. Es ist die Basis dafür, dass wir eine ganze Reihe von Krankheiten entwickelt haben, die auch die Körperchemie und darüber die Emotionen beeinflussen.

Das größere Thema

Das natürliche Entgiftungssystem verwandelt normalerweise schädliche Substanzen in unschädliche. Heute sieht die Realität komplett anders aus. Schädliche Stoffe sind überall präsent, und es gibt neue Stoffe, die der Körper auf herkömmliche Weise nicht mehr transformieren kann, z. B. Nano-Plastikteilchen. Auch wenn es eine Herausforderung ist, der Belastung zu entgehen, möchten wir mit dem Noxinie-Symbol einen Beitrag leisten, um unser ganzes System stabiler, anpassungsfähiger und gesünder zu machen. Transformation findet auf der Ebene der Frequenzen und Schwingungen statt, denn mit herkömmlichen Methoden kommen wir dem Thema nicht wirklich bei. Da alles in Resonanz mit uns ist, was existiert, das heißt, dass auch nichts existieren kann, ohne unsere Resonanz (Spiegelgesetz), fragt es sich, was wir eigentlich im Laufe der Jahrhunderte und Jahrtausende an Materie erschaffen haben. Es gilt, die Erinnerung zu aktivieren, dass wir mächtige geistige Schöpferwesen sind und aus dem Un-Bewusstsein heraus auch materielle Dinge erschaffen haben, die sich dann gegen uns richten. Das Mittel Noxinie-Miasma kann uns zu jenem erweiterten Bewusstsein verhelfen, das niemals die Hoffnung und die Positivität aufgibt und neue Möglichkeiten der Transformation findet. Wir werden nun durchlichtet und fluten in Form von Inspirationen unseren körperlich-feinstofflichen Organismus, sodass wir wissen und fühlen können: Transformation findet in jedem Moment statt, und der Geist ist der Chef, dies zu initialisieren. Auf der Ebene des Menschseins sind Wunder allezeit möglich, der Glaube hilft dabei, sie zu sehen. Das Bewusstsein der Wandlungsfähigkeit alles Irdischen wird durch das Symbol manifest.

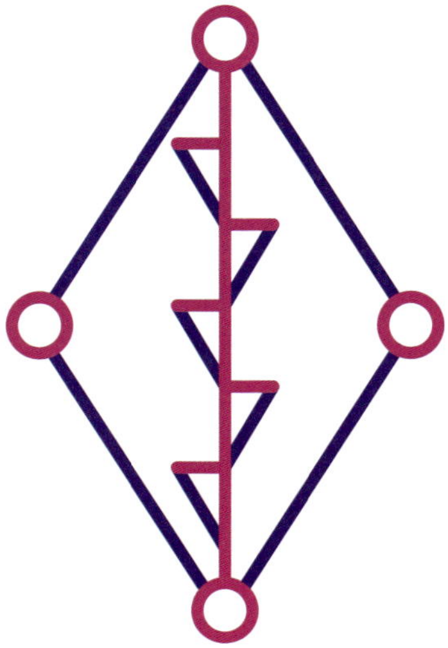

Das Streptococcinum-Miasma

Das Seelenwesen

Du wundervolles Wesen, erkenne die Chance und Gelegenheit, dich mit jedem Blick zum anderen wie in einem besonderen Spiegel zu sehen. Dieser Spiegel, der sich in jedem deiner Kontakte zeigt, ist ein immenses Tor zum Inneren der Welt. Es spiegelt dir nicht nur die Gewissheit, du selbst sein zu dürfen in deinem wundervollsten Kleid, sondern all jene strahlenden Facetten des Lebens überhaupt, die du meintest mit deiner Geburt auf der Strecke gelassen zu haben. All die funkelnden Facetten des Lebens bieten sich dir ganz neu dar, damit du neue Räume öffnen kannst. So wirst du nun ganz und gesund im eigentlichen Sinne. Und jeder, der mit dir ist, auch.

Ich bin jeder Raum.

Die Ebene

Streptokokken sind typische Bakterien des Schleimhautmikrobioms. Sie können eine Vielzahl von Krankheitsbildern verursachen, wie eitrige Infektionen des Rachens oder der Haut, aber auch generalisierte Krankheitsbilder oder Folgeerkrankungen des Immunsystems. Auch das Übergreifen auf andere Organe sind mögliche Komplikationen. Um Derartiges zu verhindern, werden in der klassischen Medizin Streptokokken-Infektionen meist mit Breitspektrum-Antibiotika behandelt. Trotz dieser Behandlung heilen diese häufig nicht vollständig aus. So kommt es bei nicht wenigen Betroffenen in den Folgejahren zu chronischen Erkrankungen wie Rheuma, Polyneuropathie oder Fibromyalgie.

Das größere Thema

Die Indikationen für die Gabe von Streptococcinum sind in der Regel akute Infekte, wie Angina und Scharlach. Betroffen sind meist Menschen, die schon seit der Kindheit mit wiederkehrenden Mandel- und Mittelohrentzündungen zu kämpfen hatten. Diese wurden mit Antibiotika unterdrückt. Irgendwie scheint es, dass immer am Immunsystem gerüttelt wird. Die Betroffenen sind empfindlich gegen Licht, Luftzug, Lärm und Geräusche sowie alle möglichen Umwelteinflüsse. Generell sind diese Menschen sehr emotionsbetont und zeigen ihre Gefühle recht stark. Große Teile der Gesellschaft sind von dieser permanent unguten Stimmung »infiziert«. Die »Überlastungskröte« (Halsschmerzen, Schluckbeschwerden, vereiterte Mandeln) kann nicht mehr geschluckt, sie müsste eigentlich endlich ausgespuckt werden. Die Symptome deuten auf die Notwendigkeit einer grundlegenden Lebensveränderung hin. Wenn der Mensch nicht mehr in der Lage ist, harmonisch mit seinem Umfeld zu interagieren, leidet die Lebensenergie. Da das Thema, Konflikte gemeinsam lösen zu können, ohne dass sich ständig neue »Herde« »entzünden«, weltweit immer weniger gelingt, ist Streptoccinum im Großen (Politik, Staaten, Gemeinschaft) wie im Kleinen (Familie, Freunde) ein extrem wichtiger Friedensstifter. Es kann vielen Menschen den Weg ebnen helfen, sich ihren Ängsten zu stellen, jedoch trotzdem ihre Umgebung (inklusive Viren oder sonstige Erreger) nicht mehr als bedrohlich empfinden zu müssen. Letztendlich erlöst es ein Stück weit unser aller Geburtstrauma. So wird aus Sorgen Gelassenheit, aus Stress Ruhe, aus Schwäche Selbstbewusstsein und aus Freund-Feind-Denken ein globales Vernetzungsbewusstsein.

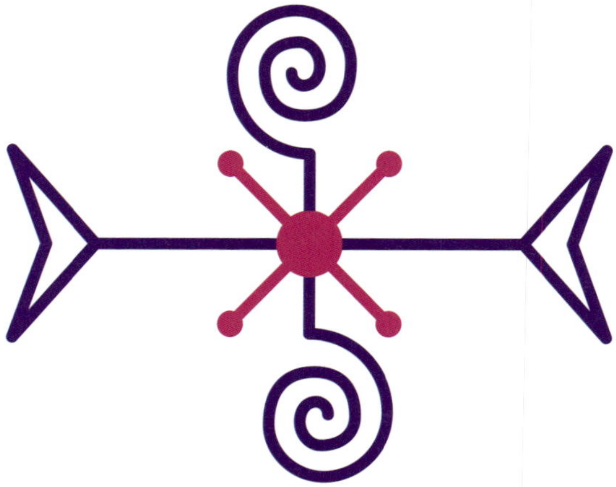

Das Tuberkulinie-Miasma

Das Seelenwesen

Geschwind reitest du durch Luft und Wind, als wärest du noch ein blasses, kleines Kind. Wie ein Spielball oder eine Feder torkelst du vor dich hin, und wenn der Sturm kommt, bist du weg. Deine Reise begann sehr leicht. Nun geht es nicht weiter. »So« nicht weiter. Alles ändert sich, alles ist Periodizität. So kannst du nicht immer fliegen, denn es droht Gefahr davonzufliegen, in Gefilde, die du nie betreten hast und am Ursprung auch nicht betreten wolltest. Lasse Vorsicht walten vor deinen nächsten Schritten. Betrachte erst einmal die Dinge, die sich bieten. Nicht alles ist echt, das dir drollig erscheint. So viel Tand und Nichtsnutz ist unterwegs in diesen Zeiten. Vorsicht rennt nicht, sie bewegt sich in sanften leichten Schritten. Sie hat keine Angst, jedoch die Zeit, erst einmal zu verweilen, um dann das Ganze zu erkennen und das Richtige zu tun.

Ich bin alle Zeit.

Die Ebene

Die Tuberkulinie ist keines der ursprünglichen Miasmen. Sie wird nicht erworben (d. h., man steckt sich nicht an), sondern vererbt. Ursprünglich gab es einmal eine tatsächliche Erkrankung, allen voran die TBC, die eine energetische Schicht geschaffen hat, die jetzt immer wieder aufflackert und genährt wird. Nachfolgende Generationen neigen dann zu »tuberkulinischen Beschwerden«. Die Tuberkulinie ist eng mit dem Atmen und dem Atemsystem verbunden. Es gibt hier relativ typische Erkrankungen wie Mittelohrentzündungen, wiederkehrende Infekte der Atemwege, Husten, Bronchien, Lunge, Mandelentzündungen, Blinddarmentzündungen, Schilddrüsenerkrankungen usw.

Das größere Thema

So, wie die Tuberkulose eine chronische, wiederkehrende Infektionserkrankung ist, die in den befallenen Geweben Erregerherde, die sogenannten Tuberkel abkapselt, so wird der betroffene Mensch seine Symptome nicht wirklich los. Irgendwie scheint der Körper keine Kraft mehr zu haben, sich des Befalls zu erwehren und das innen sitzende, verkapselte Wesen auszuscheiden. Das Tuberkulinie-Miasma lässt uns nicht die Ruhe und Zeit für eine nachhaltig tiefe Entwicklung und Ausheilung. Ständig ist wieder etwas. Kinder und Erwachsene stecken sich so rasch mit Erkältungsviren an, als würden sie immer hier schreien. Energetisch betrachtet ist die Tuberkulinie ein typisches Miasma unserer Zeit. Keiner will mehr warten, alles muss schnell gehen, immer muss »Fortschritt« sein. Veränderungen sollen möglichst sofort und ohne langen und schon gar nicht schwierigen Prozess passieren. Kurze, schnelle und effiziente Lösungen sind in unserer Gesellschaft mehr denn je gefragt. Für Reflektieren in Ruhe und ein echtes Ausheilen bleibt keine Zeit. Sie ertragen es nicht, »eingekapselt« zu sein (wie das Tuberkel) oder eingesperrt oder irgendwie reglementiert oder bevormundet zu werden. Alles ist wechselhaft. Heute noch fröhlich unterwegs, kann der Tuberkuliniker morgen schon todkrank sein. Die Psyche ist labil, und Stimmungsschwankungen sind an der Tagesordnung. Das Tuberkulinie-Miasma zeigt mit der weltweiten Anforderung nach immer mehr Leistung und Geschwindigkeit die Unmöglichkeit für den Menschen, in Ruhe bei sich selbst anzukommen und die tief liegenden Dinge an der Wurzel zu heilen und im Hier und Jetzt bei sich zu verweilen. Dieses Mittel hilft, Freiheit und Ruhe wiederzufinden.

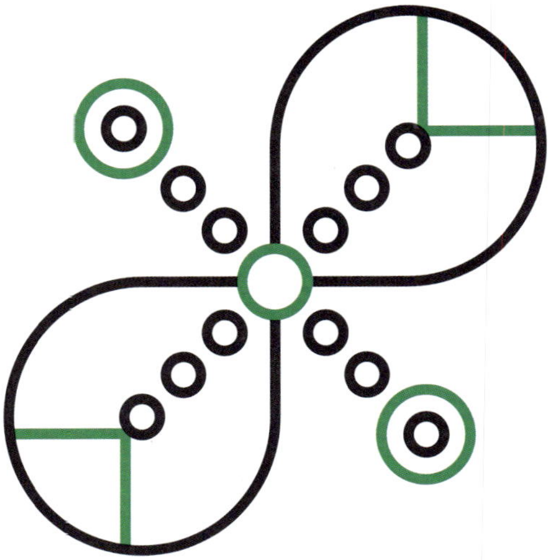

Agrimony

Odermennig

Das Seelenwesen

Du hast viel in dich investiert, um bei deinen dich umgebenden Menschen gut dazustehen. Hast du in letzter Zeit mal einen Blick auf dein Inneres geworfen? Wie sieht es dort aus? Deine Gefühle, dein Herz, dein Körper sind der Sitz deiner Seele. Hast du deine Seele verlassen? Etwa nur, um dir da draußen einen schnöden Ersatz zu suchen? Wie wäre es, wenn du einmal ganz ehrlich zu dir selbst bist? Das, was du da erkennst, das bist du. Ja, du. Was gibt es Schöneres und Wertvolleres, als du es bist? Du bist alles, was du hast. Körper, Seele und Geist sind in voller Schönheit in dir vereint, und sie wollen geachtet sein als das, was sie sind: das göttliche Große in dir, das nur du in dieser Welt zum Ausdruck bringen kannst. So finde deine Ehrlichkeit in dir, genieße den inneren Frieden und strahle ihn aus.

Ehrlicher Frieden lebt durch mich.

Substanz

Agrimonia eupatoria wächst als sommergrüne, ausdauernde krautige Pflanze und erreicht Wuchshöhen bis zu 180 Zentimeter. Sie hat tief im Boden verwurzelte Rhizome, denen die Stängel entspringen. Sowohl die Sprossachse als auch die Blätter sind behaart. Diese Pflanze, auch Kleine Königskerze genannt, liebt Hecken, Zäune und Waldränder. Odermennig enthält Gerbstoffe, Bitterstoffe, ätherisches Öl, Pflanzenschleim und Kieselsäure. Der Tee gilt als sanftes Mittel bei Durchfall und Wunden. Er wirkt zusammenziehend und blutstillend. Gern wird er deshalb als Gurgelwasser verwendet.

Psyche und Gemüt

Der kleine Odermennig (Agrimonia eupatoria) ist geeignet für Menschen, die angenehm, freundlich und fröhlich sind bzw. sein wollen und von ihren Zeitgenossen meist sehr geschätzt werden. Zwischenmenschliche Beziehungen sind ihnen sehr wichtig, und der Kontakt zu Freunden muss harmonisch und friedlich sein. Dafür wollen sie ihren Beitrag leisten, denn sie wollen nicht allein sein und etwas gelten. Hinter der fröhlichen und unbekümmerten Fassade verbergen sich jedoch weniger schmeichelhafte Gefühle, die gern unter den Teppich gekehrt werden. Diese Menschen haben Angst, abgelehnt zu werden, wenn sie sich ihre echten Gefühle wie Wut, Ärger, Kummer oder Zukunftsängste eingestehen oder gar nach außen zeigen. Allmählich wird es immer anstrengender, Kollegen, Freunden oder der Clique gegenüber die Fassade aufrechtzuerhalten. Allmählich schwindet die Freude, der Reinigungsprozess des Körpers wird verlangsamt, und der Betroffene kann auch sein emotionales Sauer-Sein immer weniger verbergen. Er hat vielleicht sehr viel investiert, um »cool« zu sein und dazuzugehören, und spielt manchmal sogar den Klassenclown, nur um toll und unersetzlich in »seiner« Gruppe zu sein, die vielleicht aber schon länger nicht mehr seinem wahren Wesen entspricht. Um die immer lauter werdenden sorgenvollen und quälenden Gedanken zu unterdrücken, greift man immer mehr zu Alkohol oder Tabletten oder nützt jede Möglichkeit zur Ablenkung, nur um seine echten Gefühle nicht fühlen zu müssen. Agrimony gibt diesen Menschen die Energie und den Mut, offener zu werden, die eigenen Nöte und auch »unschöne« Gefühle mitzuteilen und durch diese seelische Entlastung die Erfahrung machen zu dürfen, dass echte Freunde sie trotzdem annehmen.

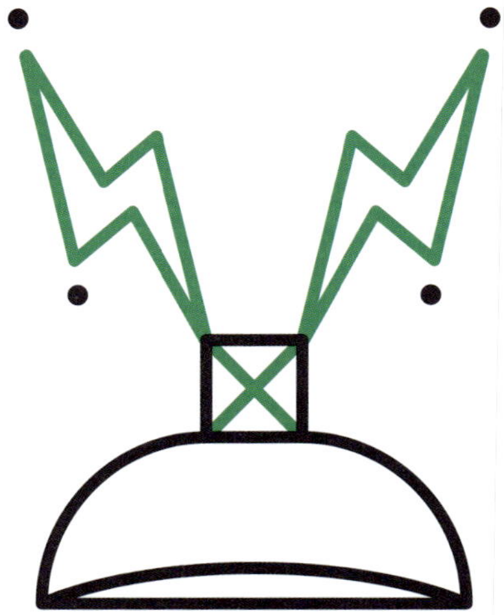

Aspen

Zitterpappel

Das Seelenwesen

Für dich ist es wichtig, in deinen Urgrund tiefer zu blicken. Dort, wo deine Wurzeln verankert sind, steckt deine Sicherheit. Im Seelengrund der Existenz bist du verankert und kannst dich im materiellen Leben bewegen, ohne vom Wind des Wandels hinweggeblasen zu werden. Gefühle sind wie lebendige Wesen. Sie umspülen dich in einem fort, beleben oder wirken ungestüm auf dich ein. Sei dir gewahr, dass du biegsam bist wie der Baum, denn du bist stark. Du streckst deine Fühler aus und nimmst die feinen Töne wahr. Du leitest sie in dein Inneres zur Membran des Portals, das deinen inneren Schatz hütet. Dort wird überprüft, ob es deinem Anspruch standhält. Ob es zart genug ist, dich zu nähren, oder wieder zurückgespiegelt werden muss in deine Umwelt hinein.

Ich blicke tief und sehe dich.

Substanz

Die Zitterpappel (lat. Populus tremula), auch Europäische Espe genannt, ist ein Laubbaum aus der Gattung der Pappeln und der Familie der Weidengewächse (Salicaceae). Pappeln sind in weiten Teilen Europas sowie in Teilen Asiens heimisch und wachsen bevorzugt in feuchten Gebieten wie Flussufern und Sümpfen (beispielsweise die Schwarzpappel) oder auch auf Kahlschlagflächen. Der deutsche Name »Zitterpappel« verweist auf das charakteristische Rascheln ihrer Blätter im Wind. Espen verbrauchen viel Wasser. Die Rinde des Baumes wird in der traditionellen Medizin seit Jahrhunderten als Heilmittel eingesetzt. Sie enthält verschiedene Wirkstoffe wie Salicin, Flavonoide und Tannine, die entzündungshemmende und schmerzlindernde Eigenschaften haben.

Psyche und Gemüt

Wenn der Mensch »zittert wie Espenlaub«, dann wissen wir, dass er Angst hat. Die Bachblüte Aspen ist das Blütenmittel bei unerklärlichen Ängsten und Sorgen. Der negative Aspen-Zustand äußert sich in einer Angst, deren Ursache man nicht benennen kann und für die es scheinbar keine logische Begründung gibt. Dieser Mensch ist sehr feinfühlig, hat viele Ahnungen und das Gefühl, dass etwas Schlimmes oder gar eine Katastrophe kommen wird. Durch seine sehr offenen Sinne kann er kaum mit anderen Menschen zusammen sein, ohne deren »Blockaden« aufzunehmen, das heißt, er spürt die Befindlichkeiten der Menschen sehr stark. Dieser Mensch ist besonders gefordert, die Themen anderer Menschen nicht zu seinen eigenen zu machen. Aspen hilft, die eigene hohe Sensibilität als besondere Qualität kreativ einzusetzen, ohne seine Energie zu verausgaben. Bei Angst vor Krankheiten, Schlafstörungen durch Sorgen oder Ängste, Angst vor Gewitter oder unsichtbaren Kräften im Schlafzimmer bringt Aspen Ruhe und Gelassenheit. Negative Filme oder schlechte Nachrichten sollten am besten gar nicht angeschaut werden, auch Bilder oder Erzählungen von schrecklichen Ereignissen bleiben stark im Gedächtnis hängen. Natürlich kann man sich in unserer Gesellschaft nicht immer vor schlechten Nachrichten schützen. Die Herausforderung ist es, sich ein »dickes Fell« zuzulegen, das jedoch durchlässig ist für feine Energien, um dennoch in liebevollem Kontakt mit seiner Umwelt bleiben zu können. Mit der Hilfe von Aspen entspannen die Menschen immer mehr, werden innerlich gelassener und zuversichtlicher. Sie lernen, sich selbst besser abzugrenzen, ohne sich abschotten zu müssen.

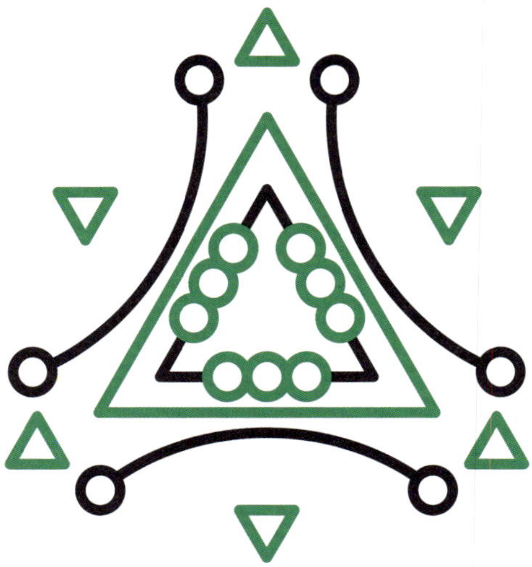

Beech

Rotbuche

Das Seelenwesen

Liebe dich selbst so wie deinen Nächsten bedeutet nicht, dass du nur noch dich selbst lieben sollst. Der große Irrtum besteht darin, dass du gar nicht allein leben kannst. Du brauchst dazu die anderen. Du bist entstanden und gezeugt worden durch zwei Wesen, und das große Dritte mischt immer mit. So schaue nach oben und erkenne die lichtvolle Weisheit, die in dich strömt und mit der du durch alle Zeiten verbunden bist. In diesem Licht bist du behütet und beschützt und ganz in deinem Sein. Lasse los, denn es wird zu hart, die eine Seite zu fixieren. Am Ende bricht der Zweig, und du bist nackt. In der Blöße, die du dir gibst, liegt deine Heilung, denn geschätzt und gewürdigt bist du so, wie du bist.

Ich erkenne beide Seiten
und erstrahle in Weisheit.

Substanz

Die Buche, genauer Rotbuche oder im Lateinischen Fagus sylvatica, ist die dominierende Baumart in den natürlichen Waldgesellschaften Mitteleuropas. Der Baum ist aufgrund seiner breiten ökologischen Wirkung in den Wäldern Mitteleuropas sehr häufig anzutreffen und wird gern als stabilisierende Mischbaumart eingesetzt. Früher wurden in der Volksheilkunde Rinde, Holz und Früchte zu Heilzwecken verwendet. Die Rinde wirkt entzündungshemmend, Tee aus der Rinde fiebersenkend und Buchenasche desinfizierend. Früher schlief man auf Säcken, die mit Buchenlaub gefüllt waren. Der Duft des Laubes wirkte beruhigend, und man konnte besser schlafen.

Psyche und Gemüt

In der Bachblüten-Heilkunde gilt Beech als Toleranzblüte. Diese Menschen können oft nur wenig Mitgefühl und Einfühlungsvermögen für ihre Mitmenschen aufbringen. Sie beschweren sich viel, und man kann ihnen nichts recht machen. Sie reagieren überkritisch und intolerant, verhalten sich kleinlich, pedantisch oder unnachgiebig, ohne sich Argumente erst einmal anhören zu wollen. Durch diese Art der Voreingenommenheit isolieren sie sich zunehmend von ihren Mitmenschen. Besonders im privaten Bereich schulmeistern sie gern und mischen sich in die Angelegenheiten anderer ein. Sie regen sich schnell über die vermeintliche Dummheit und Unzulänglichkeiten anderer auf. Sie selbst stammen meist aus Familien, in denen sie Demütigungen und Verletzungen ihres Selbstwertgefühles erfahren mussten. Durch die schlechten Erlebnisse haben sie sich innerlich zurückgezogen und ein eigenes Wertesystem aufgebaut, bei dem sie sich über andere stellen. Wenn Menschen ständig bemüht sind, zwischen Richtig oder Falsch, Gut und Böse zu unterscheiden, was heutzutage ja immer schwieriger wird, dann sind sie in der Zange der Polarität gefangen. Sie sehen nur noch links oder rechts und können nicht mehr das höhere Dritte wahrnehmen. Körper und Gefühlswelt kommen oft zu kurz, und bei aller Intellektualität werden Kopf, Augen und Nerven überanstrengt. Beech kann helfen, Sympathie und Mitgefühl zu entwickeln oder auch einfach nur zuzuhören. Wenn Toleranz gelernt und Zugeständnisse gemacht werden können, können auch Beziehungen zu mehr Liebe und Nähe wachsen. Beech bietet mit seiner Energie die Entwicklungschance, anderen entgegenzukommen und sie anzunehmen. Vom Besserwissen zum tiefen Verstehen.

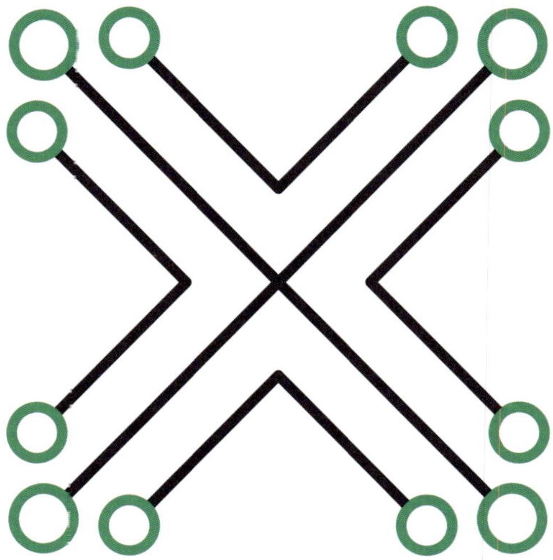

Centaury

Tausendgüldenkraut

Das Seelenwesen

Hast du tief in deinem Herzen schon wirklich verstanden, was Hingabe ist? Es fließt etwas Zartes heraus aus dir – wie ein rosasanftes Leuchten – und zieht zur anderen Seele hin. In sachter Berührung tastest du mit deinem Energiefeld das andere Geschöpf, das mit dir auf dieser Erde lebt. Ist es dein Auftrag, mehr zu tun als das, was möglich wäre, wird dir die Kraft gegeben. Andernfalls tritt zurück und nimm Abstand, damit die andere Seele atmen kann und Selbstheilung auf weiteren Wegen zufließen kann. Denn die Geschöpfe brauchen freien Raum so wie auch du. Gemeinsam kommt ihr in die Kraft, wenn Liebe und Respekt die Oberhand behält. Die große Seele füllt den Körper und weiß genau, was sie tut. Hier in diesem Moment.

Ich achte meine Grenzen,
denn ich liebe dich.

Substanz

Das Tausendgüldenkraut ist eine Pflanzengattung in der Familie der Enziangewächse. Seltener wird es unter anderem Hundert- und Tausendguldenkraut, Bitterkraut, Fieberkraut, Gottesgnadenkraut, Laurinkraut oder Sanktorinkraut genannt. Der lateinische Name der Gattung lautet Centaurium und setzt sich wahrscheinlich aus zwei Begriffen zusammen: »Centum« bedeutet hundert, und »Aurum« heißt übersetzt Gold. Mit dem deutschen Namen Tausendgüldenkraut wird wohl auf den gleichsam mit Gold kaum zu bezahlenden Heilwert der Pflanze hingedeutet. Das Tausendgüldenkraut ist bereits seit der Antike eine geschätzte Heilpflanze gegen verschiedenste Beschwerden.

Psyche und Gemüt

Centaury eignet sich für den gutmütigen, stillen und sanftmütigen Menschen, der in unermüdlicher Hingabe für andere da ist, sich jedoch leicht von anderen ausnutzen lässt. Diese Menschen sind im festen Glauben, dass sie auf der Welt sind, um anderen zu dienen. Ihre Gutmütigkeit führt dazu, dass sie mehr leisten, als sie müssten. Überängstlich sind sie darauf bedacht, ja das Richtige zu tun. In ihrem Dienst am anderen überschätzen sie oft ihre eigene Kraft. Das ist für sie selbstverständlich. Trotz dieses hehren Anspruchs laufen sie dabei Gefahr, ihr eigenes Leben mehr oder weniger stark zu vernachlässigen. Die Schwäche des eigenen Willens führt dazu, dass sie nie Nein sagen können und dadurch immer wieder ausgenutzt werden. Diese Blüte stärkt das Ich und gibt die Kraft, Aufgaben auch ablehnen zu dürfen, die einem einfach zu viel sind oder im Laufe der Zeit zu viel geworden sind. Es geht darum, rechtzeitig zu spüren, wann Gefahr droht, dass die eigene Grenze überschritten wird. Und in der Konsequenz, sich zu trauen, Nein zu sagen. Man hilft dann gern, lässt sich aber nicht zum Sklaven machen. Centaury hilft in Zeiten, wo man sich ausgelaugt fühlt, weil man dem Drängen anderer wieder einmal nachgegeben hat und erneut nicht Nein sagen konnte, obwohl die Erschöpfung schon spürbar war. Das positive Potenzial der Bachblüte liegt in mehr Durchsetzungskraft und Selbstvertrauen. Man lernt, Nein sagen zu dürfen ohne schlechtes Gewissen und wieder selbstbestimmter durchs Leben zu gehen. Wenn man seinem eigenen Weg folgt und sich weniger Sorgen macht, was andere davon denken könnten, dient man mehr seinem Seelenweg, als wenn man anderen hinterherläuft oder gar versucht, dessen Leben zu leben.

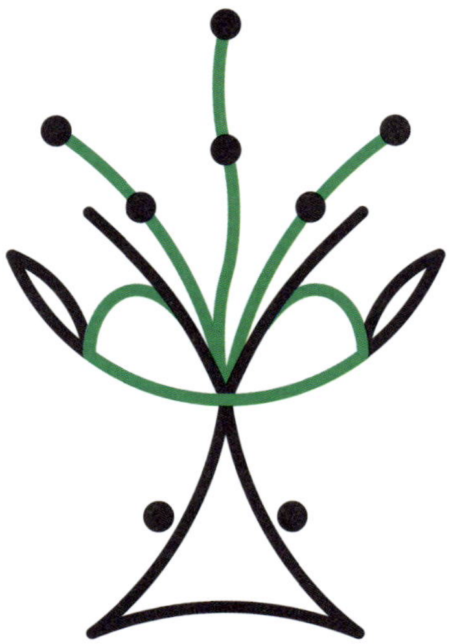

Cerato

Bleiwurz

Das Seelenwesen

Jede Entscheidung ist eine gute Entscheidung, wenn sie aus dem Herzen kommt. Ansonsten kommt es immer wieder zur Scheidung, weil es doch nicht das Richtige ist. Du kannst lernen, dir selbst zu vertrauen, denn du bestehst weder nur aus deinem Verstand noch aus den Stimmen jener, die dich umgeben. So löse alte Erfahrungen, die wie Krusten an dir kleben, klopfe den Staub ab von deinem Seelengewand, atme tief, mache dich weit und konzentriere dich auf deine Wurzeln. Ankere tief und fest. Finde deine Basis und deinen Stamm. Und dann recke deine Zweige und Blätter in den Wind und fühle das, was sich am besten anfühlt. Dann triff deine Entscheidung in Liebe. Sie wird richtig sein.

Ich finde Klarheit und Orientierung in mir.

Substanz

Die Bleiwurz ist eine ganzjährig attraktive Pflanze, die in China beheimatet ist. Sie heißt auch Chinesisches Hornkraut, Willmots Hornnarbe oder lateinisch Ceratostigma willmottianum. Der Strauch wird bis zu 1 Meter hoch und bildet hellblaue fünfblättrige Blüten aus. Die auch als Hornkraut bekannte Pflanze wird gern wegen ihrer schönen leuchtend-blauen Blüten in Gärten gepflanzt. Sie blüht von August bis Oktober und bildet Kapselfrüchte mit schwarzen Samen. In Tibet verehrt man die Bleiwurz als Symbol der Weisheit. Die chinesische Bleiwurz wird in der Bachblütentherapie verwendet. Weitere Anwendungen aus dem Bereich der Naturheilkunde sind hierzulande nicht bekannt.

Psyche und Gemüt

Vertraue deiner Intuition. Das ist die Kurzformel für Cerato. Im Grunde weiß der betroffene Mensch, was er will, sucht aber immer nach Bestätigung bei anderen. Es sind Menschen, die viele verschiedene Meinungen einholen oder bei Krankheiten zu vielen Ärzten oder Therapeuten gehen. Sie ziehen viele Bücher zurate oder belegen Kurse, bevor sie sich trauen, das Gelernte in die Praxis umzusetzen. Es soll ja nichts Wichtiges außer Acht gelassen werden. Wenn man sich für etwas entscheidet, könnte es ja sein, dass es dann doch nur die zweitbeste Lösung war. Im Extremfall kann dies in Nichtstun enden, weil man dann auch nichts falsch machen kann. Der eigene Standpunkt wird sehr schnell infrage gestellt und die eigene Meinung revidiert, sobald man z. B. den Rat eines Freundes gehört hat. Die Betroffenen geraten dann wieder ins Wanken und wissen am Ende gar nicht mehr, was richtig oder falsch für sie ist. Mit Cerato steht eine Energie zur Verfügung, die Orientierung geben kann, weil man sich auf seine eigene Intuition verlassen lernt. Die innere Stimme darf sich nun lauter zu Wort melden und die Intuition die Führung übernehmen. Mehr und mehr erkennt man seinen eigenen Seelenweg und kann besser auf Kurs bleiben. Das positive Potenzial der Cerato-Bachblüte liegt in ruhiger Selbstsicherheit und Entscheidungsfreudigkeit, mehr Selbstsicherheit und Selbstwertschätzung. Cerato ist bewährt bei Schülern, die richtige Antworten wieder streichen und durch falsche ersetzen. Die eigene Intuition darf wieder eine wichtige Stimme sein und das Vertrauen in sich selbst. Wenn man Entscheidungen treffen muss, dann trifft man sie immer mehr in ruhiger Selbstsicherheit und Entscheidungsfreudigkeit.

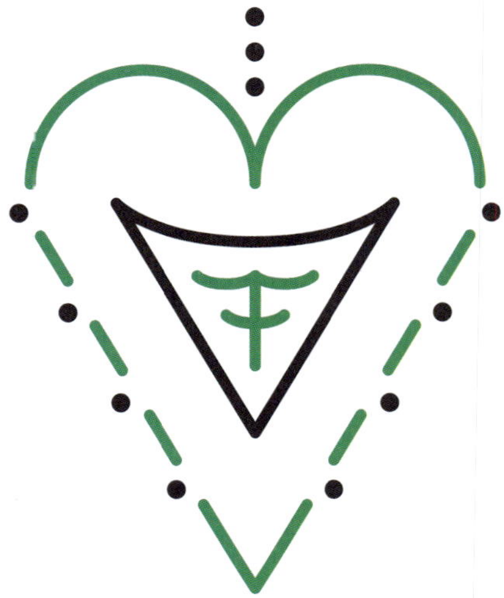

Cherry Plum

Kirschpflaume

Das Seelenwesen

Merkst du, wie andere über dich bestimmen? Wie ihre Energie an dir zieht und du versuchst, sie durch deine Aggression von dir fernzuhalten. Jedes Gefühl jedoch, das nicht deinem Herzen und deiner friedvollen Essenz entspricht, wird Donner und Gewitter anziehen und deinen Groll verstärken. Es grollt und grummelt in deinem Körper und hallt hart in deinem Gemüt wider. Jedoch so hart bist du nicht. Hast du vergessen, wie sehr du geliebt bist? Wie weich doch dein inneres Wesen ist und wie ungeschützt es sich fühlt. Also worum geht es? Darum, dass du dich schützt, jedoch trotzdem deinen dicken Panzer ablegst, der sich immer mehr wie ein Eisenring um dein Herz zieht, bis du keine Luft mehr bekommst. Finde die Liebe in den kleinen zarten Augenblicken.

Ich reagiere aus der Liebe heraus.

Substanz

Die Kirschpflaume, Prunus cerasifera, wächst als niedriger, breiter Baum oder Strauch und kann Wuchshöhen von 5 bis 8 Metern erreichen. Die ursprüngliche Heimat der Kirschpflaume liegt im Balkan und Klein- bis Mittelasien. Sie ist schon seit langer Zeit in Kultur, wächst in Obstanbaugebieten oder verwildert an Straßenrändern, Waldrändern und Bächen sowie in aufgegebenen Obstplantagen. Wie alle Pflaumensorten ist sie reich an Mineralstoffen und Spurenelementen wie Kalium, Kalzium, Eisen, Magnesium und Zink. Auch enthält sie Provitamin A, Vitamin C, E und Vitamine aus dem B-Komplex.

Psyche und Gemüt

Cherry Plum ist die sogenannte Gelassenheitsblüte. Wie viele Menschen sind heutzutage nervlich völlig überstrapaziert. Ärger, extremer Zeitdruck, zu viele Aufgaben, zu sehr hat man sich unter Umständen selbst unter einen großen Leistungsdruck oder zu hohe Erwartungen gesetzt. Der aufgestaute Druck kann im Cherry-Plum-Zustand kaum noch kompensiert werden. Die Blüte ist bewährt bei Menschen, die vor Wut auch schon einmal Geschirr zertrümmern. Oft glaubt man, unmittelbar vor einem Nervenzusammenbruch zu stehen. Körper, Seele und Geist versuchen, irgendwie Dampf abzulassen. Auf der psychischen Ebene mit überkochenden Emotionen und Reizbarkeit, wobei der kleinste Trigger einen Wutanfall auslösen kann. Emotionaler Stau bei Kindern und Jugendlichen zeigt sich z. B. durch Nägelkauen oder andere selbstzerstörerische Aktionen wie Hautritzen und gegen andere gerichtet unverhältnismäßige Aggressionsausbrüche. Cherry Plum kann helfen, den angestauten Druck allmählich zu lösen und in angemessener Form an die richtige Adresse zu bringen, anstatt sich irgendein schwächeres Opfer suchen zu müssen. Obwohl es sehr schwerfällt, innerlich loszulassen, und der betroffene Mensch durchaus auch Angst vor seelischen Kurzschlusshandlungen hat, gibt Cherry Plum die Kraft und den Mut, die innere Entkrampfung Schritt für Schritt gehen zu lassen. In angespannten Situationen gerät er sehr schnell unter übermäßigen Stress. Cherry Plum ermöglicht eine erweiterte Sichtweise und viel mehr Abstand zu den eigenen Emotionen. Es werden Wege gefunden, sich zu entspannen, z. B. durch längere Spaziergänge in der Natur, Sitzen am Feuer oder in therapeutischen Gruppen, und die Selbstliebe wieder zu finden und bessere Kommunikationsmöglichkeiten zu erlernen.

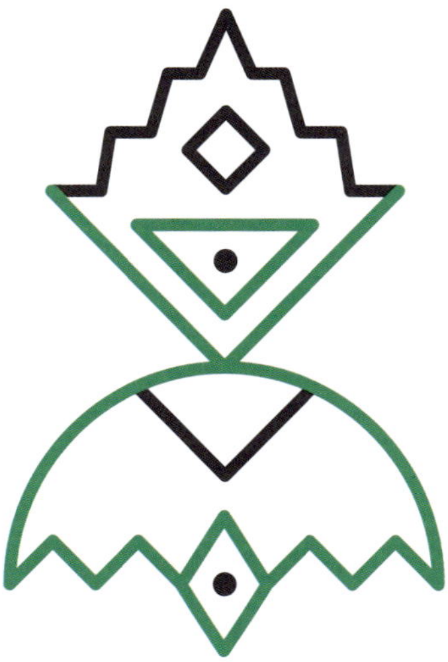

Chestnut Bud

Kastanienknospe

Das Seelenwesen

Stopp, wohin so eilig? Weißt du überhaupt, wohin du rennst? Vergiss die Zeit für einen Augenblick, setze dich hierhin und lausche. Lausche der Stille, die zwischen den lauten Tönen fließt, lausche dem zarten Pochen zwischen dem Hämmern deines überreizten Herzens, lausche den liebevollen sanften Tönen, die sich breitmachen und den Lärm des Lebens umhüllen. Schließe die Augen und werde ruhig. Fühle dein Inneres und die Seele, wie sie sich sanft ausbreitet in deinem Körper, weil du es nun gestattest. Fühle ihr wunderschönes Wesen, indem du dein Herz für sie öffnest. Was könnte schöner sein, als die Zeit zu vergessen und zu lernen, dass du unendlich bist. Es gibt kein Ziel, dem du folgen musst, denn der Weg ist zu Ende in diesem Moment. Hier liegt der Schatz, den du nun bergen darfst. So schau genau hin. Hier und Jetzt und da, wo du verweilst.

Ich bin, also lerne ich.

Substanz

Aesculus hippocastanum fällt vor allem im Mai auf, wenn dieser bis zu 30 Meter hohe Baum in voller Pracht blüht. Der Baum ist in ganz Europa verbreitet und gehört zur Familie der Seifenbaumgewächse. Ihren Namen erhielt die Rosskastanie bereits vor einigen Jahrhunderten, als die Frucht als Futtermittel für Pferde verwendet wurde. Interessant ist, dass sie für die Tiere auch als wirksames Mittel bei Blähungen genutzt wurde. Rosskastanien-Extrakt wirkt in vielerlei Hinsicht auf das gesamte Gefäßsystem. Er dichtet die Gefäße ab, beugt Schwellungen vor und unterstützt bei Venenschwäche und geschwollenen Beinen. Die in der Rinde enthaltene Cumarinverbindung Aesculin regt den Stoffwechsel an und fördert die Durchblutung.

Psyche und Gemüt

Chestnut Bud ist das Mittel für Menschen, die nicht aus ihren Fehlern lernen. Der betroffene Mensch scheint immer wieder die gleichen Fehler zu machen, gerät immer wieder in die gleichen Schwierigkeiten. Jede Jobsuche führt an einen unbefriedigenden Arbeitsplatz, und er gerät immer wieder an den falschen Partner usw. In dieser Schwingungsenergie hat der Mensch seine eher negativen Erfahrungen der Vergangenheit nicht wirklich verarbeitet. So ist Chestnut Bud z. B. bewährt bei Kindern, die immer ihre Schulsachen liegen lassen. Chestnut Bud ist das Mittel für geistige Reife und Erfahrung. Es fordert uns dazu auf, hinzuhören, hinzuschauen, hinzufühlen und sich für diesen Prozess genügend Zeit zu nehmen, anstatt wichtige Dinge in Eile zu überspringen und wieder zum nächsten Projekt zu rennen. Aus dem Leichtsinn wird Erfahrung, aus der Erfahrung wird Lernen, und aus dem Lernen heraus geschieht die Entscheidung, es anders zu machen, damit neue Erlebnisse eintreffen können. Da jede falsche Entscheidung mehr oder minder unangenehme Konsequenzen nach sich zieht, wie Schmerz, Leid und Enttäuschung, dürfen wir lernen, rechtzeitig die Signale zu erkennen, die uns auffordern zu reflektieren, was hier gegen den Plan der Seele verstoßen hat. Das will der Chestnut-Bud-Charakter allerdings oft nicht einsehen und läuft lieber davor weg. Chestnut Bud ist also die Bachblüte des Lernens. Sie lässt sich bei allen Themen rund ums Lernen anwenden, kann jedoch auch angewendet werden, wenn es darum geht, aufmerksamer zu werden, die Augen zu öffnen, sich auf den gegenwärtigen Moment einzulassen und Erfahrungen bewusst zu verarbeiten.

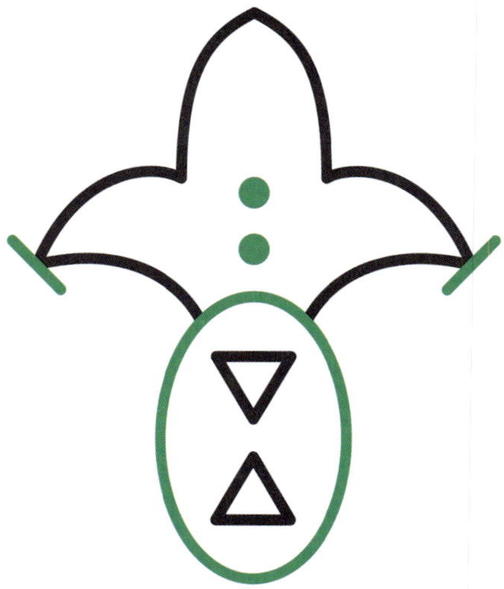

Chicory

Wegwarte

Das Seelenwesen

Liebe geht immer einen Weg der Gelassenheit. Wenn du das Gefühl hast, dass du nicht genug bekommst vom Leben, dann erinnere dich an etwas ganz Magisches. Finde zunächst das echte Gefühl der Liebe wieder in deinem Herzen. Wofür kannst du wirklich reine Liebe empfinden? Eine Liebe, die fließt und nicht mit Angst verbunden ist. Du wirst den Unterschied bemerken, wenn du ehrlich zu dir selbst bist. Verdränge nicht die Furcht, denn sie ist nun mal ein Teil von dir und entstanden in Zeiten, wo du wirklich abhängig von den Neigungen der anderen warst. Diese Zeit aber ist vorbei, und die Wolken öffnen sich, um dir die echte Quelle der Liebe zu zeigen. Jene, die nichts anderes tut als dich zu nähren, zu behüten und zu lieben. Dies ist nicht endlich, es fließt in einem fort, reichert sich in dir an und beschenkt dich und andere.

Ich bin geliebt und schöpfe aus der Quelle.

Substanz

Die Gewöhnliche Wegwarte, Cichorium intybus ist eine ausdauernde, krautige Pflanze aus der Familie der Korbblütler (Asteraceae). Die Pflanze erreicht eine Wuchshöhe zwischen 30 und 160 Zentimetern. Ihre fiederteiligen Grundblätter ähneln dem Löwenzahn. Die Wurzeln der Wegwarte sind kohlenhydratreich. Sie enthalten Inulin, einen präbiotischen Ballaststoff, dem ein positiver Einfluss auf die Darmflora nachgesagt wird. Die Pflanze enthält u. a. Bitterstoffe (Guajanolide), weshalb sie auch in der Heilkunde Verwendung findet. Aus Kraut und Wurzel lassen sich z. B. Teeaufgüsse herstellen, die bei Appetitlosigkeit und Verdauungsbeschwerden helfen sollen.

Psyche und Gemüt

Die Bachblüte Chicory befreit aus Zuständen, in denen die Liebe zu egoistischen Zwecken missbraucht wird. Menschen, die sich akut oder schon länger in einem Chicory-Zustand befinden, haben ein extrem großes Bedürfnis nach Nähe, Liebe und Dankbarkeit. Das Problem ist jedoch die Art und Weise, wie der Mensch versucht, dieses Bedürfnis zu befriedigen. Dazu spielt der Betroffene bewusst oder unbewusst mit den Emotionen seiner Mitmenschen. Bekommt er nicht die Liebe, Zuwendung und Dankbarkeit für das, was er ist oder tut, macht er anderen ein schlechtes Gewissen oder droht mit Liebesentzug. Oftmals zeigt sich diese Art von Manipulation in Form von Überfürsorglichkeit. Die Über-Mutter ist das beste Beispiel für eine Chicory-Blockade. Man sorgt sich aktiv um das Wohlergeben seiner Mitmenschen, hilft ihnen, wo man nur kann, opfert sich für sie auf, nimmt ihnen ihre Probleme ab. Ständig wird versucht, sich in das Leben anderer einzumischen und sich fast schon aufzudrängen, um Kinder, Partner, Freunde usw. an sich zu binden und festzuhalten. Dadurch möchte der Mensch sich unentbehrlich machen und eine Abhängigkeit erzeugen, die sicherstellt, dass die anderen in seiner Nähe bleiben und sich zu Dank verpflichtet fühlen. Die Lernaufgabe ist, das richtige Maß an Zuwendung und Fürsorge für andere zu finden. Statt die Dinge kontrollierend oder sogar manipulierend immer nach eigenen Vorstellungen organisieren oder lenken zu müssen, darf der betroffene Mensch wieder lernen, sich selbst zu spüren und zu seinen Bedürfnissen zu stehen.

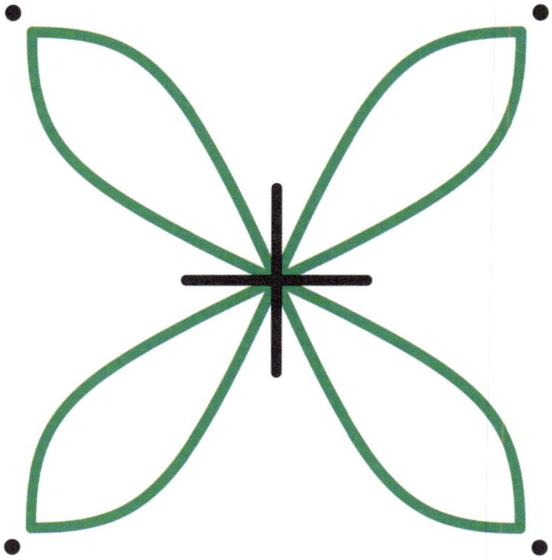

Clematis

Waldrebe

Das Seelenwesen

So facettenreich sind dein Leben und dieser Reichtum, den du aus kosmischen Welten in diesen Augenblick gebracht hast. Er möchte voll ausgekostet werden. Die wunderbare Gemeinschaft des Lebens erstrahlt in voller Pracht, wenn du alles integrierst und das Gemeinsame lebst. Da ist dein wundervoller Körper, der die Erde fühlen kann und sich mit ihren Köstlichkeiten nährt. Da ist dein Geist, der dich in höchste Sphären tragen kann. Da ist deine Seele, die alles transformieren kann, was des Wandels bedarf. Du jonglierst mit allen Teilen dein Leben. Lasse nichts davon wegfliegen, sonst verlierst du dich selbst. So wertschätze das ganz praktische Leben auf der Erde. Nutze deinen Körper, pflege und hüte ihn, denn damit bist du Teil der Erde und nur durch ihn kannst du dich bewegen in deiner jetzigen Realität und das Höchste erreichen.

Ich lande noch einmal und bin ganz da.

Substanz

Die Gewöhnliche Waldrebe oder Clematis ist eine ausdauernde Rankpflanze aus der Familie der Hahnenfußgewächse (Ranunculaceae). Als Kletterstrauch kann sie eine Wuchshöhe von bis zu 10 Metern erreichen. Sie besitzt gefiederte Blätter und blüht von Juli bis September. Die weißen, ähnlich wie Weißdorn duftenden Blüten wachsen in kleinen Trugdolden mit einer Größe von 1,2 bis 1,5 Zentimetern. Die einheimische Pflanze ist eine Pionierpflanze, die durchlässige, nährstoffreiche Böden bevorzugt. Da sie leicht toxisch ist, hat die Gemeine Waldrebe keine große Bedeutung in der Naturheilkunde. Als homöopathisches Mittel hingegen wird sie durchaus angewendet.

Psyche und Gemüt

Die Bachblüte Clematis hilft Menschen, denen die Bodenhaftung und der Bezug zur Realität fehlen. Der Tagträumer ist der typische Vertreter einer Clematis-Blockade. Die Menschen leben mehr in ihren Träumen als in der Realität. In einem negativen Clematis-Zustand empfindet der Mensch seine Realität als uninteressant oder unangenehm und flüchtet in die Vorstellung von einer besseren Zukunft oder einer imaginären Wirklichkeit. Sie sind nicht praktisch. Lieber flüchten sie in allerlei Ablenkungen und Fantasiewelten wie Computerspiele, romantische Filme oder Zukunftsvisionen von einer besseren Welt, oder sie schlafen viel und träumen vor sich hin. Um nicht ganz in andere Dimensionen abzudriften und seine Konzentrationsfähigkeit immer mehr zu verlieren, hilft Clematis, alle seine Sinne nutzen zu können, ohne in die »Sinnlosigkeit« flüchten zu müssen. Der Mensch weiß dann wieder, dass er zwar ein geistiges Wesen ist, jedoch hier auf der Erde nun mal eine physische Erfahrung macht bzw. ein körperliches Wesen in einer materiellen Welt ist. Deswegen darf das spirituelle Wissen, was man mit dem Geist erreichen kann, natürlich trotzdem bestens genutzt werden, jedoch geht es uns meistens rundum gut, wenn man auch die ganz alltäglichen, »weltlichen« Aufgaben in den Griff bekommt. Mit der Hilfe von Clematis kann dem betroffenen Menschen wieder bewusst werden, dass sich sein Leben genau um diese physische Erfahrung dreht. Er erfreut sich an seiner Gedankenwelt und an seiner Fantasie und Kreativität, ist jedoch mit mehr Zentriertheit ebenso in der Lage, seine praktischen Angelegenheiten zu organisieren oder seine hochfliegenden Pläne mit konkreten Schritten auch in die Tat umzusetzen.

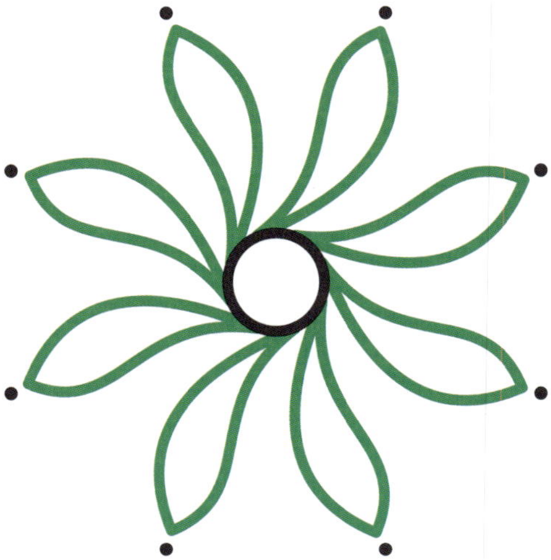

Crab Apple

Holzapfel

Das Seelenwesen

Anstatt weiterhin gebannt auf unwichtige Einzelheiten zu schauen, wirst du nun liebevoll in die Lage versetzt, das schöne Ganze zu sehen. Dein Blick wird geweitet, und du erkennst die Größe, die du selbst bist, und das Großartige, das du mit der göttlichen Quelle zusammen erschaffen hast. Wenn alles aus der einen reinen Quelle entstanden ist, wie könnte dann das kleinste Teilchen darin unrein sein? Alles ist in großartiger Perfektion erschaffen, selbst das, was dir klein und hässlich erscheint. Dieses ist der perfekte Spiegel, um dich selbst zu erkennen. Um hinter die Spiegel in die Tiefe zu blicken, die Dunkelheit zu durchschreiten, bis du das Licht erkennst, das deine Seele dir zeigt als deine Essenz. Das kleine Staubkorn, das unendlich groß ist und die Schönheit der ganzen Welt in sich trägt.

Ich fühle mich wohl und das genügt.

Substanz

Der Holzapfel oder Malus sylvestris pumila ist eine sommergrüne Laubbaum-Art aus der Gattung der Äpfel (Malus). Diese wiederum gehört zur Familie der Rosengewächse (Rosaceae). Seine Blütezeit ist von April bis Mai. Die Blüten sind rosa leuchtend und später weiß. Die nur etwa 2 bis 4 Zentimeter großen kugelförmigen, grünen bis gelbgrünen Früchte sind herb und hart. Daher kommt auch die Bezeichnung Holzapfel. Die Früchte haben einen relativ hohen Vitamin-C-Gehalt und werden daher gelegentlich in der Volksheilkunde zur Herstellung eines Tees gegen Erkältungsbeschwerden verwendet. Als Heilpflanze spielt der Holzapfel jedoch keine große Rolle.

Psyche und Gemüt

Die Bachblüte Crab Apple gilt als die Bachblüte der Reinigung. Crab-Apple-Bedürftige empfinden sich vielleicht als subjektiv verunreinigt im Sinne von nicht makellos bzw. perfekt oder wenn etwas als besonders unordentlich empfunden wird, obwohl das sonst niemandem auffällt. Daraus kann ein gestörtes Verhältnis zu den Themen Sauberkeit und Ordnung entstehen. Der Mensch zeigt eine große Abneigung gegen alles, was irgendwie mit Schmutz oder Unordnung zu tun hat. Er will z. B. keine fremden Toiletten benutzen, kann nicht in fremden Betten im Hotel schlafen oder ist total skeptisch, was das Essen außer Haus angeht, denn in der Küche könnte es ja unhygienisch zugehen. Aber auch am eigenen Körper stört ihn jede Kleinigkeit, und jeder Pickel macht ihn unglücklich. Diese Perfektionssucht kann von keinem Menschen lange aufrechterhalten werden, ohne dass dies zur ständigen angestrengten Kontrollhaltung wird. Körperliche Beschwerden werden ebenfalls als »Verunreinigung« angesehen und müssen sofort weg, und wenn das nicht funktioniert, ist der Patient schnell in Panik, was er noch versuchen könnte. Die vehemente Ablehnung von allem, was mit Schmutz, Krankheitserregern, Giftstoffen und negativen Schwingungen zu tun hat, kann ihre Wurzel in der Kindheit haben, wenn alles, was man neugierig angefasst hat, »bäh« war. Gerade Jugendliche fühlen sich in einer relativ chaotischen Umgebung oft recht wohl (Kleidung liegt herum usw.), jedoch mäkeln die Erwachsenen oft daran herum. Auch sexueller Missbrauch kann verursachen, dass der eigene Körper als unrein empfunden wird. Mit der Gabe des Mittels kann endlich Entspannung und Selbstakzeptanz eintreten und echte liebevolle Reinigung auf allen Ebenen geschehen.

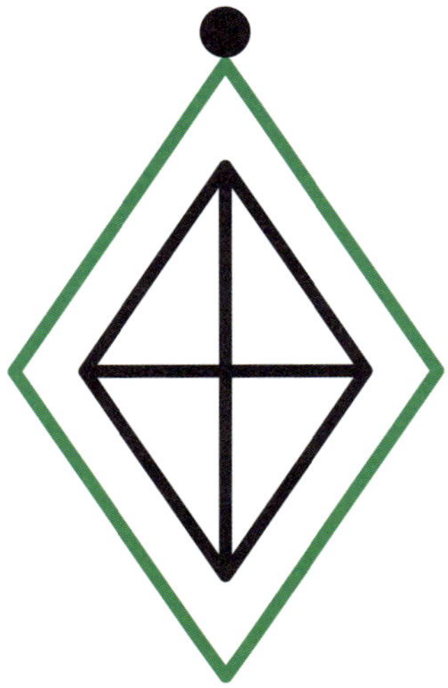

Elm

Ulme

Das Seelenwesen

Wenn du glaubst, das ist jetzt eine Krise, und du kannst nicht mehr, dann ist das so. Erinnere dich daran, dass sich die größten Chancen zeigen, wenn du nicht mehr weiterkannst. Die Liebe selbst bremst dich aus. Sie bringt dich dazu, dich zu besinnen auf dich selbst. Was hast du nicht schon alles erreicht, und so viel mehr wirst du noch schaffen in deinem Leben. Genau dasjenige Maß wird voll werden, das du dir vorgenommen hattest für dieses Leben. Ein noch Mehr braucht es nicht und soll nicht sein. So teilst du deine Kräfte sinnvoll ein und kommst zu dir selbst zurück. Halte einen kurzen Moment inne und genieße das, wo du jetzt stehst. Milde Energien tragen und stützen dich, bevor du fällst. Habe Vertrauen und genieße die Kraft, die in dir fließt und zirkuliert.

Kraft zirkuliert in mir und um mich herum.

Substanz

Die englische Ulme, Ulmus procera, ist ein großer, kraftvoller Baum, der bis zu 25 Meter hoch werden kann. Er ist in ganz Europa verbreitet. Blütezeit ist zwischen Februar und April. Ulmenknospen wirken schmerzlindernd und fördern die Durchblutung. Sie sind ein gern angewendetes Mittel gegen Gicht. Der Auszug aus Knospen der Feldulme reguliert den Stoffwechsel und hilft bei Akne und Ekzemen. Auch die Blätter der Ulme sind in der Heilkunde bekannt. Auch die Ulmenrinde enthält heilende Wirkstoffe, was schon im 1. Jahrhundert nach Christus von dem griechischen Arzt Dioskurides gerühmt wurde. Seine Empfehlung war das Abkochen des Bastes zur Heilung hartnäckigen Hustens sowie von Knochenbrüchen und anderen Hautwunden.

Psyche und Gemüt

Elm ist für Menschen, die in einer Überforderung feststecken. Sie haben schon länger oder plötzlich das Gefühl, ihrer Aufgabe oder Verantwortung nicht mehr gewachsen zu sein. Oft arbeiten sie in einer selbstlosen Weise für die Gemeinschaft, und haben eine tiefe innere Überzeugung, das Richtige zu tun. Wenn sie fühlen, dass die Aufgabe, die sie sich selbst gestellt haben, zu schwierig ist und ihre menschliche Kraft übersteigt, können sie das schwer akzeptieren. Sie neigen dann zu Depressionseinbrüchen. Ihr sonst gesundes Selbstvertrauen gerät gehörig ins Schwanken. Oft tritt der negative Elm-Zustand dann auf, wenn man in starkem beruflichem Stress ist und dies mit einer Krankheit oder Erschöpfung zusammenfällt. Elm kann in Umstellungs- und Transformationsphasen helfen, wenn man besonders viel Kraft braucht. Wenn Elm-Menschen an allen Fronten gleichzeitig kämpfen, können auch Krankheitserreger leichtes Spiel haben. Und wenn dann noch etwas Unerwartetes dazukommt oder ein bis an den Rand vollgepackter Terminkalender, dann bricht das sonst so leistungsfähige System zusammen. Mit der Hilfe von Elm kann man lernen, die eigenen Bedürfnisse und vorhandene Ressourcen realistischer einzuschätzen. Es hilft, den Alltag gut zu strukturieren und so zu planen, dass nicht alles auf den letzten Drücker zusammenkommt. Man bekommt ein richtiges Verhältnis zu den eigenen Kräften und lernt, maßvoll mit ihnen umzugehen. Elm ist ein wichtiger Bestandteil von Mischungen zur Prüfungsvorbereitung, wenn man sich zu sehr in die anstehenden Themen hineinsteigert. Der Kopf bleibt kühl, und innere Sicherheit und Stabilität werden gefördert.

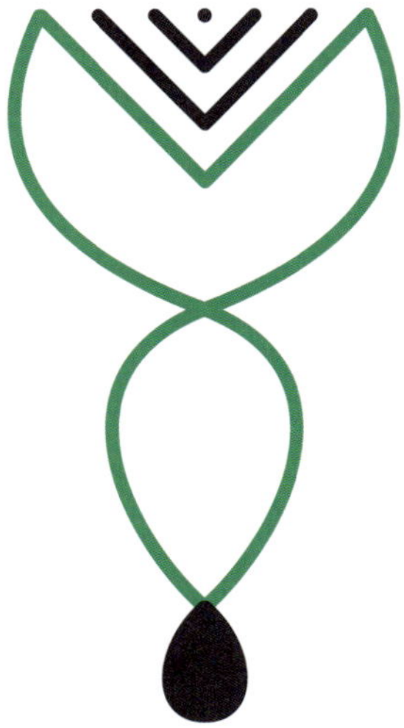

Gentian

Bitterer Fransenenzian

Das Seelenwesen

Das Leben geht weiter und zieht dich mit, ob du nun stehen bleibst oder weitergehst. Begegnungen sind das Du, das dich wachsen lässt. Jede Erkenntnis bringt neues Licht mit sich, und dein Potenzial erhöht sich. Alle deine Zellen kommunizieren mit Licht, alle Nerven laufen auf Hochtouren, alle Denkprozesse brauchen Anregung und Inspiration. Für all das benötigst du stetiges Wachstum und Erneuerung und die Fortbewegung auf deiner Lebensspur. Niemand hat dir versprochen, dass es leicht wird, vor allem du dir als Seele nicht. Denn du trägst die unermessliche Weisheit in dir, dass jedes Problem die Lösung birgt und dass es dies ist, was dich wachsen lässt. So wachse auch über dich selbst hinaus.

Ich blicke hinauf
und finde neuen Mut.

Substanz

Gentianella amarella gehört zur Pflanzengattung der Enziangewächse. Volkstümlich heißt er »Bitterwurz«. Die fast weltweit vorkommenden 300 bis 400 Arten gedeihen vorwiegend in den Gebirgen der gemäßigten Zonen der Nordhalbkugel, aber auch in den Anden. Enzian ist an Standorten wie Trockenwiesen, Heiden, Viehweiden und Wegrändern zu finden. Einige Arten werden zur Schnapsherstellung und zur Gewinnung von Heilmitteln genutzt. Er enthält Bitterstoffe, die bei Verdauungsbeschwerden wie Völlegefühl oder Blähungen helfen können. In Deutschland stehen alle Enzianarten unter Naturschutz.

Psyche und Gemüt

Die Gentian-Bachblüte eignet sich für diejenigen, die leicht entmutigt sind. Wenn es schwierig wird in geschäftlichen Dingen oder wir kräftigen Gegenwind für Projekte haben, wenn eine Erkrankung trotz etlicher Bemühungen voranschreitet oder es in der Beziehung schwierig wird, dann ist dies die Zeit für Gentian. Wenn der betroffene Mensch einen Fehlschlag oder Rückschlag erleidet, reagiert er mit Niedergeschlagenheit, Enttäuschung und großen Selbstzweifeln. Dann hält er sich für unfähig, die Situation zu meistern, und es fehlt ihm das nötige Durchhaltevermögen. Wenn Menschen eine grundsätzlich eher pessimistische Haltung zum Leben haben, dann ist Gentian richtig. Das Glas ist für ihn eher halb leer als halb voll. Wer mit solchem Misstrauen durch die Welt geht, hält die Verbitterung und den Miss-Mut innerlich fest. Gentian kann mit seiner Kraft dazu verhelfen, dass der Mensch Widerstände als Wachstumschancen erkennt. Und selbst in den widrigsten Situationen kann dann der Lichtfunke erkannt werden und wieder neuer Mut und eine positivere Einstellung entstehen. Kinder mit Lernschwierigkeiten können länger durchhalten, auch wenn sie für Hausaufgaben oder Prüfungsvorbereitungen mehr Zeit und Kraft benötigen. So geht man nicht mehr unbedingt den Weg des geringsten Widerstands, um Schwierigkeiten zu vermeiden und in Mutlosigkeit zu versinken, sondern glaubt wieder an sich und zieht neue Chancen in sein Leben. Die Frustrationstoleranz wird höher. Jetzt darf das Glas halb voll sein, kein Weg zu weit und keine Hürde zu hoch. Aus Problemen werden Herausforderungen, die man meistern will und kann. Man weiß Rückschläge zu verkraften und aus ihnen zu lernen. Der Glaube, dass sich alles letztlich über eine positive Grundeinstellung fügt, führt vom Zweifel ins Vertrauen zurück.

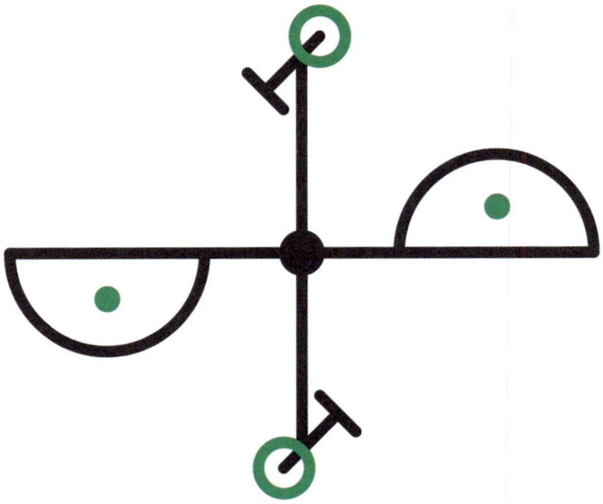

Gorse

Stechginster

Das Seelenwesen

Solange Leben in dir ist, solange glimmt auch der Funke der Hoffnung in dir. Du kennst den Satz: Die Hoffnung stirbt zuletzt. Solange du lebst, bist du aufgefordert, in all deinem Denken die positiven Gedanken zu suchen, denn es gibt sie. Habe Achtung und Wertschätzung für die kleinen Wunder, denn wenn du das kleinste Zeichen erkennst, wird es wachsen. Jeden Tag geht die Sonne auf, und manchmal scheint sie dir direkt ins Gesicht. Dann wärme dich daran. Wenn du das Lachen eines Kindes hörst, dann erfreue dich daran. Wenn der Vogel singt, so lausche seiner Melodie. Viele Wunder umgeben dich. Öffne eine Tür in deinem Körper, und lasse es ein. Öffne sie jetzt, und dann lasse sie offen, egal was geschieht. Das ist die Einladung für dein Glück.

Ich segne alle Wunder
und lasse sie in mich eintreten.

Substanz

Der Gewöhnliche Stechginster, Ulex europaeus, ist ein dorniger Strauch aus der Familie der Hülsenfrüchtler (Fabaceae). Seine Wuchshöhe beträgt 2 Meter. Seine Blätter und Kurztriebe sind zu Dornen umgebildet. Er blüht von April bis Juni. Die strahlend gelben Blüten sind ca. 1 bis 2 Zentimeter groß und haben eine für Hülsenfrüchtler typische Form. Ursprünglich stammt der Stechginster aus den atlantischen Regionen Europas, ist aber heutzutage auf der ganzen Welt zu finden. Zweige und Samen sind für den Menschen stark giftig. In der Pflanzenheilkunde wird der Stechginster wegen seiner Giftigkeit nicht eingesetzt.

Psyche und Gemüt

Bei der Bachblüte Gorse dreht sich alles um das Thema Hoffnungslosigkeit. Der betroffene Mensch befindet sich in einer Lage, aus der er keinen Ausweg mehr sieht. Diese Menschen sind vielleicht am Ende ihrer Kräfte und können sich gar nicht mehr vorstellen, dass es wieder lichter werden könnte. Im negativen Gorse-Zustand fällt es schwer, Hilfe von anderen Menschen anzunehmen. Man hofft zwar auf Unterstützung, lässt Zuspruch und Ermutigung jedoch nicht wirklich an sich heran. Das erkennt man dann durch Aussagen wie »Das bringt doch eh nichts mehr«. In den Gorse-Zustand kann man durch eine schwere Krankheit geraten sein oder auch durch eine beruflich schwierige Situation oder eine zwischenmenschliche Krise. Manchmal wirken diese Menschen so, als würden sie an ihrer Krankheit oder an ihrer misslichen Situation (unbewusst) festhalten, weil sie sich in der Aura des Scheiterns eingerichtet haben. Deshalb geben viele Menschen auch schlechte Gewohnheiten nicht auf. Man hat damit aufgehört, sich für sich und sein Leben einzusetzen. Diese deprimierte Haltung verschließt die Tür zum Glück und zieht noch mehr Situationen an, die die negative Einstellung bestätigen. Mit der Hoffnungsblüte Gorse kann man wieder neue Hoffnung schöpfen. Man gewinnt eine neue Perspektive in einer schwierigen oder scheinbar unabänderlichen Lebenssituation. Es darf sich wieder ein Funken Hoffnung zeigen. Die Blüte kann bewirken, dass man optimistischer, vertrauensvoller und damit auch fröhlicher und lebensfroher wird. Man entwickelt neue Kräfte, richtet sich wieder auf und wagt einen neuen Anlauf. Gorse kann eine energetische Hilfestellung sein, um wieder Hoffnung im Leben zu schöpfen und den Glauben daran, dass es für alles eine zufriedenstellende Lösung gibt.

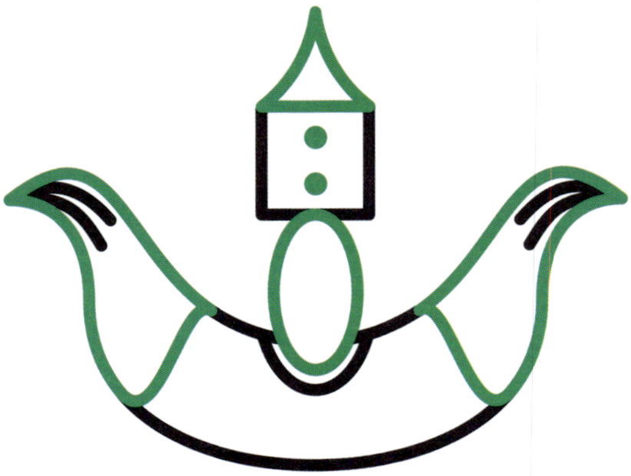

Heather

Heidekraut

Das Seelenwesen

Es ist selbstverständlich, dass du Bedürfnisse hast. Jeder Mensch möchte genährt und gepflegt werden und die Liebe seiner Mitmenschen auf sich ziehen. Das hast du versucht, und das ist gut. Nun ändere deine Taktik, denn etwas hat sich erschöpft. Der laute Schrei ist verklungen und hinter den Bergen verhallt. Ruhig stehst du nun und wartest, was ist. Ein Echo bahnt sich den Weg, unerwartet und still. Wie sanftes Leuchten hüllt es dich ein und schmiegt sich in dein Gemüt. Fühlst du, was zu fühlen ist? So sanft, so gewiss, erzählt es dir leise, dass du alles bist. So ordne die Zeit und ordne den Raum, füge hinzu, was zu dir gehört. Die tausend Facetten des Lichts erhellen nun deinen Weg.

Der Reichtum meiner Seele
leuchtet in mir.

Substanz

Das Heidekraut, Besenheide, Calluna vulgaris gehört zur Familie der Heidekrautgewächse (Ericaceae). Von den über 800 Arten ist die Mehrheit in Südafrika beheimatet, nur wenige Arten in Europa und Vorderasien. Umgangssprachlich werden viele Zwergsträucher der Heidelandschaft »Heidekraut« genannt, ohne dass sie im strengen Sinne zu den Heidekräutern (Erica) gehören. Dies gilt auch für die eng verwandte Besenheide (Calluna vulgaris), die in Europa oft die bestandsprägende Pflanzenart einer Heidelandschaft ist. Erikablütentee hat eine beruhigende Wirkung auf den Körper und kann bei einer Vielzahl von Beschwerden eingesetzt werden.

Psyche und Gemüt

Heather ist bewährt für Menschen, die sich ununterbrochen mit sich selbst beschäftigen. Durch eine starke seelische Bedürftigkeit ist man sehr selbstbezogen. Häufig will man im Mittelpunkt des Interesses stehen, man sucht fast zwanghaft Publikum und lässt auch bei Einzelgesprächen den anderen kaum zu Wort kommen. Unbewusst will man Zuwendung erzwingen. Das ist ein sehr kindliches Verhalten, denn als Kind ist es lebensnotwendig, die Aufmerksamkeit der Erwachsenen zu erhalten. Letztendlich drückt es eine große Not aus, um gesehen und als wichtiges Individuum mit seinem Platz in dieser Welt anerkannt zu werden. Am Anfang des Lebens braucht man hierfür dringend die Eltern, Familie, Freunde und andere Bezugspersonen in Kindergarten und Schule usw. Gelingt dies nicht, werden das Loch des Mangels und die innere unerfüllte Bedürftigkeit immer größer und der symbolische Schrei nach außen immer lauter. Ob man sich dann zu extrovertiert oder zu introvertiert benimmt, dahinter steckt im Wesentlichen das gleiche Problem: Der Mensch hat nicht gelernt, sich selbst zu genügen, und sucht mit seinem Verhalten rastlos nach Anerkennung und Liebe. Durch die ständige Außenschau verliert man jedoch immer mehr den Kontakt zu sich selbst und weiß irgendwann nicht mehr, wer man eigentlich selbst ist. Deshalb ist Heather die Identitätsblüte. Man muss sich nicht mehr selbst egozentriert um sich selbst drehen, nur um dem Außen zu gefallen und dadurch Energie zu bekommen. Die Eigenliebe kann das alte Loch des Mangels endlich auffüllen, und der Mensch gewinnt Verständnis und Einfühlungsvermögen für seine Umwelt, weil er sie nicht mehr nur gebrauchen muss, um seinen Selbstwert zu stabilisieren.

Holly

Stechpalme

Das Seelenwesen

Du warst irritiert, hattest vergessen, dass du alles bist und alles hast zu jeder Zeit, wenn nur dein Herz geöffnet bleibt. Alles, was erschaffen werden kann, fließt durch dein weites, tiefes Herz. All die Schätze liegen dort. Der Tunnel dorthin hatte sich verschlossen, der Weg war verschüttet. Jedoch es ist Zeit, und die Helfer sind da. Lichtvolle Wesen umringen dich und bieten dir an, was du brauchst, um offen zu sein. So viel Liebe kann fließen in diesen Zeiten. Du leuchtest als helle Seele anderen den Weg. So blicke auf und sieh das Strahlen. Es ist Tag geworden. Ein neuer Tag, der noch nie gewesen war. Staune wie ein Kind über die Wunder, die sich dir nun zeigen. Fülle pur umgibt dich, sodass du reichlich davon mit offenem Herzen geben kannst. So sei.

Die große Seelenreinigung findet statt.
Ich lasse fließen.

Substanz

Die Stechpalme, Ilex aquifolium, ist die einzige in Mitteleuropa heimische Pflanzenart der Gattung der Stechpalmen (Ilex) innerhalb der Familie der Stechpalmengewächse (Aquifoliaceae). In geringer Dosierung können homöopathische Mittel aus den Blättern und Beeren der Ilex aquifolium durchaus heilende Wirkung haben, beispielsweise bei Atemwegserkrankungen und Harnwegsinfekten. Und nichts spricht gegen eine äußere Anwendung bei Gicht, Rheuma und Arthritis. Die Rinde wurde historisch zu einem Brei verkocht und als Umschlag z. B. bei Gelenkschmerzen eingesetzt.

Psyche und Gemüt

Holly ist die Blüte der Heilung. Die Wortähnlichkeit zu »holy«, heilig, verweist auf ihre Aufgabe, das Herz des Menschen von emotionalen Giften zu befreien. Viele Menschen haben sozusagen »Seelengifte« gespeichert. Sie wurden in vergangenen oder im jetzigen Leben mehr oder weniger beeinflusst von Negativität und sind dadurch »böse« geworden in dem Sinne, dass sie sich nicht mehr mitfühlend und menschlich verhalten. Manchmal wirkt es gar wie eine Besetzung. Dann ist man gefühlsmäßig irritiert, weiß vielleicht gar nicht mehr, woher die Gefühle plötzlich kommen. Man wird z. B. von Eifersucht, Misstrauen, Hass- oder Neidgefühlen geplagt, fühlt sich leicht und dabei oft grundlos, gekränkt, verletzt oder beleidigt. Negative Gefühle wie Schadenfreude entwickeln sich oder z. B. auch bei Kindern immer stärkerer Jähzorn. Das belastet natürlich insbesondere Partnerschaften immens. Holly-Betroffene zeigen auch als Vorgesetzte eine große Reizbarkeit und ein cholerisches Verhalten. Wenn man sich dessen eher bewusst ist, reagiert man bei solchen negativen Gefühlen vielleicht geistesgegenwärtig und kann die Illusion durchschauen. Im Extremfall neigt man zu Gewalttätigkeit, weil man sich innerlich so geladen fühlt. Die Bachblüte Holly gibt dem Menschen Schutz vor negativen Einflüssen, die drohen, einen in Besitz zu nehmen. Man kann seine Gefühle zurücknehmen und entwickelt Zug um Zug mehr Großherzigkeit. Holly ist bewährt bei Partnerschaftsproblemen, weil die emotionale Verletzlichkeit nicht mehr so stark mitschwingen muss und Gelassenheit und Großmut wieder einkehren können. Man wird gelassener, lässt sich nicht mehr so schnell reizen und kann sich auch wieder über den Erfolg anderer freuen.

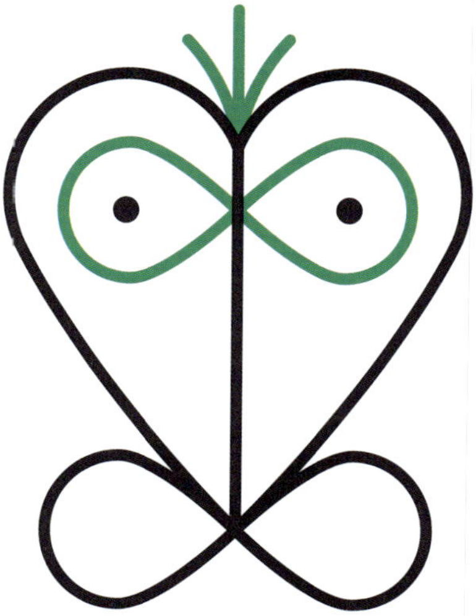

Honeysuckle

Echtes Geißblatt

Das Seelenwesen

Endlich bist du angekommen und deine Geschichte mit dir. Große und kleine Dinge haben sich versammelt, um von dir wertgeschätzt und erkannt zu werden, für das, was sie eigentlich sind. Materie, die dich auf deiner Seelenreise begleitet, sich jedoch dauernd transformiert, verschwindet und neu erschafft. Hier gibt es keine Zeit, und du hast die Wahl: Lässt du los, transformierst du Erinnerungen in Goldstücke oder in Staub, oder spielst du mit dem Alten, um es neu zu sehen? Alle Facetten sind möglich, so wähle aus. Womit fühlst du dich wohl, und was lässt du gehen? Alles auf einmal ist keine gute Idee. Wähle weise und erkenne dich selbst. Du bist hier, und nur das ist es, was zählt.

Ich genieße das Jetzt
und gehe den nächsten Schritt.

Substanz

Das Geißblatt, Jelängerjelieber oder lateinisch Lonicera caprifolium, ist eine rechtswindende, sommergrüne, verholzende Kletterpflanze (Liane), die Wuchshöhen von 2 Metern erreichen kann. Findet sie eine Kletterhilfe wie kleine Bäume, Sträucher, Pfeiler, Tore, Zäune usw., so kann sie Höhen von 6 bis zu 10 Metern erreichen. Geißblatt wird seit Jahrhunderten angebaut und in der traditionellen Medizin als natürliches Heilmittel für eine Vielzahl von Beschwerden verwendet. Die Blätter und Blüten können als Tee bei Erkältungen und Halsschmerzen verwendet werden, während aus den Beeren Marmeladen und Gelees hergestellt werden können.

Psyche und Gemüt

Honeysuckle-Charaktere sind träumerische und empfindsame Menschen. Sie leben im negativen Zustand vornehmlich in der Vergangenheit. Sie haben Wehmutsgefühle oder Sehnsucht nach Vergangenem. Innerlich fällt es schwer, sich von vergangenen Ereignissen oder früheren Beziehungen zu lösen. Die betroffenen Menschen leben oft in der Vorstellung, dass die Zeiten früher besser waren. Alte Menschen sprechen nur noch von früher, während sich ihre jüngeren Besucher bei den immer gleichen Geschichten langweilen. Honeysuckle kann helfen, die ganze Geschichte noch einmal aus der Vergangenheit auftauchen zu lassen und sich die Szenen wie in einem Film noch einmal anzuschauen, jedoch auch die nicht so schönen. Dann darf die Vergangenheit so angenommen werden, wie sie eben war, und mit Dankbarkeit das Schöne bewahrt werden. Wehmut und Schmerz dürfen noch einmal gefühlt werden, nichts muss abgespalten werden, es gehört zum Menschen und ist ein Teil des Weges. Das Bewusstsein, dass nichts verloren geht, was wertvoll war und ist, und das immer in uns als Energie gespeichert ist, hilft, einen zurück in die Gegenwart zu bringen. Man lernt, mit Verlusten und Veränderungen besser umzugehen. Man flüchtet sich nicht mehr in die alten Zeiten. Man setzt sich konstruktiv mit der Vergangenheit auseinander und stellt sich der Gegenwart. Honeysuckle ist auch bewährt bei Heimweh, und wenn es einem schwerfällt, sich von Dingen zu trennen, die man nicht mehr braucht. Wenn Jugendliche ihrem Schwarm ewig nachhängen, ist Honeysuckle ebenfalls hilfreich. Jeder Augenblick des Lebens hat seine eigene Schönheit und darf wertgeschätzt werden, und so ist das Geißblatt eine unschätzbare Hilfe, jeden Moment zu segnen.

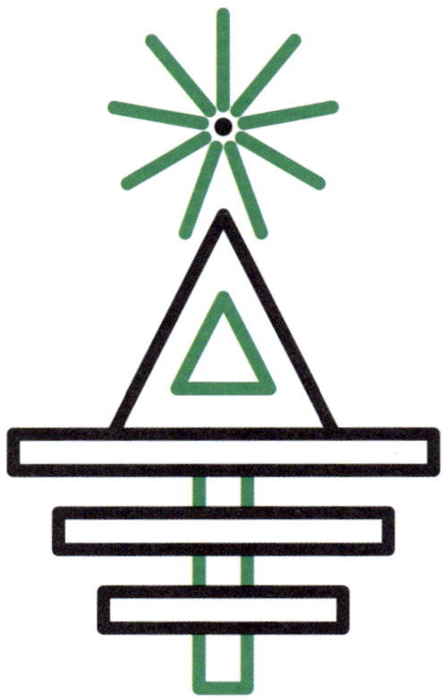

Hornbeam

Hainbuche

Das Seelenwesen

Es arbeitet nur der Kopf, während der Körper sich nicht bewegt. Das ist sehr einseitig, denn auch der beste Kopf braucht einmal Pause, bevor er zu rauchen beginnt. Die vielen Gedanken finden keinen Platz mehr. So öffne deine durchlässigen Poren, die sich wie ein Netz um deinen denkenden Geist herumziehen. Stelle dir vor, wie der Druck hinausfließt und alle Substanzen mit sich nimmt, die nicht der Frische und Leichtigkeit entsprechen. Oft ist es ein altes Muster, das dich zwingt, so eng zu sein. Bewege dich mehr und fühle deinen Körper. Er ist wunderbar und führt dich durchs Leben. Führt dich in Bewegung zu Ereignissen und Erlebnissen, und diese können dich neu inspirieren. Es sind die Überraschungen, die wie bunte Blitze in deinen Geist einfahren und dich aufwecken zu neuer Lust.

Ich wähle das Natürliche und fühle mich frisch.

Substanz

Carpinus betulus, im Volksmund besser bekannt als Gemeine Hainbuche, ist eine robuste Laubpflanze mit gewellten Blättern. Die Hainbuchen sind eine Gattung der Familie der Birkengewächse (Betulaceae) in der Ordnung der Buchenartigen (Fagales). Als klassische Heckenpflanze ist die Hainbuche beliebt, weil sie sich hervorragend in Form bringen lässt und für eine dichte, grüne Privatsphäre im Garten sorgt. Die Hainbuche findet weder in der Baumheilkunde noch in der allgemeinen Heilkunde Anwendung. Lediglich in der Bachblüten-Therapie findet sie ihren Platz.

Psyche und Gemüt

Menschen in einem Hornbeam-Zustand fehlt der Schwung. Sie befinden sich ziemlich oft in einem »Montagmorgen-Gefühl«, auch wenn gar nicht Montag ist. Das zugrunde liegende Thema ist ein Zustand mentaler Erschöpfung, der aus unseren typischen Alltagsroutinen entsteht. Morgens vor dem Aufstehen zweifelt man daran, ob man überhaupt noch die Kraft aufbringt, die täglichen Pflichten zu bewältigen. Hornbeam ist hilfreich bei Überarbeitung, einem unangenehmen Gefühl von Trägheit oder einfach einem Mangel an Enthusiasmus. Kinder sind morgens extrem schläfrig und missmutig, schlurfen durch die Gegend, sind schlapp und fühlen sich müde. Sie sitzen dann unausgeschlafen am Frühstückstisch. Nach der Schule fällt auch die Erledigung der Hausaufgaben schwer, oder es wird gar jeder Tag zur Qual. Wenn man vom »Nichtstun« müde ist oder sich nach dem Wochenende erst einmal erholen muss, weil man sich so schlapp fühlt, ist Hornbeam richtig. Oft liegt es an einer unbewussten inneren Rebellion gegen die gestellten Aufgaben oder den Zwang, sich jetzt hinsetzen und das eben jetzt tun zu müssen. Die betroffenen Menschen machen oft mehrere Dinge gleichzeitig und können nicht unterscheiden, was jetzt wirklich wichtig ist bzw. lenken sich lieber ab, als sich zu 100 Prozent auf das einzulassen, was jetzt ansteht. Hornbeam ist auch bewährt bei Menschen, die glauben, ohne Kaffee, Tee oder Zigaretten morgens nicht in Gang zu kommen. Der Montag-Morgen-Blues ist in unserer Gesellschaft eigentlich ein kollektives Problem. Denn bei all den Leistungsanforderungen bleibt kaum noch Zeit, wirklich zur Ruhe zu kommen und in stiller Kontemplation wieder Kraft zu tanken. Hornbeam kann dabei unterstützen, sich seiner kreativen Fähigkeiten sicherer zu werden und alltägliche Aufgaben freudvoll zu meistern.

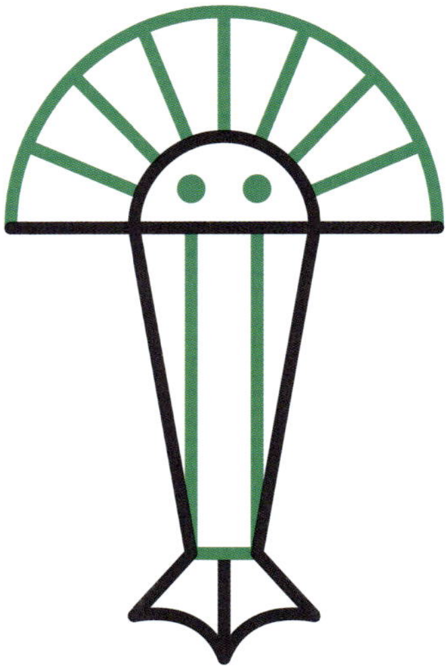

Impatiens

Drüsentragendes Springkraut

Das Seelenwesen

Was läuft dir denn davon, wenn du in Ruhe bist? Die Geschwindigkeit trägt dich hoch hinauf in die Lüfte der Vergänglichkeit, wo du alles haben musst, was dich umgibt. Atmosphäre jedoch ist flüchtig wie der Augenblick. Nun da, ist er schon wieder weg. Was macht's? Die Zeit kannst du nicht binden, und vergänglich bist auch du. Wir jedoch trösten dich, nehmen dich bei der Hand und lehren dir den gemächlicheren Schritt. Schönheit wirst du entdecken und die Wunder am Wegesrand. Sitzend wirst du dich fühlen und dein klopfendes Herz bemerken. Du lernst es neu kennen, denn du lauschst. Ahnst du nun das Wunder, das du selbst bist? Vieltausendfach sind die leisen Stimmen, die zu dir gehören. Nun haben sie Gelegenheit, sich zu offenbaren.

Ich nehme mir Zeit für mich.

Substanz

Drüsiges Springkraut wird auch Indisches Springkraut oder Impatiens glandulifera genannt. Impatiens-Arten sind meist einjährige oder ausdauernde krautige Pflanzen von 5 Zentimeter bis 2,5 Meter Größe. Die Laubblätter sind einfach und meistens gezähnt, gesägt oder gebuchtet. Oft sind extraflorale Nektarien am Blattstiel und am Blattgrund vorhanden, Nebenblätter fehlen hingegen meist oder sind zu Drüsen reduziert. Die Pflanze gilt als leicht giftig. Der Verzehr von rohen Pflanzenteilen wie Blättern kann zu Durchfall oder Erbrechen führen. Das Indische Springkraut wurde daher in der Volksmedizin gegen Verstopfungen oder als Brechmittel eingesetzt.

Psyche und Gemüt

Impatiens ist bewährt bei Menschen, die immer unter Zeitdruck stehen. Sie sind schnell im Denken und Handeln und wollen deshalb alles ohne Verzögerung erledigen. Wenn sie krank sind, sind sie darauf bedacht, möglichst schnell wieder gesund zu werden. Es fällt ihnen sehr schwer, mit Menschen, die langsamer sind, geduldig zu sein. Oftmals ziehen sie es vor, allein zu arbeiten. Wenn sie nicht auskönnen, wippen sie nervös, trommeln mit den Fingern oder müssen irgendetwas schnell in sich hineinstopfen (Heißhunger-Anfälle). Geduld und Verständnis für andere Menschentypen fällt ihnen sehr schwer. Die meisten Betroffenen schalten erst dann einen Gang herunter, wenn der Körper sie ausbremst. Die erzwungene Ruhepause können sie natürlich auch nur schwer aushalten, denn das sind sie ja nicht gewöhnt. Die Hochspannung im Körper bleibt, auch wenn sie krankheitsbedingt gezwungen sind, im Bett zu bleiben. Jedoch bleibt in dieser Situation wenigstens die Möglichkeit, einmal über sich und sein Leben nachzudenken. Impatiens ist die klassische Blüte für den aktuellen Zeitgeist und die daraus resultierenden geistigen und körperlichen Zivilisationskrankheiten. Ohne Ruhe und Bewusstheit geht es nicht, will man nicht irgendwann verrückt werden. Die heutige Geschwindigkeit ist für die menschliche Psyche viel zu hoch geworden, und nur durch geistige und körperliche Disziplin, Meditation oder Kontemplation kann dieser hoch aktive und effektive Mensch unter Beachtung seiner Umwelt das hohe Tempo halten. Die eigenen überdurchschnittlichen Fähigkeiten können auch mithilfe von Impatiens zum Nutzen des Ganzen ausgelebt werden. Der Mensch, der ruhiger, geduldiger und toleranter wird, kann sich selbst wieder mehr fühlen.

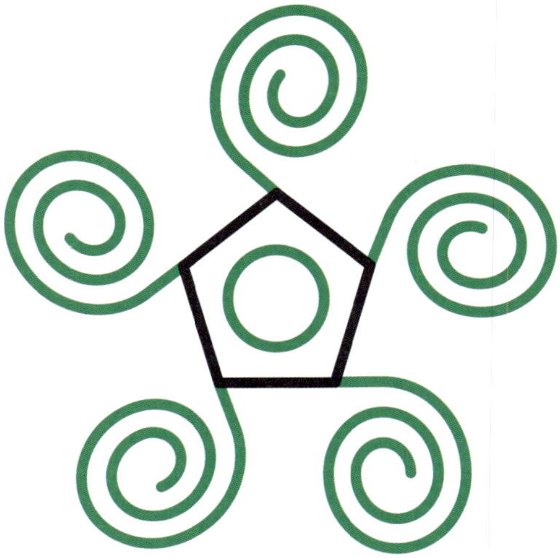

Larch

Lärche

Das Seelenwesen

Mit deiner Geburt ist dir etwas Wichtiges mitgegeben worden, und das ist deine menschliche Widerstandsfähigkeit. Hast du schon einmal darüber nachgedacht, was deine Vorfahren alles aushalten mussten? Und sie haben dennoch weitergemacht. Gestärkt sind sie hervorgegangen aus so vielen Kämpfen. Dieses geistige und körperliche Erbe trägst du in dir. Selbst jene, die gestorben sind, stärken dich heute noch mit ihrer Kraft. Die Gemeinschaft der Menschen ist stark geworden, so füge dich nun wieder in sie ein. Du wirst gebraucht, weil du eine große Seele bist. Ist alles und jeder an seinem Platz, kann das Große geschehen. So sei ganz da und wirke mit.

Ich zeige, was ich habe
und was ich bin.

Substanz

Die europäische Lärche, Larix decidua, gehört zu einer Pflanzengattung von Bäumen der Familie der Kieferngewächse, die in gemäßigten Klimaten der Nordhalbkugel heimisch sind. Sie wachsen großflächig bestandsbildend in den nördlichen Urwäldern Mittel- und Ostsibiriens und werden in Wirtschaftswäldern gepflanzt. Die Lärche ist ein ganz besonderer Nadelbaum, den die Menschen in der Volksmedizin, im Handwerk und in der Landwirtschaft seit jeher nutzen. Vom Holz über die Nadeln und Zapfen bis hin zum wertvollen Harz sind alle Teile der Lärche nutzbar.

Psyche und Gemüt

Die Selbstvertrauensblüte eignet sich für diejenigen, die sich für weniger fähig halten als die anderen, immer nur eine Niederlage erwarten und glauben, dass sie niemals Erfolg haben werden. Deshalb wagen sie nichts oder machen keine Anstrengung, erfolgreich zu sein. Larch kann angezeigt sein, wenn die Minderwertigkeitsgefühle dominieren. Larch ist z. B. hilfreich bei mangelndem Selbstvertrauen vor Prüfungen, Einstellungsgesprächen, Fahrprüfungen usw. Die Bachblüte ist bewährt bei Kindern, die immer sagen: »Das kann ich nicht.« Der betroffene Mensch neigt dazu, seine Fehler, Schwächen und Mängel in seinem Kopf so zu verstärken, dass er im Laufe der Zeit ein verzerrtes Bild von sich hat, das dadurch geprägt ist, dass ihm andere immer attraktiver, intelligenter oder kompetenter erscheinen. Aufgrund dieser Fehleinschätzung fühlt er sich von vornherein unterlegen und unfähig. Das kann z. B. ein Kind sein, das sich mit einem Erwachsenen vergleicht, oder ein Amateur, der sich gedanklich mit einem Profi misst. Oder er steckt den Kopf in den Sand und tut nichts mehr, denn es lohnt sich ja eh nicht. Dabei beruft derjenige sich auf negative Erfahrungen aus der Vergangenheit, in denen er gescheitert ist. Auch wenn er eigentlich weiß, dass er nicht minderwertig ist, rechnet dieser Mensch dennoch mit Misserfolgen und strahlt dies auch aus, und er wird sich durch einen weiteren Rückschlag bestätigt fühlen. Gern kaschiert er sein mangelndes Selbstvertrauen mit falscher Bescheidenheit, anstatt das Leben in vollen Zügen zu genießen. Larch hilft, von der Selbstbegrenzung zur Selbstentfaltung zu gelangen, indem man aufhört, immer nach links und rechts, anstatt auf sich selbst zu schauen. In einem gesunden Selbstwertgefühl findet man ein sicheres Fundament und Lust und Freude am »Ich kann es und deshalb tue ich es«.

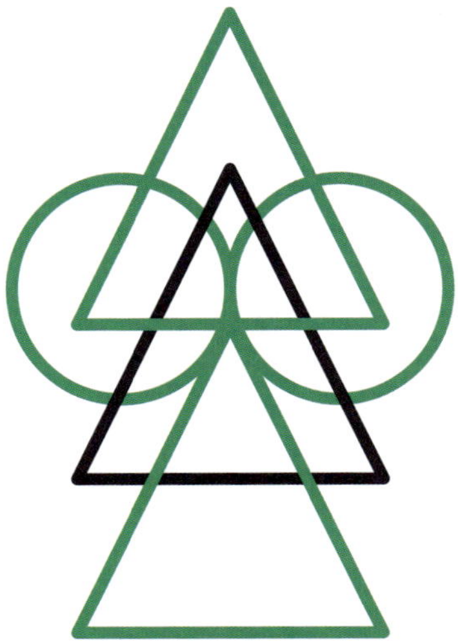

Mimulus

Gefleckte Gauklerblume

Das Seelenwesen

Es besteht kein Grund, kleinlaut zu sein, denn du bist angetreten, deine Größe zu leben. Jeder Tag bringt dir die Ermutigung, die du benötigst, um weiterzugehen. Stillstand würde Rückschritt bedeuten, und das ist nicht der Plan. Tapfere Schlachten hast du geschlagen, und auferstanden bist du viele Male. Verneige deinen Kopf vor deinem eigenen Sein, denn du bist es wert, gelobt zu sein. Setze den einen Fuß vor den anderen und fühle, dass du nicht wankst und dich niemand stört auf deinem Weg. Achtsam bist du und still, und so lauschst du den Stimmen, die dich begleiten. Schutz ist allgegenwärtig, und du bist es, der Siege erringt. So vertraue dir selbst und den Deinen, und deine Sonne geht auf.

Ich trete vor und wage es.

Substanz

Gefleckte Gauklerblume, auch Gewöhnliche Gauklerblume oder Mimulus guttatus genannt, ist eine Pflanzenart aus der Gattung der Rachenblütler. Sie stammt ursprünglich aus Nordamerika, ist in Europa eingebürgert und wird auch als Zierpflanze genutzt. Die Gauklerblume ist eine relativ anspruchslose Pflanze für den Teichrand oder ein angrenzendes Sumpfbeet. Pflanzenteile der Gefleckten Gauklerblume werden in der Phytotherapie bei Herzbeschwerden, Atem- und Sehstörungen aufgrund von Ängsten eingesetzt. Ansonsten wird Mimulus nur als Bachblüte verwendet.

Psyche und Gemüt

Mimulus wird als die Tapferkeitsblüte bezeichnet. Es sind schüchterne, verlegene, sensible Menschen, die Angst vor Tieren, dem Zahnarzt, Dunkelheit, Gespenstern usw. haben. Kinder im Mimulus-Zustand klammern sich an ihre Eltern. Mimulus-Menschen behalten ihre Ängste und Befürchtungen eher für sich. Sie sind vorsichtig, neigen manchmal zum Stottern oder bekommen feuchte Hände, wenn sie nervös sind. Vorstellungsgespräche oder Prüfungssituationen sind für die Betroffenen ein Horror. Ebenso ein Arbeitsplatz, an dem wenig Harmonie herrscht oder das Betriebsklima rau ist. Sie halten das genauso schlecht aus wie große Menschenmengen. Schnell wird alles zu viel. Sie suchen dann den Rückzug oder werden krank. Die Ängste und die Anspannungen verfolgen sowohl Kinder als auch Erwachsene noch in ihre Träume hinein. Ihre Gefühlswelt ist dann so überreizt, dass alles wesentlich gefährlicher erscheint, als es eigentlich ist. Auch wenn sie dazu neigen, den durch ihre Krankheitssymptome anstehenden Herausforderungen aus dem Weg zu gehen, kann Mimulus hilfreich sein, die Dinge tun zu können, die nun mal anstehen. Auch kann es dazu ermutigen, sich anderen mehr anzuvertrauen und sich durch die Mitteilung seiner Befürchtungen und Sorgen etwas Erleichterung zu verschaffen. Ihre Schüchternheit und Unsicherheit können sie Stück für Stück hinter sich lassen. Das Potenzial von Mimulus ist eine Persönlichkeit mit ruhigem Mut, die mit Humor und Selbstvertrauen die Schwierigkeiten des Alltags meistert. Man begegnet Herausforderungen des Lebens mit mehr Gelassenheit. Mimulus fördert die Fähigkeit, sich neuen Situationen zu stellen und Vertrauen und Zuversicht zu entwickeln. Auch wenn sie vor Neuem zunächst zurückschrecken, trauen sie sich jetzt doch, den Sprung ins kalte Wasser zu wagen.

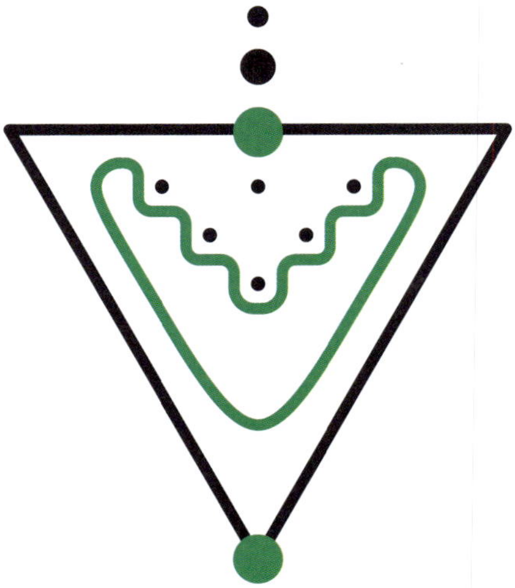

Mustard

Ackersenf

Das Seelenwesen

Graue Wolken ziehen weiter, und die Sonne strahlt hindurch. Wenn du jedoch der grauen Wolke hinterherschaust, bemerkst du das Leuchten nicht. Schwere hat sich in dir eingenistet wie zäher Leim. Jetzt bedarf es einer Reinigung. Frische liebevolle Kost und leichte Bewegung in duftender Umgebung kitzeln deine Sinne und flüstern dir zu: Sei leicht. Nimm die Richtung des Lichts, du siehst den hellen Strahl. Er zeigt dir den Weg zur Lichtung, wo du wieder jugendlich und frisch wirst. Wo du mit den Deinen tanzt und freudiges Lachen erklingt. Die Zeit des Lebendigen ist immer noch da, so schau: Millionen von Lichtfunken können nicht auf dich verzichten, denn du bist ihr besonderer Stern.

Durchlichtet erstrahle ich neu.

Substanz

Der Ackersenf, Sinapis arvensis, ist eine krautige Pflanze, die Wuchshöhen von 20 bis 60 Zentimeter erreicht. Er gehört zur Familie der Kreuzblütler (Brassicaceae) und zur Gattung der Senfe. Der Ackersenf ist ein Archäophyt und wurde mit dem Ackerbau aus dem Mittelmeerraum in die nördlichen Regionen Europas eingeschleppt. Er kommt in Unkrautfluren, auf Brachen, an Wegen und Schuttplätzen vor. Innerlich bekämpft er Erreger. Diese Wirkung verdankt die Pflanze Schleimstoffen, Ölen, Mineralstoffen, Vitamin C und Senfölglykosiden.

Psyche und Gemüt

Mustard ist die Lichtblüte, wenn es dunkel und schwer wird im Gemüt und in der Psyche. Die Senföle wirken im menschlichen Körper bis in die Stoffwechselvorgänge hinein, und feuern mit ihren Schwefelkräften die Verdauung an, und zwar die körperliche Verdauung wie auch alles Schwere im Geist und in der Emotion. Mustard bringt die Freude ins Leben, weil man nicht nur körperlich gereinigt, sondern auch seelisch-geistig leicht und durchlichtet ist. Die Entwicklung ist vom Seelenschmerz zur Seelengröße. Man sieht wieder mehr die positiven Entwicklungsmöglichkeiten und geht mit heiterer Gelassenheit und gefestigter innerer Stabilität sowohl durch helle als auch dunkle Tage. Mustard sagt »Lebe im Hier und Jetzt und hole dir die Freude zurück in dein Leben, auch wenn du dich betrübt fühlst«. Auch in besonderen Lebensphasen, die Kraft benötigen und uns in Schwermut und Depression hineinkatapultieren können, ist Mustard hilfreich. Wenn Frauen nach der Geburt in eine Depression verfallen oder wenn Jugendliche in der Pubertät ihren Stimmungsschwankungen hilflos ausgeliefert sind, kann Mustard sehr hilfreich sein. Ebenso wenn das Leben eine völlige Neuorientierung verlangt, weil vielleicht der Partner gestorben ist, man im Alter in ein Loch fällt, weil man keine Entwicklungsperspektive mehr sieht und die dunkle Wolke sich über einen senkt. Wenn ältere Menschen nach der Pensionierung an nichts mehr so recht Freude haben, kann die Aufmerksamkeit wieder auf die schönen kleinen Dinge gerichtet werden, und es finden sich neue Möglichkeiten sinnvollen Tuns. Auch durch hormonell bedingte Tiefs kann die Bachblüte gut begleiten. Mustard ist wie ein kräftiger Sonnenstrahl, der den Menschen durchstrahlt und ihn von innen heraus wieder zum Leuchten bringt.

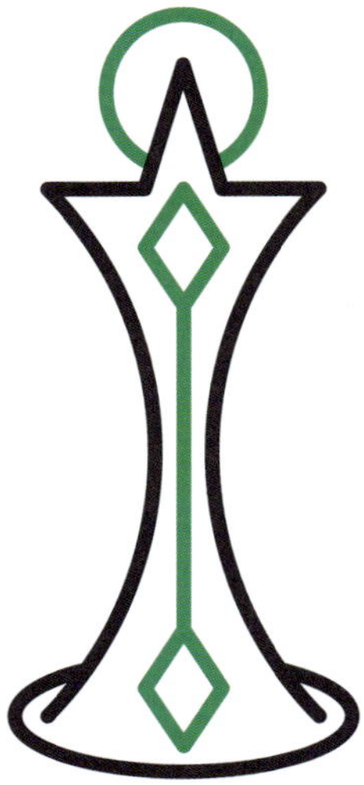

Oak

Eiche

Das Seelenwesen

Kraftvoll bist du und wahrlich, darauf kannst du stolz sein. So viel hast du geleistet, weil deine Seele dich fordert, das zu sein, was du bist: ein Held, eine Heldin dieser Zeit. Du überblickst die Weite und hast einen scharfen Sinn, der schnell erkennt, worum es geht. Geschärft ist dein Verstand und weise dein Gemüt. Deshalb hast du die große Aufgabe übernommen, und ja, dir gebührt der Dank. Allein Größe lebt nicht nur vom Tun, und wenn es Zeit ist, ist es Zeit. Dich zu besinnen, dass du Schätze bewahrst, die du einst erschaffen hast. In dir ist alles von Wert und nichts, was sinnlos wäre. So hole sie heraus, sei still und betrachte, was du hast. Manches wird dich staunen lassen. So überraschend zeigt es sich im neuen Licht, sodass du nun, da du ruhst, erkennst, was es wirklich ist.

Meine Schätze zeigen sich im neuen Licht.

Substanz

Die Stieleiche, Quercus robur, auch Sommereiche oder Deutsche Eiche genannt, ist eine Pflanzenart aus der Gattung der Eichen (Quercus) in der Familie der Buchengewächse (Fagaceae). Die Eicheln reifen von September bis Oktober und dienen verschiedenen Tieren als Nahrung. Vor allem der Eichelhäher sorgt durch Anlage von Nahrungsdepots für die Verbreitung der Stieleiche (Hähersaaten). Die Rinde der Eiche enthält viele Gerbstoffe, vor allem Catechingerbstoffe. Darüber hinaus kommen darin Ellagitannine und komplexe Tannine vor. Aufgrund des hohen Gehalts an Gerbstoffen wirkt die Rinde austrocknend, blutstillend und entzündungshemmend.

Psyche und Gemüt

Der betroffene Mensch fühlt sich als erschöpfter Kämpfer, der aber trotz aller Widerstände nie aufgibt. Pflichttreue und Zuverlässigkeit sieht er als selbstverständlich an und klagt deshalb auch nicht, wenn er völlig ausgelaugt ist. So ist Oak bewährt für Workaholics, die bei aller Pflichttreue und Einsatzbereitschaft die eigene Leistungsgrenze öfter überschreiten. Es fällt ihnen sehr schwer, locker zu lassen. Irgendwann wird ihnen die Verantwortung zu schwer, was der Körper signalisiert. Oak-Charaktere sind es gewöhnt, Verantwortung zu übernehmen. Vielleicht mussten sie schon in jungen Jahren viel mit anpacken, oder sie waren die verantwortlichen Ältesten. Später sind sie in verantwortlichen Positionen in der Wirtschaft oder in der Politik. So empfinden sie sich auch oft als unersetzlich. Wenn dann Symptome kommen, nehmen sie diese erst mal gar nicht ernst und machen einfach weiter oder halsen sich sogar noch mehr auf. Wenn man sich dazu bringen möchte, mehr Pflichten abzugeben, um sich das Leben leichter zu machen, ist Oak eine gute Begleitung. Innere Größe kann sich wieder mit spielerischer Freude verbinden, und man muss nicht immer alles tun und vor allem nicht allein. Bei beruflichen und familiären Doppelbelastungen hilft Oak, entspannter zu sein, Dinge delegieren zu können und Hilfe anzunehmen. Der Mensch fühlt sich dadurch immer freier und nimmt dennoch seine Verantwortung unter der Wahrung seiner persönlichen Grenzen wahr. Für sein Team kann er eine freudige lockere und dennoch kraftvolle Atmosphäre schaffen. Sie wachsen wie die Eiche zu ihrer vollen Größe und Mitmenschlichkeit heran und sind wahrhaft wertvolle Charaktere mit viel Einfühlungsvermögen. Sie dienen als Vorbild für viele Menschen.

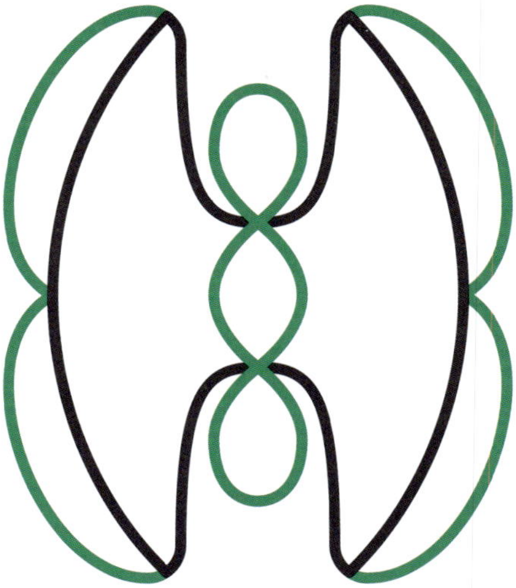

Olive

Olivenbaum

Das Seelenwesen

Stark und alt, das kannst du werden. Gehe pfleglich und voller Sorgfalt mit dir um. Zähme dein Gemüt und lasse los, was dem Weg nicht dient. Dann kannst du getrost verweilen und warten, was das Morgen bringt. Im Sitzen kannst du fühlen, was Erdenkraft ist. Welche Kraft du besitzt, wenn du Kontakt mit deiner Mutter, der Erde, hast. So sitze bewusst am besten an einem großen Baum, je älter desto besser. Ihr beiden verbindet euch dann mit eurer urkräftigsten Kraft, fließt zusammen und sprüht vor Elan und Vitalität. Ist deine Kraft gestaut, verweilt sie wie in einem morastigen Becken. Lebendigkeit kommt hinein, wenn du umrührst und alle Teilchen vermischst, dich berührst und berühren lässt. Eine Spirale steigt aus der Erde auf. Heiße sie willkommen, als Helfer genau dies zu tun.

Ich gebe mich hin und komme zu neuer Kraft.

Substanz

Der Olivenbaum (Olea europaea), von lateinisch oliva, auch Echter Ölbaum genannt, ist ein mittelgroßer, im Alter oft knorriger Baum aus der Gattung der Ölbäume (Olea), die zur Familie der Ölbaumgewächse (Oleaceae) gehört. Er wird seit dem 4. Jahrtausend v. Chr. als Nutzpflanze kultiviert. Ihre Heilkraft verdankt die Olive vor allem den vielen ungesättigten Fettsäuren. Diese regen den Stoffwechsel an und helfen bei Rheuma, Leber- und Gallenbeschwerden, Polyphenole wirken als natürliche Antioxidantien gegen freie Radikale. Olivenblatt-Extrakt ist eine natürliche Alternative zu Antibiotika. Der grüne Extrakt aus den Blättern des Olivenbaums stärkt Herz und Kreislauf, stimuliert die Immunabwehr.

Psyche und Gemüt

Die Bachblüte Olive ist eine Regenerationsblüte für jene, die sich körperlich und seelisch total ausgebrannt und erschöpft fühlen. Alles ist jetzt einfach zu viel. Man hat in diesem Zustand nur noch den einen Wunsch, völlig abzuschalten und selbst von den kleinsten Aufgaben und Pflichten verschont zu bleiben. In den Olive-Zustand gerät man oft nach Phasen schwerer geistiger, körperlicher oder auch seelischer Anstrengung. Jetzt ist einfach nur Ruhe und Regeneration angesagt. Es dauert eine Zeit, bis sie sich dem »Nichtstun« hingeben können, denn innen wirbelt alles noch weiter. Wenn sich Menschen so richtig abgekämpft fühlen, stärkt Olive die Fähigkeit, sich regenerieren zu können und Erholung zuzulassen. Überforderte Eltern oder Alleinerziehende erhalten wieder Zugang zu ihren inneren Kraftreserven, weil sie Hilfe annehmen können. Menschen, die als Kinder nicht selbstverständlich auf die Güte, Kraft und das Gehaltensein durch die Mutter zugreifen konnten, haben oft das Gefühl, dass sie mehr oder weniger auf sich allein gestellt sind. Dann meinen sie, jetzt auch noch alles allein stemmen zu müssen, bis sie dann nicht mehr können. Olive ist bewährt, wenn Kinder mehr Schlaf als gewöhnlich brauchen, weil sie einfach grundlegend erschöpft sind von den hohen Leistungsanforderungen in Schule und Alltag. Menschen, die das Programm verinnerlicht haben, dass das Leben ein Kampf ist (oft unbewusst von Menschen der Kriegsgeneration übernommen), profitieren von Olive und finden wieder mehr Raum und Zeit für ihr Wohlbefinden. Bewusst planen sie nun mehr Ruhe- und Erholungsphasen ein und integrieren sie ganz selbstverständlich in ihren alltäglichen Rhythmus.

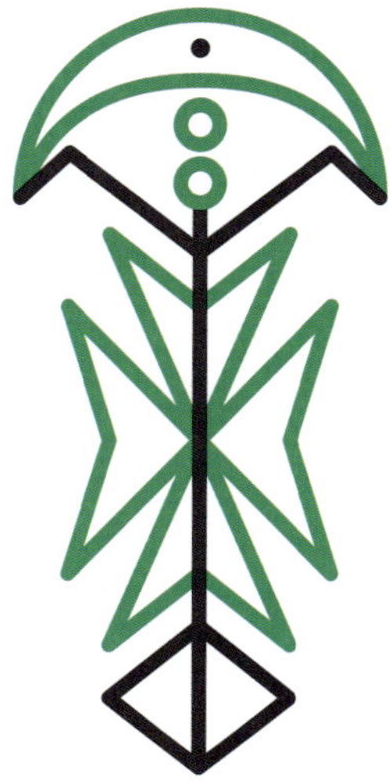

Pine

Kiefer

Das Seelenwesen

Du hast das höchste Recht, auf der Erde zu sein, ganz einfach deshalb, weil du hier bist. Es braucht keinen weiteren Grund. Wer dir etwas anderes einreden will, ist verstummt. Es ist die hohe Zeit, dich wiederzufinden, mit allem, was du bist. Alle deine Anteile, die du an falsche Glaubenssysteme verloren hast, finden nun den Weg zurück zu dir. Nichts und niemand kann dir mehr einreden, du wärest falsch. In den hohen Schwingungen der neuen Zeit ist Schuld nicht existent. So rufe alles zurück, was dir gehört. Integriere es in die Ganzheit deiner Seele und durchlichte es mit goldenem Licht. Fühlst du das Göttliche, das neu entsteht? Es erstrahlt durch dich und wirkt tief in die Welt. Das ist Liebe.

Ich bin mit mir im Reinen.

Substanz

Die Gewöhnliche Kiefer, Wald-Kiefer, Föhre, Pinus sylvestris, gehört zur Familie der Kieferngewächse (Pinaceae) innerhalb der Nadelholzgewächse (Pinophyta). Das Holz, die Rinde, die als Nadeln geformten Blätter und häufig auch die Zapfen bilden Harzkanäle. Die Nadeln der Kiefer kann man keineswegs nur in Form von Badezusatz nutzen, sondern auch als Heilpflanzen. Sie können insbesondere bei Erkrankungen der Atemwege helfen. Die in den Kiefernnadeln enthaltenen ätherischen Öle säubern die Atemwege und unterstützen bei Erkältungen das Abhusten.

Psyche und Gemüt

Menschen, die sich in einer Pine-Schwingung befinden, machen sich oft Selbstvorwürfe und haben wegen aller möglichen Angelegenheiten Schuldgefühle. Schnell lasten sie sich Fehler an, die gar nicht auf ihr Konto gehen. Sie rechtfertigen sich für Dinge oder entschuldigen sich, obwohl sie gar nicht wirklich Schuld haben. Wenn sich ein Mensch auch wegen Kleinigkeiten, die anderen gar nicht auffallen, ständig entschuldigt, ist es ein Fall für Pine. Im Extremfall bzw. im Unterbewusstsein fühlen sich die Betroffenen grundsätzlich schuldig, nicht nur für ihre eigenen Fehler, sondern auch für Fehler, die andere gemacht haben. All diese Schuld laden sich Pine-Menschen auf und verlieren dadurch ihre Lebensfreude. Daraus resultiert eine relativ gnadenlose Härte sich selbst und anderen gegenüber. Sie neigen dazu, sich selbst zu bestrafen und sich so gut wie gar keine Freuden zu gönnen. Kaum ein Richter könnte so hart sein, wie der Mensch im negativen Pine-Zustand zu sich selbst ist. Aus dieser Haltung heraus stellen sie sehr hohe Anforderungen an sich und opfern sich für andere auf. Es ist dann so, als wenn sie für ihre Schuld Sühne tun müssten. Die Kiefer hat eine Wirkung, die sich nicht nur auf das Körperliche bezieht, sondern uns auch von seelischem Ballast befreien kann. Kann der Pine-Zustand überwunden werden, gewinnt der Mensch Lebensfreude, er kann aus seinen Fehlern lernen und neu anfangen. Über die Fähigkeit des Vergebens verändert sich der Blickwinkel auf das eigene Leben. Schwächen werden als solche akzeptiert. Im transformierten Pine-Zustand ist man zu tiefer und echter Demut fähig, ohne sich und andere unterdrücken zu müssen, und bringt viel Geduld mit sich und anderen auf. Die frühere permanente Selbstentwertung wächst zum Selbstrespekt und schließlich zur Liebe in das Leben.

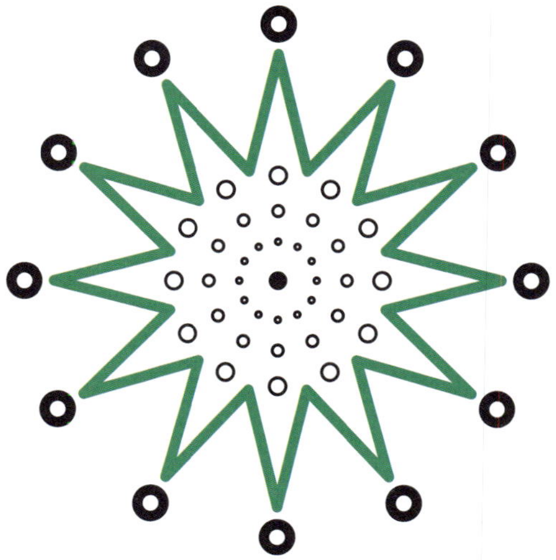

Red Chestnut

Rote Rosskastanie

Das Seelenwesen

Zufriedenheit ist eine Zier. Zufriedenheit über andere zu erlangen, ist eine Gier. Du hast viele Verluste erlitten in allen deinen Leben, so wie alle Menschen auf ihrem Weg. Immer musstest du dich von etwas oder jemandem trennen, um wieder Platz dafür zu schaffen, dass Neues seinen Raum hat. Kinder, Partner oder Freunde kannst du nicht besitzen. Du wirst ihnen nah sein können, wenn du loslässt. In der Freiheit liegt die Liebe, und sie ist unerschöpflich. Der Raum zwischen den Deinen ist ein Raum der Liebenden. Sie schwingen miteinander und berühren sich an vielen Stellen. Dann drehen sie sich um sich selbst, um im eigenen Raum zu heilen. Das bringt deine Gesundheit auf ein höchst glückliches Level.

Ich bin bei mir und mit dir.

Substanz

Die Rote Rosskastanie, Aesculus carnea, ist ein sommergrüner Laubbaum aus der Familie der Seifenbaumgewächse (Sapindaceae). Sie erreicht eine Wuchshöhe von ca. 20 Metern. Sie stellt keine besonderen Ansprüche an den Boden. Die selten vorkommenden Kapselfrüchte sind glatter und mit 3 bis 4 Zentimetern Durchmesser auch kleiner als die Früchte der Gewöhnlichen Rosskastanie. Die Rotblühende Rosskastanie findet in der Heilpflanzenkunde keine besondere Beachtung. Allerdings ist sie als Hybrid aus der Gewöhnlichen Rosskastanie hervorgegangen, die als wichtige Heilpflanze genutzt wird.

Psyche und Gemüt

Die Bachblüte Red Chestnut hilft, wenn ein Mensch sich zu viele Sorgen um andere Menschen macht. Sie ist die klassische »Abnabelungsblüte« für diejenigen, die es schwierig finden, sich nicht um andere zu kümmern oder sogar Sorgen zu machen. Sie leiden sehr um jene, die sie lieben, und stellen sich häufig vor, was ihnen für ein Unglück zustoßen könnte. Diese Menschen sind auch übertrieben tierlieb, lassen sich stark von den Emotionen anderer beeinflussen, können kaum allein bleiben, suchen Nähe und Körperkontakt. Oftmals haben sie aufgehört, sich um sich selbst zu kümmern, leiden aber sehr wegen anderen. Oftmals versuchen Eltern oder einzelne Personen ihre liebevolle Verbundenheit über Umwege auszudrücken, wenn sie ihre Liebe nicht direkt zeigen können. Sie bieten dann »Dienstleistungen« an wie die Überfürsorge durch Essen, materielle Zuwendungen oder andere (unverlangte) Hilfen. Sie haben eigentlich zu wenig Vertrauen, dass ihnen ihre Kinder oder Partner auch dann liebevoll zugetan sind, wenn sie keine Gegenleistung erbringen. Eigentlich ist es die eigene Not, dass man darunter leidet, weil das Kind weiter weg ist oder gefühlten Abstand haben möchte, um sein eigenes Leben zu leben. Andere spüren sehr wohl, dass das Ersatzangebot der Überfürsorge nicht echt ist. Manchmal mündet das in die Verweigerung, weiterhin diese Art von »Geschenken« anzunehmen, und die Beschenkten weisen das Geschenk zurück, weil es ihnen zu viel wird (im Extremfall über Symptome wie Magersucht usw.). Diese Fälle zeigen das Pathologische in so einem sorgenvollen Verhalten. Mithilfe von Red Chestnut kann man die Essenz der Menschen wieder wahrnehmen und sich dann so weit distanzieren, um in seiner eigenen Mitte zu bleiben. Dann kann man für den anderen da sein, wenn er es wirklich braucht.

Rock Rose

Sonnenröschen

Das Seelenwesen

Der Tempel der Sicherheit ist nun für dich geöffnet. Tritt ein und stelle dich unter die reinigende Dusche aus weißem klärendem Licht. Nun in diesem Moment wirst du gereinigt von allen Erinnerungen aus Raum und Zeit, die dich aus deiner Mitte gebracht haben. Lasse strömen das weiße Licht in alle deine Zellen, in die Erinnerungsspeicher der DNA hinein und in alle Energiezentren, die noch schwingen in diesem Ereignis. Öffne dein ganzes Wesen und erlaube, dass die, die es wissen, deine Traumata nun mit sich nehmen. Vollständig. Ruhe in deiner inneren geklärten Welt, atme tief aus, um alle Reste in die Erde strömen zu lassen, verbinde dich mit ihrer Wurzel und atme ihre neue Kraft von den Füßen bis zum Kopf in dich hinein. Nun bist du neu geboren.

Ich atme und bin tief mit mir selbst verbunden.

Substanz

Das gewöhnliche Sonnenröschen, Helianthemum nummularium, ist eine kleine buschige, mehrjährige Pflanze. Sie erreicht Wuchshöhen von 10 bis 40 Zentimetern. Die gegenständigen Laubblätter sind elliptisch-eiförmig, ganzrandig und bewimpert. Die Blüten erscheinen von Mai bis September, sind leuchtend gelb und sehen zerknittert aus, mit einem Durchmesser von 8 bis 18 Millimetern. Das Sonnenröschen wurde in der Volksmedizin analog zu Arnika und Ringelblume bei Verletzungen verwendet. In Regionen rund um das Mittelmeer sind Tees aus Sonnenröschen ein beliebtes Hausmittel vor allem bei Magen-Darm-Problemen, da die Pflanzen Gerbstoffe und Flavonoide enthält.

Psyche und Gemüt

Die Bachblüte Rock Rose wird auch als Eskalations-, Ausnahmezustands- oder Panikblüte bezeichnet. Sie ist ein wichtiges Heilmittel für Notfälle, Panik oder Schock. Bei harmonischer Entwicklung haben wir einen Menschen vor uns, der offen für alle Eindrücke ist und spontan reagieren kann. Liegen jedoch krankhafte Störungen vor, die mit psychischen Schocks in der Kindheit oder später zu tun haben, können im Erwachsenenalter leicht Panik- oder Angstgefühle ausgelöst werden. Dann braucht es manchmal nur einen kleinen (unbewussten) Trigger oder ein harmloses Ereignis, das jedoch an das ursprüngliche Trauma erinnert und auf das dann überschießend reagiert wird. Daraus entsteht das Rock-Rose-Syndrom, das in der Unfähigkeit besteht, außergewöhnliche Erlebnisse zu verkraften, und sich in Panik bis hin zum Zusammenbruch äußert. Rock Rose kann auch zur Basisbehandlung bei psychischer Labilität und latent vorhandener Lebensangst nützlich sein. Menschen, die unerklärliche Ängste haben oder bestimmte Dinge nicht tun können, die für andere kein Problem sind, oder die bei der kleinsten Herausforderung schweißnasse Hände bekommen, Herzklopfen oder Atemnot, koppeln sich wahrscheinlich an ein Urtrauma, an das sie in dieser harmlosen Situation wieder erinnert werden. Rock Rose kann helfen, wieder souveräner mit der Vergangenheit umzugehen, alte Schock- oder Unfallsituationen gehen zu lassen und mit mehr Abstand zu betrachten. Die Zuversicht kann wachsen, dass solche Situationen nicht wiederholt werden müssen und dass das, was man daraus lernen sollte, schon gelernt ist. Mit Rock Rose lernt man die Nerven zu behalten, sein eigenes Schreckgefühl mit Abstand zu beobachten und dadurch auch wieder loszuwerden.

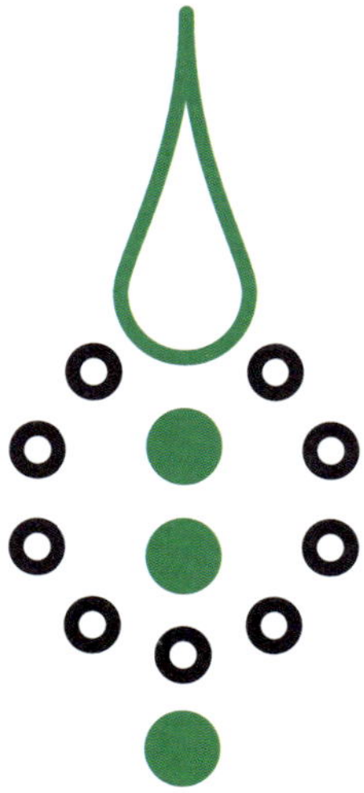

Rock Water

Wasser aus heilkräftigen Quellen

Das Seelenwesen

Ich liebe es, in dir zu fließen. Ich bin deine lebendige frische Lebenskraft, dein Elixier, wenn etwas sich staut auf der Lebensautobahn. Manchmal brumme ich laut wie ein Brunnen, aus dem das Wasser wie ein Schwall herausströmt. Das ist dann, wenn das Fass am Überlaufen ist. Mache dich nun weit und dehne dich aus im Körper, in den Zellen, in Kopf und Gemüt. Ich brauche nun Platz, um das zu erfrischen, was abgestanden und alt ist, rigide und hart. Ich spüle hinfort, was der Freude lästig ist und der Erziehung genügt, nicht jedoch dir. Bist du bereit, im Lebensstrom zu schwimmen, so tauche nun ein. Ob kräftige Züge oder toter Mann, lasse dich tragen oder treiben, ziehe deine Bahnen gegen den Strom oder spüle dich mit dem Wasser hinfort. Egal … Hauptsache, es macht Spaß.

Ich fließe mit und habe Spaß.

Substanz

Die Basis ist Wasser aus heilkräftigen Quellen und Brunnen. Heilwasser gehört zu den ältesten Naturheilmitteln überhaupt. Ein Heilwasser kann für Trinkkuren oder für medizinische Bäder angewendet werden. Der Begriff »natürliches Heilwasser« ist in Deutschland gesetzlich nicht definiert. Zahlreiche der wertvollen Mineral- und Heilquellen sind in Brunnen gefasst. Auch heute gibt es noch viele Quellen, an denen sich jeder seinen Bedarf selbst abfüllen kann. Alle Heilquellen sind grundsätzlich reich an Mineralien, welche aus dem Erdinneren vom Quellwasser nach oben befördert werden.

Psyche und Gemüt

Rock Water bringt vieles wieder ins Fließen, was ins Stocken geraten ist. Rock Water ist für Menschen, die sehr streng mit sich selbst sind und dabei ihre eigenen vitalen Bedürfnisse unterdrücken oder schon vergessen haben. Sie strengen sich unglaublich an, um ein Idealbild zu erreichen. Häufig befürchten schon Kinder, nicht genügend zu sein für die Ansprüche in Familie, Kindergarten und Schule. Mögliche »Leistungsschwächen« müssen schnell beseitigt werden, und noch mehr Disziplin und Durchhaltevermögen ist gefragt. Viele Menschen haben den Überblick bei all den Anforderungen verloren und brauchen »verlässliche« Ordnung und Strukturen. Der innere spontane Lebensquell und die körperliche und geistige Beweglichkeit bleiben auf der Strecke. Rock Water ist ein wunderbares Mittel für alle »Fitness-Extremisten«. Diese Menschen gehen auch die Freizeit hochgradig diszipliniert an, dulden keine Ausnahmen, und Raum für Überraschungen und Unvorhergesehenes bleibt nicht mehr. Als Gesprächspartner mit ziemlich starren Ansichten und rigiden Meinungen sind sie für andere oft nicht sehr angenehm. Für Kinder, die sehr ehrgeizig, ernsthaft und diszipliniert sind und sich durch ihre hohen Ansprüche an sich selbst unter Druck setzen. Unter Rock-Water-Einfluss kann man es schaffen, seine Prinzipien vernünftig und menschlich in sein Leben zu integrieren oder auch zu hinterfragen. Das positive Potenzial zeigt sich dann in einer entspannteren Haltung gegenüber den eigenen hohen Ansprüchen und Maßstäben, man ist flexibel und offen für Neues. Lebensfreude findet wieder ihren Platz, und man bemerkt, dass einem viel mehr einfach so zufließt als zu Zeiten, in denen man alles durchtaktet. Vertrauen schafft sich Raum, und das Wunder des Wassers bringt alles wohltuend in seinen natürlichen Fluss.

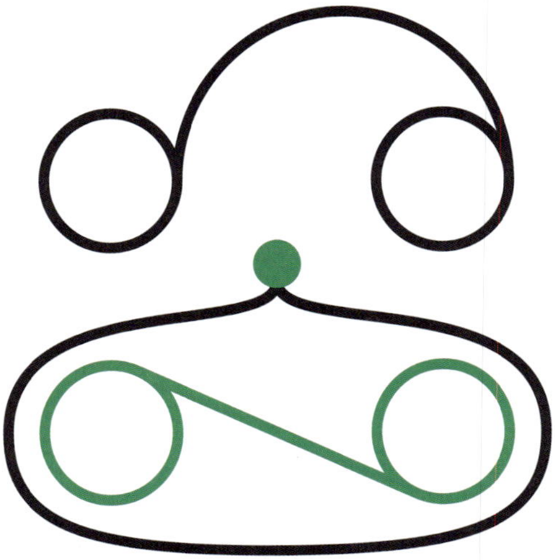

Scleranthus

Einjähriger Knäuel

Das Seelenwesen

Wie kannst du wieder in deine eigene Mitte kommen, während du einen Weg mit vielen Abzweigungen entlanggehst? Das kann nur mit einer Rückverbindung mit deiner eigenen Intuition funktionieren. So lasse zunächst einmal davon ab, ständig zu recherchieren und die Meinungen anderer einzuholen, bevor du dich entscheidest. Viele Dinge sind gut, und es macht keinen Sinn, etwas zu suchen, das noch besser ist. Die Welt der Vergleiche führt dich immer wieder an der Nase herum, und du erwachst auf Irrwegen. Löse nun in diesem Moment mit beiden Händen auf deinem Herzen die Angst auf, irgendetwas zu verpassen. Ziehe deine Seele in die Mitte deines Körpers zurück und verbinde dich ganz mit ihr. Sie wartet schon lange darauf, dass du ihr wieder vertraust.

Ich vertraue meiner Seele.

Substanz

Die Knäuelkräuter oder Knäuel (Scleranthus annuus) sind eine Pflanzengattung in der Familie der Nelkengewächse (Caryophyllaceae). Das »Knäuel« zeigt sich als kleiner, maximal faustgroßer Ballen mit aufgewickelten Fäden. Die etwa zwölf Arten sind in Eurasien, Nordafrika und Australasien weitverbreitet. Die Scleranthus-Arten und -Unterarten wachsen als ein-, zweijährige und ausdauernde krautige Pflanzen oder Zwergsträucher. Das Einjährige Knäuel bildet auch Früchte aus. Die Nüsse reifen ab Juni. In der Volksheilkunde sowie der modernen Phytotherapie spielt das Einjährige Knäuelkraut keine Rolle.

Psyche und Gemüt

Scleranthus ist die Bachblüte, wenn man sich nicht entscheiden kann und innerlich oft zerrissen ist. Man ist sehr oft zwischen zwei Möglichkeiten hin- und hergerissen und vermag sich nicht zu entscheiden, weil man beiden Seiten etwas abgewinnen kann. Scleranthus-Charaktere versuchen immer selbst, eine Lösung zu finden und vertrauen sich ihren Freunden oder der Familie nicht an, um sich einen Rat zu holen. Im Alltag ist dieser Mensch meistens unausgeglichen, unschlüssig und sprunghaft. Stimmung und Meinung können von einem Moment zum anderen umschlagen, was es für Freunde, Familie und Kollegen schwierig macht, sie einzuschätzen. Scleranthus ist auch bewährt für Menschen, die empfindlich auf Wetterwechsel reagieren und überhaupt auf Veränderungen im Außen. Auch jede Reizüberflutung stellt eine nervliche Belastung für sie dar. Auch ihr Gemütszustand wechselt zwischen Hoch und Tief und kann auch plötzlich wechseln vom Lachen zum Weinen, von Begeisterung zu Desinteresse. Das psychische Bild der manischen Depression passt hier hinein. Kinder und auch Erwachsene fallen dadurch auf, dass sie ständig in Bewegung sind. »Wer die Qual hat, hat die Wahl« könnte ein typischer Satz für Scleranthus sein. Tatsächlich ist es für den Betroffenen eine Qual, sich immer wieder entscheiden zu müssen. Scleranthus kann helfen, von der inneren Zerrissenheit zum inneren Gleichgewicht zurückzufinden, indem man die innere Orientierung wiederfindet. Es kann wieder mehr gefühlt werden, was für einen selbst stimmig ist – unabhängig von den Meinungen anderer. Die Bereitschaft, Dinge einfach auszuprobieren und an den Erfahrungen zu wachsen, nimmt zu. Auch Schwindel, Schwanken, Gleichgewichtsstörungen und Reisekrankheiten reagieren gut auf eine Gabe Scleranthus.

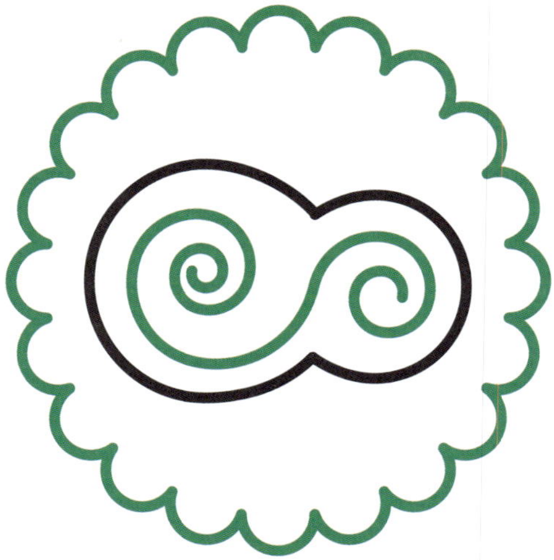

Star of Bethlehem

Doldiger Milchstern

Das Seelenwesen

So wohlig geborgen liegst du nun in den Armen deiner großen Mutter, und allumfassender Trost fließt dir zu. Schlimme Dinge sind dir geschehen, du Menschenkind. Jedoch halten wir dich nun. Wir, das sind deine Engel und dein Vater des Himmels und deine Mutter der Erde. Werde dir gewahr, dass wir um dich sind, dir Nähe und Beziehung schenken und dies nun für dich fühlbar machen, sodass du dich selbst wieder fühlen kannst. In der Einheit allen Seins bist du geborgen, und so ermutigen wir dich: Vergiss den Schmerz der Trennung, denn in der innewohnenden Liebe liegt das Wachstum der Seele, das dir niemals jemand wegnehmen kann.

Ich liebe das,
was ich bin.

Substanz

Der doldige Milchstern, Dolden-Milchstern oder Ornithogalum umbellatum, ist eine Pflanzenart aus der Familie der Spargelgewächse (Asparagaceae). Die bis zu 25 Zentimeter hohe krautige Zwiebelpflanze ist in Zentral- und Südeuropa, Nordafrika sowie Westasien beheimatet. Die in der Pflanze enthaltenen Wirkstoffe werden auch in der Phytotherapie eingesetzt. Die Volksmedizin verwendete den doldigen Milchstern als haarwuchsförderndes Mittel. Aufgrund leichter Toxizität wird er allerdings fast ausschließlich in Fertigpräparaten bzw. in homöopathischer Zubereitung angewendet.

Psyche und Gemüt

Star of Bethlehem gehört zu den wichtigsten Mitteln bei Schock. Bei schlechten Nachrichten, dem Verlust eines geliebten Menschen oder den Folgen nach einem Unfall kann Star of Bethlehem unterstützen. Auch Jahre später kann man noch unter den Nachwirkungen eines schockierenden Erlebnisses leiden. So lebt man jetzt zwar weitgehend ohne Angst, aber dennoch eingeschlossen und bedrückt von seinem stillen Kummer. Star of Bethlehem ist auch sehr gut geeignet, wenn man sich in einer unerträglichen Lebenssituation befindet, sich deshalb quält und unglücklich fühlt. Auf der seelischen Ebene hilft Star of Bethlehem, die wegen des schockierenden Ereignisses abgetrennten Seelenanteile wieder in sich zu sammeln und zu integrieren, damit man sich wieder ganz fühlt. Für Leute, die sich fühlen, als würden sie »neben sich stehen«, ist es ein gutes Mittel. Instinktiv geht man z. B. mit dem Körper in eine Schonhaltung, obwohl der Körperteil schon längst wieder verheilt ist. Diese Schonhaltung betrifft auch die psychische Ebene, wenn man »vorsichtshalber« nicht mehr heiratet oder lieber keine Kinder mehr bekommen will, um eine Wiederholung eines unangenehmen Ereignisses und des darauf folgenden Schmerzes zu vermeiden. Jedoch bestimmt das Verdrängte unser Denken und Fühlen mit und bewirkt ein zum Teil eingeschränktes Handeln in uns. Star of Bethlehem ist in akuten traumatischen Situationen eine gute Akuthilfe, um zu vermeiden, dass sich Schocks überhaupt erst festsetzen. So kann man es z. B. Neugeborenen gleich nach der Geburt auf die Fußsohlen streichen oder das Symbol in die Aura fließen lassen, um ein Geburtstrauma aufzulösen. Die Bachblüte kann helfen, die Mauer um die Gefühle herum zu lösen, Tränen dürfen noch einmal fließen, und dann kann eine nie geahnte innere Ruhe und Entspannung eintreten.

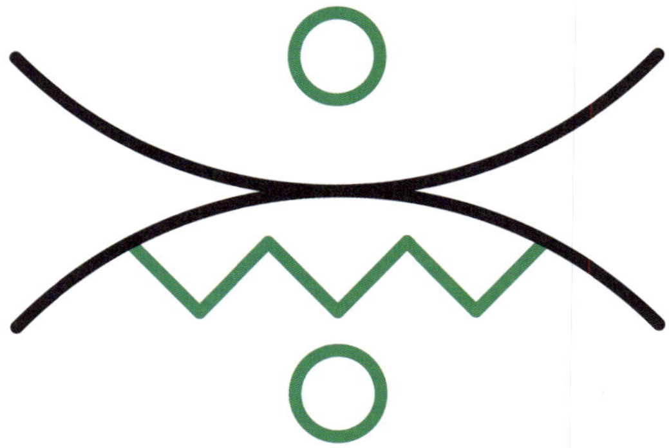

Sweet Chestnut

Edelkastanie

Das Seelenwesen

Warte nur ein Weilchen, und das Licht wird wieder aufgehen. Die Nacht kannst du nicht festhalten, und auch im finstersten Tal muss die Sonne wieder aufgehen, denn dies ist Gesetz. Alle Dinge gehen zu Ende, die Guten wie die Schlechten. Die Akzeptanz des Lebens klopft wie ein mahnender Gefährte an deine Tür und fordert um Einlass, um dir etwas zu erklären. Wenn du müde bist, schläfst du, und vieles wird heilen in der Welt deiner Träume, die ebenso Realität sind wie die materielle Welt. Das Festhalten an Besitz und Gütern wird deine Träume nicht versüßen, deshalb wird es manchmal weniger, als dir lieb ist, und einiges wird vergehen. Im Loslassen liegt der größte Raum für Heilung. So verstehe.

Es ist geschehen.
Jetzt blicke ich auf.

Substanz

Die Esskastanie, Edelkastanie, Castanea sativa, ist der einzige europäische Vertreter der Gattung Kastanien (Castaneae) aus der Familie der Buchengewächse (Fagaceae). In Süd- und Westeuropa wird sie wegen dieser essbaren Früchte und als Holzlieferant angebaut. Weil sie sehr anpassungsfähig ist und gut mit Wärme und trockenen Böden zurechtkommt, gilt sie mit Blick auf den Klimawandel seit einiger Zeit als Baum der Zukunft. In der Heilkunde werden die Blätter, Blüten, Früchte und die Rinde verwendet. Rinde und Blätter besitzen einen hohen Gerbstoffgehalt und können bei bestimmten Beschwerden heilsam sein.

Psyche und Gemüt

Sweet Chestnut kann dabei unterstützen, Lebenskrisen zu überstehen. In einem Zustand innerer Ausweglosigkeit glaubt man, dass die Grenze dessen, was man ertragen kann, nun erreicht ist. Die Blüte ist oft in extremen Krisen angezeigt, in denen man nicht mehr weiß, was man noch tun soll. Für Situationen, in denen die Verzweiflung eines Menschen so groß ist, dass sie unerträglich erscheint. Wenn alle Hoffnungen und Erwartungen zusammenstürzen wie ein Kartenhaus, Jugendliche nach dem Verlust einer Liebesbeziehung glauben, nicht mehr leben zu können, wenn man meint, dass nur noch der Selbstmord als Ausweg bleibt, dann kann Sweet Chestnut zur seelischen Wiederaufrichtung verhelfen. Das zugrunde liegende Ereignis muss gar nicht so schwer sein, dass es Externe als Katastrophe ansehen würden, wie der Tod eines Familienmitgliedes z. B. Die Ereignisse können zum Teil einfach als katastrophal empfunden werden, und dazu reicht dann schon eine verpatzte Klassenarbeit, ein nicht gewonnener Sportwettbewerb oder der Rauswurf aus der Firma. Eine Welt bricht dann für den Betroffenen zusammen, denn man hatte so große Hoffnungen darauf gesetzt. Mit Sweet Chestnut kann man eine Nacht oder mehrere Nächte darüber schlafen, dann relativiert sich der Schock, und man empfindet es als gar nicht mehr so schlimm. Nach einer Erfahrung der Verlorenheit findet man wieder zu sich selbst und entwickelt eine innere Bereitschaft zur Wandlung. Man hat das tiefe Tal durchwandert und sieht schon das Licht am Horizont. Man hat einen inneren Wandlungs- und Transformationsprozess durchlaufen und findet jetzt wieder neue Kraft, um weiterzugehen. Sweet Chestnut ist das leuchtende kleine Licht, das uns wieder aufrichtet. Wenn wir in seine Richtung gehen, wird es immer strahlender und heller.

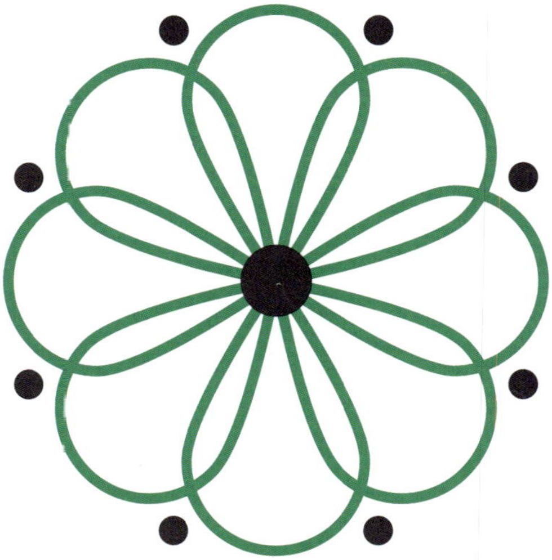

Vervain

Echtes Eisenkraut

Das Seelenwesen

Berichte von deinen Erfolgen, und die Menschen werden dir lauschen. Erzwinge keine künstliche Gefolgschaft, die auf Härte beruht. Härte hast du dir selbst angetan, als du dir wünschtest, groß und wichtig zu sein. Wichtig bist du seit jeher und vor allem geliebt. Dein inneres Wesen erstrahlt, wenn du dir der Liebe gewahr wirst, die in allen Dingen lebt, auch wenn du sie nicht mehr sehen kannst. Mit Blindheit geschlagen ist der, der verlernt hat, mit dem Herzen zu sehen. So erneuere die Gefolgschaft zu dir selbst und vertraue dem Pfad, den du gehst. Sicher setzt du einen Schritt vor den anderen auf dem Weg zu mehr Licht für diese Welt. Doch verharrst du still und in Ehrfurcht, wenn eine kleine Blume sich zwischen den Ritzen zeigt.

Ich fühle das gemeinsame Herz
und bin ruhig.

Substanz

Echtes Eisenkraut, Verbena officinalis, kurz Eisenkraut oder Verbene genannt, ist eine Pflanzenart, die zur Gattung der Verbenen (Verbenaceae) gehört. Es ist eine traditionelle Heilpflanze. Sie wird seit Langem wegen ihrer medizinischen und kulinarischen Eigenschaften verwendet. Echtes Eisenkraut wirkt schmerzstillend, entzündungshemmend, antibakteriell und blutreinigend. Die Pflanze ist reich an Antioxidantien, Flavonoiden und ätherischen Ölen. Der Name bezieht sich auf seine kultische Verwendung. Echtes Eisenkraut sollte als Zauberpflanze das beste Mittel gegen Verwundungen durch Eisenwaffen sein.

Psyche und Gemüt

Die Grundanlage des Vervain-Menschen ist extrovertiert und empathisch mit einer großen Portion an Idealismus. Schnell ist dieser Mensch begeistert von seinen Ideen, hat den Anspruch, der Welt wichtige Impulse zu geben, und möchte die Erde zu einem besseren Ort machen. Mit seiner Fähigkeit, auch außergewöhnliche Leistungen zum Wohle anderer vollbringen zu können, zeigt dieser Typus eine bewundernswürdige Hingabe- und Konzentrationsfähigkeit. Allerdings fällt es ihm schwer, auf der Zielgeraden flexibel zu bleiben. Im täglichen Leben kann sich dann in seinen Übereifer auch eine missionarische Note hineindrängen. Aus seiner Begeisterung und Willensstärke kann dann ein übertriebener Enthusiasmus oder ein Sendungsbedürfnis werden, das anderen auf die Nerven geht. Unter Verlust des rechten Augenmaßes verfolgt dieser Typ dann wie besessen ein selbst gesetztes Ziel oder versucht mit missionarischem Eifer durchzusetzen, was er selbst für gut hält. Menschen, die anderen ihre Überzeugungen aufdrängen – nach dem Motto »das musst du auch mal machen« –, profitieren von der Gelassenheit, die Vervain wiederherstellen kann. Viele Kämpfer für eine gute Sache erreichen nicht die Effizienz, die sie bräuchten, weil sie Mitstreiter verschrecken, die ansonsten gern mit ihnen zusammenarbeiten würden. Mit der Bachblüte findet man einen Weg, engagiert zu sein, jedoch auch so tolerant, dass man viele Dinge gut sein lassen kann, die sich dann fast wie von alleine erledigen. Sinnvolle Dinge können verfolgt und mit größerem Bedacht in die Tat umgesetzt werden. So wird man vom Weltverbesserer wieder zum wichtigen Impulsgeber. Vervain erweitert den Horizont und hilft, die Einstellung anderer Menschen zu respektieren und sie auf ihre eigene Weise glücklich leben zu lassen.

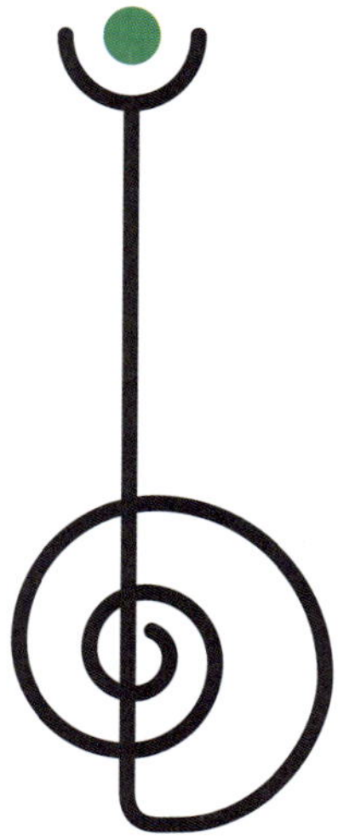

Vine

Weinrebe

Das Seelenwesen

Du hast Angst um deinen Platz und möchtest dich behaupten. Du verwendest viel deiner wertvollen Energie darauf, dich aufzuplustern mit viel leerer Luft, die niemandem etwas nützt, vor allem nicht dir selbst. Es ist immer genügend Raum um dich herum, sodass du dich darin spielerisch und leicht bewegen kannst. Dein ätherisches Feld um dein materielles Sein ist riesengroß und unbegrenzt. Wer sollte dich hier jemals einschränken? So gleite leicht durch alle Möglichkeiten des Seins. Finde Punkte, wo du innehältst und dein Wissen mit anderen teilst. Dann aber gehe weiter und halte nichts fest. Immer hast du die Wahl, wo du stoppst, verweilst und weitergehst.

Ich würdige mich
und unterstütze dich.

Substanz

Die Edle Weinrebe ist eine Unterart von Vitis vinifera innerhalb der Gattung der Reben (Vitis). Wie die meisten Nutzpflanzen liegt die Edle Weinrebe in unterschiedlichen Sorten vor, die als Rebsorten bezeichnet werden. Weintrauben verwendete man als Heilmittel auch bei Verstopfung, Wassersucht und Verletzungen. Die Heilung mit Weintrauben und dem aus Trauben gewonnenen Saft nennt man »Vinotherapie« oder »Ampelotherapie« (von Griechisch »ampelos« für Weinstock, und »therapeia« für Heilung).

Psyche und Gemüt

Die Bachblüte Vine eignet sich für selbstsichere Menschen, die ideale und allgemein geschätzte Ratgeber sind. Wenn dieser Charakter jedoch in einen Vine-Zustand gerät, wird aus seiner Führungskraft Besserwisserei und Herrschsucht. Im alltäglichen Leben zeigt sich das dann durch Pedanterie, kleinliche Besserwisserei, Rechthaberei und Bevormundung. Mit ihrer Sturheit, Intoleranz und ihren starren Überzeugungen machen sie ihrer Umgebung dann das Leben schwer. Partnerschaftliche und gleichberechtigte Beziehungen fallen diesem Typus schwer. Letztendlich hat der betroffene Mensch einen künstlichen Wall gegen andere Menschen aufgerichtet, er fühlt sich nur gut, wenn er dominieren kann. Hier ist es wichtig, wenn er jemanden findet und auch akzeptieren kann, der ihm ebenbürtig ist und ihm seine Grenzen freundlich aufzeigen kann. Der Vine-Mensch kann dann wieder lernen, über den eigenen Tellerrand hinauszusehen. Er geht gelassen an seine Aufgaben heran und muss nicht immer gleich daran gehen, Ordnung zu schaffen oder das aus seiner Sicht Richtige durchzusetzen. Er besitzt die Fähigkeit, Probleme gedanklich einzuengen und auf wenige, in sich selbst schlüssige Faktoren zu reduzieren. Dabei vermeidet er es aber, anderen seine Meinung aufzuzwingen. Die durch seine Rigidität selbst gewählte Einsamkeit kann langsam losgelassen werden. Der Vine-Mensch kann in der Regel das Leben nicht in passiver Haltung über sich ergehen oder sich gar treiben lassen, sondern muss das Steuer immer fest in der Hand halten. Vine lockert zu starke Disziplin und bringt Entspannung ins Leben. Bei alten Menschen, die starrsinnig und unbeugsam geworden sind, ist Vine eine gute Idee. Vine führt von einer einseitigen Demonstration von Stärke zur Fähigkeit diplomatischen Verhaltens. So kann man anderen Menschen ein positives Vorbild sein und seine natürliche Autorität in Freude leben.

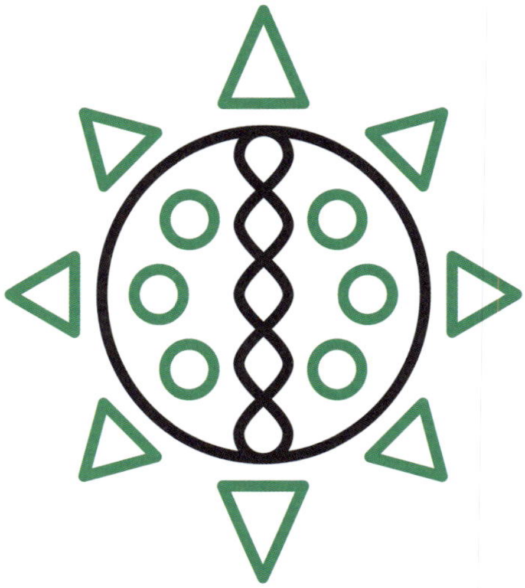

Walnut

Walnussbaum

Das Seelenwesen

Großartige Potenziale vielfältiger Art sind in dir angelegt. Es braucht Zeit und Ruhe, um sie zu entwickeln. In deinem Inneren spürst du genau, was wichtig ist, um voranzuschreiten und deinem Seelenplan zu genügen. Hier bist du geschützt und kannst deine Kräfte pflegen für den Moment, in dem du sie brauchst. So sorge dafür, dass deine Hülle nicht beschädigt wird. Dein feinstoffliches Feld benötigt Aufmerksamkeit, um nicht zu durchlässig zu werden. Mit deiner fühlenden Präsenz ist es dir ein Leichtes, das Netz der positiven Abwehr zu kontrollieren und in Ordnung zu halten. Entdeckst du Fehler in der Matrix, so schließe die Lücken mit Mut, Liebe und Achtsamkeit. So wachse hin zu deinem Ziel.

Transformation findet statt,
während ich ruhe.

Substanz

Die Echte Walnuss, Juglans regia, ist ein sommergrüner Laubbaum aus der Familie der Walnussgewächse (Juglandaceae). Der Name »Walnuss« bedeutet ursprünglich »welsche (also von den romanischen Völkern herkommende) Nuss«, da sie über Frankreich oder Italien ins Deutsche kam. Ihre Früchte sind die Walnüsse. Das Walnussholz gilt als das begehrteste und wertvollste des mitteleuropäischen Waldes. Die Volksmedizin setzt Walnussblätter auch innerlich als Tee ein, vor allem bei Ekzemen und als Blutreinigungsmittel.

Psyche und Gemüt

Walnut kann in allen Umbruch- und Neubeginnphasen helfen, ohne allzu große Reibungswiderstände den nächsten notwendigen Schritt zu gehen. Das betrifft einerseits die eigenen inneren Unsicherheiten und Vorbehalte gegen das Neue, jedoch vor allem die Widerstandskraft gegen Einmischungen von außen. Einschneidende Veränderungen der Lebensumstände können beispielsweise Berufswechsel, Umzug, Scheidung, Schulbeginn oder Pensionierung sein, aber auch die Geburt eines Kindes oder bei Säuglingen der Zahnwechsel, später die Pubertät oder Menopause. Menschen, die sich in diesen Phasen schlecht selbst treu bleiben können, ihre eigentlich sonst vorhandene Sicherheit labil wird und die innere Stimme der Intuition leiser, sind in diesen Zeiten besonders von außen beeinflussbar. Walnut ist das Mittel für Abwehrkraft und innere Stabilität. Es gibt ein dickeres Fell gegen äußere Einflüsse, vor allem, wenn man einen neuen Lebensweg einschlagen will. Man bekommt die Fähigkeit, alte Gewohnheiten aufzugeben, sich gegen den Druck einer verständnislosen oder nur auf ihren Vorteil bedachten Umwelt durchzusetzen, sich aus Abhängigkeiten zu befreien oder ganz allgemein mehr man selbst zu werden. Man lernt, seiner inneren Stimme zu folgen und seinen eigenen Weg zu gehen. Walnut hilft Menschen, die sich zu leicht beeinflussen lassen oder die in einer persönlichen Krise mehr Stabilität benötigen. Bei harmonischer Entwicklung entsteht daraus ein Mensch, der allem und jedem gegenüber aufgeschlossen ist, ganz natürlich lebt und dennoch weiß, was er möchte und was draußen bleibt. Menschen, die in einem frustrierenden Beruf, einer unglücklichen Partnerschaft oder der falschen Wohnung hängen bleiben, tut eine Dosis Walnut gut. Walnut hilft, die eigene Schutzzone um den Seelenkern herum aufrechtzuerhalten, um den eigenen Lebensplan weiterzuentwickeln.

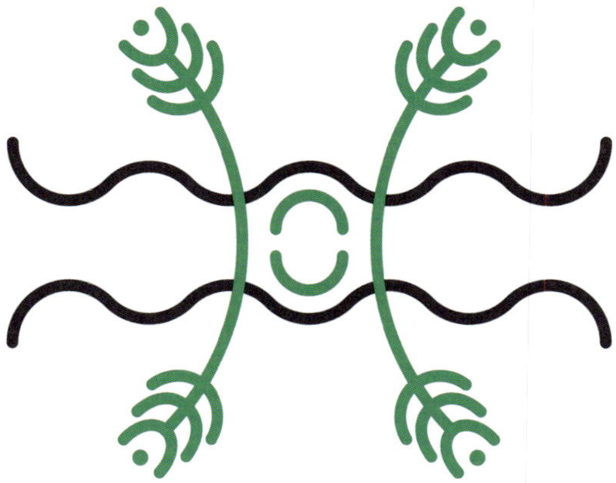

Water Violet

Sumpfwasserfeder

Das Seelenwesen

Sinngemäß hast du dich isoliert, um dir selbst Genüge zu tun. Du zogst einst aus, um dich selbst zu finden. Hast du schon gemerkt, dass deine Reise nun zu Ende ist? Dass du dir nur noch den Spiegel vorhalten kannst, um dich selbst zu finden. Nun an diesem Ruhepunkt greift das Bewusstsein der ganzen Welt nach dir, zieht dich ein Stück heraus und katapultiert die Realität vor deine Füße. So sieh nun an, was du produziert hast, und was du daraus machst, ist deine Entscheidung. Willst du wirklich weiter warten, was geschieht? Es wird nichts Neues sein, denn du drehst dich laufend um dich selbst. So sieh nun auf mit deinem ganzen inneren Stolz, zeige dich, wie du bist, der neuen Welt, und erkenne, dass noch Wunder möglich sind.

Ich erkenne dich in mir
und bin froh.

Substanz

Die (Europäische) Wasserfeder oder Wasserprimel (Hottonia palustris) ist eine der beiden Pflanzenarten aus der Gattung der Wasserfedern (Hottonia) innerhalb der Familie der Primelgewächse (Primulaceae). Sie gedeiht in den gemäßigten Zonen Europas und Kleinasiens und ist als seltene Pflanze geschützt. Die Wasserfeder ist eine überwinternd grüne, ausdauernde krautige Pflanze. Sie wächst normalerweise untergetaucht im Süßwasser, das nur durch Regenwasser genährt wird. Die weiße Blüte der immergrünen Unterwasserpflanze ragt über die Wasseroberfläche. In der Naturheilkunde wird sie nicht besonders genutzt, nur als Bachblüte.

Psyche und Gemüt

Water Violet ist für einzelgängerische Menschen mit Kontaktproblemen. Die Grundanlage dieses Menschen ist introvertiert und besteht in geistiger Eigenständigkeit sowie einem starken Unabhängigkeitsbedürfnis. Im täglichen Leben kann sich das als Schüchternheit, Zurückhaltung, Unnahbarkeit oder Einzelgängertum zeigen. Um sich seine Unbeeinflussbarkeit zu erhalten, meidet er alle Menschen, die ihn zu etwas verpflichten oder ihm einreden wollen, was denn das Beste für ihn sei. Er vertritt zum Teil sehr eigenwillige Ansichten, die »normale« Menschen schwer nachvollziehen können. Seine selbst gemachte Einsamkeit macht ihm nichts aus, so behauptet er. Er will auf keinen Fall, dass sich andere in seine Angelegenheiten einmischen. Er braucht viel Ruhe für sich selbst und ist im Prinzip sehr tolerant. »Jeder soll so leben, wie er will«, wäre ein typischer Ausspruch der Water-Violet-Konstitution. Obwohl sie sehr stolz und unnahbar wirken können, haben diese Menschen einen wertvollen Kern, den sie jenen zeigen, die sich die Zeit und die Aufmerksamkeit nehmen, sie wirklich kennenzulernen. Water Violet kann ihm helfen, wieder Kontakt zu seiner Umwelt aufzunehmen und das zu schätzen, was er an Geschenken von anderen erhalten kann. Water Violet macht geselliger und aufgeschlossener, und man kann krankhafte innere Distanzen zum Mitmenschen abbauen. Es kann somit gegen Vereinsamung hilfreich sein. Das Interesse an anderen Menschen und das Bedürfnis, mit ihnen Gefühle und Gedanken auszutauschen, sind fundamentale Eigenschaften der menschlichen Seele und für die psychische Gesundheit wichtig. In unseren Mitmenschen können wir uns selbst wie in einem Spiegel erkennen. Das macht uns Water Violet wieder bewusst.

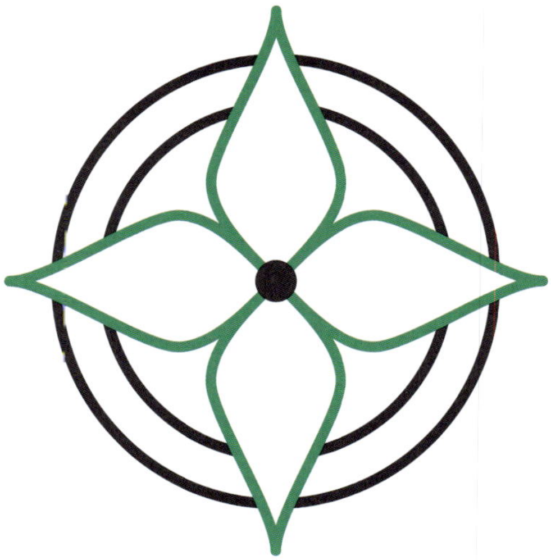

White Chestnut

Weiße Rosskastanie

Das Seelenwesen

Du trittst auf der Stelle, wenn du nicht teilnimmst am Leben. Quirlig und bunt ist das Leben wie eine sprudelnde Quelle, die ihre Farbenpracht zeigt im Licht der Sonne. Funkelnde Facetten durchziehen dein Gemüt. Staunend nimmst du sie wahr und verweilst im Augenblick. Betrachtend wirst du ruhig und genießt. So sinnlich ist die Welt, so reich an Erfahrungen und so bunt an Möglichkeiten. Stränge an Informationen durchziehen deinen Geist, so lasse sie ziehen, es macht dir nichts aus. Greife nicht zu, denn es ist Illusion. Im Lichte des Seins ist Teilchen und Bewegung und Dichte, so wie du selbst als Mensch. Greife hinein, wenn es dir Spaß macht, bewege die Welt und nimm dir heraus, was zu dir gehört.

Ich fühle die Klarheit der Stille
und gehöre dazu.

Substanz

Die Gewöhnliche Rosskastanie, Aesculus hippocastanum, auch Gemeine Rosskastanie oder Weiße Rosskastanie genannt, ist eine Pflanzenart aus der Gattung Rosskastanien (Aesculus) innerhalb der Familie Seifenbaumgewächse (Sapindaceae). Sie ist auf der Balkanhalbinsel heimisch und in Mitteleuropa verbreitet angepflanzt. Die Gewöhnliche Rosskastanie wächst als sommergrüner Baum, dessen Wuchshöhe bis zu 30 Meter erreicht. Sie kann ein Alter von bis zu 300 Jahren erreichen. Rosskastanienextrakt dichtet die Gefäße ab, beugt Schwellungen vor und unterstützt bei Venenschwäche. Die Blüten helfen als Tee gegen Erkältung, die Blätter bei Fieber und Keuchhusten.

Psyche und Gemüt

White Chestnut kann helfen, Gedankenkarusselle zu durchbrechen, die sogar so weit gehen können, dass der Mensch in zwanghaftes Denken, fixe Ideen oder andere krankhafte psychische Störungen abdriftet. Wie ein Schlager, den wir dann ständig als Ohrwurm im Kopf haben, kreisen die immer gleichen Gedanken, und es wird immer mehr zu einer geistigen Besetzung. White Chestnut unterstützt den Prozess, sich auch wieder auf seine Gefühlswelten einzulassen und sich zu trauen, auch Emotionen zu zeigen und sich darüber auszutauschen. Dann ist der seelische Druck erst einmal kleiner und muss nicht durch ständiges Gedankenwälzen bearbeitet werden. Abgespaltene Ängste, Sehnsüchte und Bedenken dürfen ausgesprochen werden, damit sie nicht im Inneren eingesperrt bleiben und als Gedanken rotieren. Dazu hilft es auch durchaus, sich seine Emotionen erst einmal selbst voll und ganz zuzugestehen. Wenn man sich in Phasen befindet, in denen man sich intensiv mit etwas Bestimmtem beschäftigen muss, wie z. B. in Prüfungsphasen, kann man dies mit großer Intensität, Konzentration und Fantasie tun. Mithilfe der Bachblüten-Energie kann dann alles, was nicht dazugehört, aus dem Gedankenkreis verschwinden. Das macht die geistige Arbeit sehr effektiv. White Chestnut ist das Mittel für klares Denken. Es befreit den Kopf von quälenden Vorstellungen, und oft auch von Kopfschmerzen, fördert die Konzentrationsfähigkeit und hat eine insgesamt ordnende Wirkung auf das Denken. Wenn unterdrückte Probleme, Sorgen, Schmerzen oder Ängste das Thema sind, die nun endlich verarbeitet werden wollen, dann hilft die Blüte, sich das ansehen zu können und den ersten Schritt zur Lösung zu gehen.

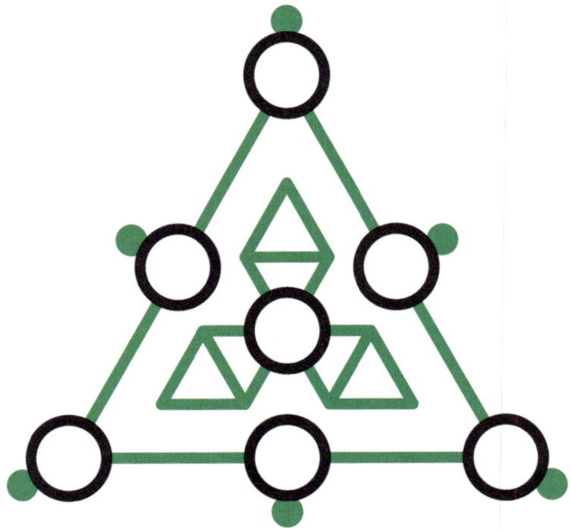

Wild Oat

Waldtrespe

Das Seelenwesen

Sich treiben lassen in die Erfüllung, was kann es Schöneres geben. Dir jedoch wird es langweilig, denn das Leben verlangt Entscheidungen. Zielgerichtet soll es sein und voller Sinn. Bemüßigt fühlst du dich, etwas zu ändern. Aus deinem Willen ziehst du die Ressource, die dir sinnvoll erscheint. Vergessen hast du die große Seele, die dich zieht zu neuen Ufern. Der große Plan steckt tief in dir. Niemals wirst du ihn vergessen, und schon längst ist er erfüllt. Genießen sollst du dein Sein, mit allem, was sich bietet. So klein ist deine Welt, doch hast du Größe, sie zu sehen. So weite deinen Raum und lasse dich finden.

Ich finde Sinn,
weil ich nicht suche.

Substanz

Die Waldtrespe, Allseitswendige Trespe oder Bromus ramosus, gehört zur Familie der Süßgräser. Mit etwa 12000 Arten in rund 780 Gattungen sind sie eine der größten Familien innerhalb der Blütenpflanzen. Man nennt die Waldtrespe auch Hafergras, Wildhafer oder Wilde Waldtrespe. Bei den Formen von Bromus ramosus handelt es sich um ausdauernde krautige Pflanzen, die Wuchshöhen von 50 bis 150 Zentimeter, selten bis zu 2 Meter erreichen können. Das hochwachsende Süßgras gedeiht in kleinen Horsten. Die Wald-Trespe wird bei den Bachblüten verwendet, für die Naturheilkunde sind in den gängigen Medien keine Einsatzgebiete bekannt.

Psyche und Gemüt

Wild Oat hilft den Menschen, bei unklaren Zielvorstellungen und daraus entstehender Unzufriedenheit ihre Lebensaufgabe zu finden oder den nächsten Schritt klar vor sich zu sehen. Für alle, die sich noch nicht sicher sind, die Essenz in ihrem Leben gefunden zu haben, und sich ständig fragen, wie es nun wohl weitergehen kann, hilft Wild Oat, eine Klärung herbeizuführen. Die betroffenen Menschen haben zwar den Ehrgeiz, in ihrem Leben etwas Besonderes leisten zu wollen und dies auch zu genießen, ihre Schwierigkeit liegt jedoch darin, dass sie sich nicht entscheiden können, welcher Beschäftigung sie nachgehen sollen. Menschen, die sich oft fühlen wie »in der Luft hängend«, können von Wild Oat profitieren. Dieser Zustand tritt oft bei Jugendlichen in Erscheinung, die sich trotz Enthusiasmus noch nicht orientieren können. Wild Oat kann dazu verhelfen, innere Ruhe und Klarheit zu finden und die Dinge, die man begonnen hat, auch zu beenden. Natürlich braucht man klare Zielvorstellungen, wie man das volle Potenzial seiner Möglichkeiten einsetzen kann. Wild Oat ist ein wichtiger Begleiter für Menschen, die erkannt haben, dass das Leben eben manchmal ein Zick-Zack-Kurs ist und man auch auf diese Weise wichtige Erkenntnisse und wertvolle Erfahrungen machen kann. Es ist nicht selbstverständlich, dass wir Menschen uns in das »normale« System von Kindergarten, Schule, Studium, Arbeitswelt hineinzwängen müssen. Als freier Mensch dürfen wir uns immer wieder entscheiden, ob die aktuellen Lebensumstände zu uns passen. Mit Wild Oat sieht man den Sinn, verfolgt sein Ziel und ist erfüllt.

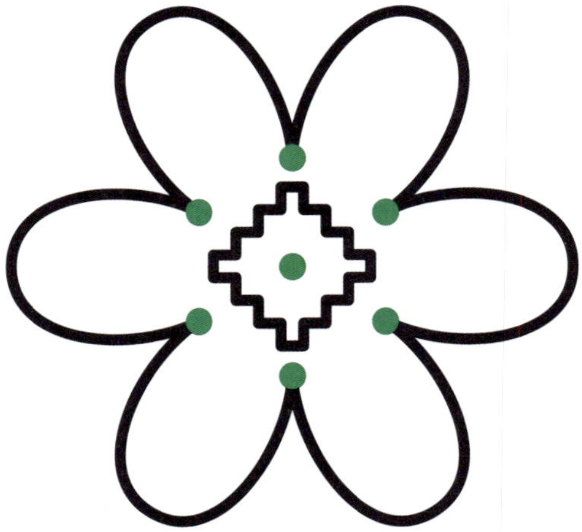

Wild Rose

Heckenrose

Das Seelenwesen

Dein Dornröschenschlaf hat hundert Jahre gedauert, vielleicht auch noch viel länger. Jedoch auch der längste Schlaf endet einmal, und dann ist es dir unmöglich, so zu tun, als würdest du immer noch schlafen. Du bist wach. So öffne deine Augen und gewöhne dich an das Licht. Beobachte das Funkeln der Sonne und lasse dich an der Nase kitzeln. Vielleicht fühlst du den Duft. Er kommt zu dir, auch wenn du dich nicht rührst. Du kannst nicht mehr so tun, als wäre es nicht da, das Sinnliche im Leben, denn du bist ein Teil davon. Nun macht es sich stark bemerkbar, wird nicht aufhören, dich zu kitzeln, bis du niesen musst. Lauthals will es aus dir heraus, das pralle Leben. Pulsieren will es unter deiner Haut. Dein Herz schlägt. Jeder wird es sehen, ob du das nun magst oder nicht. Es ist Zeit, dabei zu sein.

Ich bin dabei.

Substanz

Die Hundsrose, Rosa canina oder Heckenrose, ist eine Pflanzenart innerhalb der Familie der Rosengewächse (Rosaceae). Sie ist die mit Abstand häufigste wild wachsende Art der Gattung Rosen (Rosa) in Mitteleuropa. Die Hundsrose wächst als sommergrüner, aufrechter, lockerer Strauch und bildet lange überhängende Äste und Zweige. Die Industrie verwendet Inhaltsstoffe dieser Pflanze. Die Blüten und die Blätter, sowie die Hagebutten werden in der Naturheilkunde verwendet. Die Rosengallen wirken dank ihres hohen Gerbstoffgehalts adstringierend und tonisch. Der hohe Vitamin-C-Gehalt macht die frisch gesammelten Hagebutten vielseitig anwendbar.

Psyche und Gemüt

Wild Rose ist die Blüte, um die Lebenslust wiederzufinden. Im negativen Zustand befindet sich der Betroffene in einem bestimmten Lebensbereich in einem Zustand von Apathie, innerer Teilnahmslosigkeit oder gar völliger Resignation. Bei alten Menschen, die immer kraftloser werden, ist Wild Rose eine wichtige Blüte. Bei versteckten Depressionen, weil man meint, sowieso nichts gegen seine Situation tun zu können, hilft Wild Rose, wieder neuen Mut zu fassen und auch mal seine Stacheln (Dornen) auszufahren, um die unbefriedigende Situation zu ändern. Wild-Rose-Charaktere haben in ihrem Leben schon einiges an Leid erfahren. Die Lebenskraft und Vitalität ist sehr eingeschränkt. Sie haben nicht die Kraft, unbefriedigende Lebensverhältnisse zu ändern, indem sie z. B. in eine bessere Wohnung umziehen, eine lieblose Ehe verlassen oder einen langweiligen Beruf wechseln. Sie schaffen es nicht mehr, ihre Stacheln noch mal auszufahren und diese durchsetzende Kraft der Rose zu nutzen. Sie ist auch für Säuglinge geeignet, die nach einer schweren Geburt wie apathisch sind, oder für Kinder, die in der Ecke hocken und für gar nichts zu begeistern sind. Wild Rose symbolisiert auch die sinnliche Seite der Rose und das Bedürfnis eines jeden Menschen nach Wohlgefühl und Sinnlichkeit. Nur bemüht sich der Mensch nicht mehr, das Schöne im Leben zu finden – und seien es nur alltägliche Kleinigkeiten. Wild Rose kann die Bereitschaft dazu wecken, wieder ins Leben zurückzukommen. In seiner positiven Entwicklung kann der Mensch dann seine Realität ohne starre Überzeugungen oder Vorurteile in innerer Freiheit leben, sich mit dem Leben mitfließen lassen und aus dieser Haltung heraus dem Leben seine schönen Seiten abgewinnen.

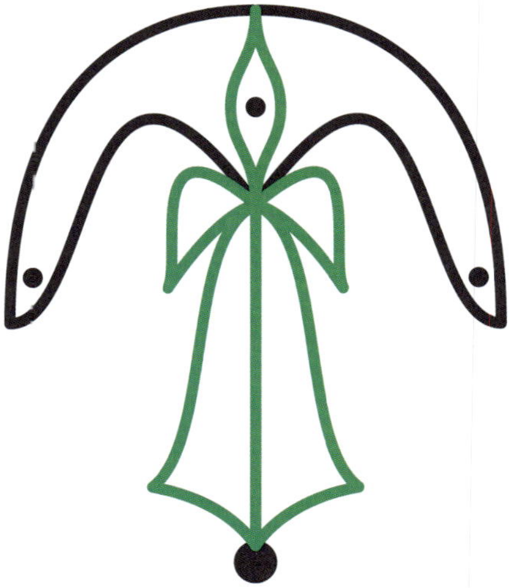

Willow

Weide

Das Seelenwesen

So wie die Weide hängst du deine Äste tief hinab und spielst mit dem Urgrund. So viele Facetten wie Zweige hat dein Leben. Du aber blickst hinab. Gewöhnt hast du dich daran, den Blick zu senken, sodass dein Nacken schon ganz steif geworden ist und dein Rückgrat gebeugt. Verharrst du immer in der gleichen Haltung, wird dich das Schicksal brechen können, denn dann geht es nicht anders, als dich in dieser Weise zu bewegen. Die Empfehlung lautet: Versuche sanft, dich in eine andere Position zu begeben und in eine neue Richtung zu schauen. Setze einen Fuß vor den anderen und nimm wahr, wie sich die Umgebung wandelt. Schönheit taucht in dein Leben ein und bietet dir an, mit ihr zu fließen. So fließe mit ihr mit.

Ich bin biegsam
und bleibe doch ich selbst.

Substanz

Die Weiden (Salix) sind eine Pflanzengattung aus der Familie der Weidengewächse (Salicaceae) und umfassen etwa 450 Arten. Ihr Verbreitungsgebiet erstreckt sich über alle Teile der nördlichen gemäßigten Zone bis zur Arktis. Der Name Weide kommt von althochdeutsch »wīda«, »die Biegsame«. Das Holz ist biegsam, sehr leicht, zäh und faserig. Bereits in der Heilkunde der alten Hochkulturen Indiens, Vorderasiens und Ägyptens hatten Weidenrinde, -blätter und -zweige ihren festen Platz als fiebersenkende und schmerzstillende Mittel. Die Weide ist die natürliche Quelle der Salicylsäure, dem Ausgangsstoff von Aspirin.

Psyche und Gemüt

Willow eignet sich für Menschen, denen ein Missgeschick oder Unglück widerfahren ist und die dies nur schwer akzeptieren können. Sie sind der Meinung, dass sie eine so schwere Prüfung nicht verdient haben. Oftmals beklagen sie sich deshalb oder sind verbittert über ihr Schicksal. Alle krankhaften Störungen, die mit Enttäuschung oder Verbitterung einhergehen oder davon ausgelöst wurden, lohnen den Einsatz der Weide. Emotional verweilen die Betroffenen in einer Energie von Unversöhnlichkeit oder gar Rachsucht, weil sie sich ungerecht und gemein behandelt fühlen. So fühlt sich der Willow-Charakter vom Leben betrogen, und seine Aufmerksamkeit verweilt bei den Dingen, die ihm diese Grundhaltung scheinbar bestätigen. Geprägt von seiner dauernden inneren Unzufriedenheit breitet sich Negativität immer mehr in seinem Gemüt und Denken aus. Trifft er sich mit Freunden oder Kollegen, wird diese Negativität gegenseitig genährt und hochgeschaukelt, z. B. in politischen Diskussionen, wo »eh alles schlecht ist«. Mit der Freudlosigkeit, die sich dadurch ausbreitet, verdirbt er anderen Menschen die Laune, bis niemand mehr Lust auf seine Gesellschaft hat. Die Flexibilität von Willow kann helfen, diese verhärteten Gedanken wieder zu relativieren und andere Denkmöglichkeiten zuzulassen. Dadurch wird es dem betroffenen Menschen wieder möglich, auf Lebenssituationen, bei denen er vorher stets mit Empörung oder Verbitterung reagiert hatte, entspannter und überlegen zu reagieren. Er kann das Leben dann aus einem höheren Gerechtigkeitssinn heraus betrachten und weiß, dass manche Dinge eben so kommen müssen, weil alle Menschen hier auf der Erde etwas zu lernen haben. Mit Willow kann der Mensch verstehen lernen, dass Niederlagen und Verluste lediglich die Funktion von Wegweisern im Leben haben.

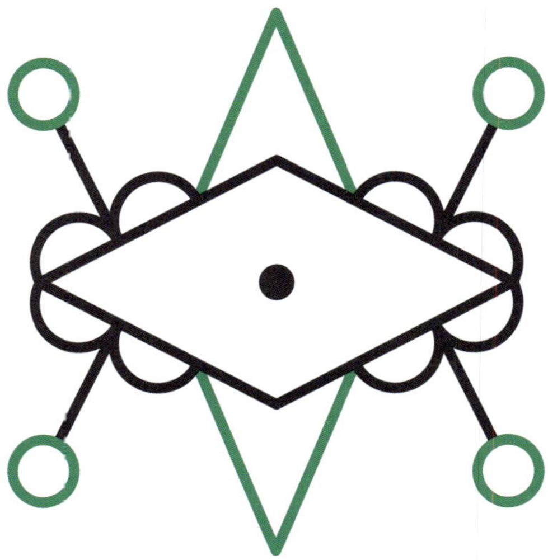

Rescue

Notfallmischung

Das Seelenwesen

Es ist bereits mit deiner Niederkunft geschehen, dass du in die Schwere eingetreten bist. Denn dies war notwendig, um dein Ankommen hier zu bewältigen. Die hohen Sphären, aus denen du kommst, können nicht existent werden in einer Welt, die nicht von reiner Lichtschwingung durchzogen ist. Jedoch war dies deine Vereinbarung mit uns, den höheren Welten. In Gegenseitigkeit haben wir den Vertrag gestaltet, der dich die Welt der Erde betreten ließ. Unser Anteil ist es, dich zu beschützen, selbst in jenen Tagen, in denen es noch dunkler scheint als bei deiner Ankunft. So wisse, wir erfüllen den Vertrag so wie du. Dein Anteil lebt durch deinen Mut, im Hier und Jetzt zu sein. Unser Anteil lebt durch das Fluten deines Geistes und deiner Zellen mit Licht. Im Moment findet dies vermehrt statt.

In der größten Not ist das hellste Licht.

Substanz

Von allen Bachblüten-Produkten ist diese Kombination von fünf verschiedenen Bachblüten die bekannteste und am weitesten verbreitet. Mit ihr half Edward Bach 1930 einem in Seenot geratenen Fischer. Die umfassende Kombination für Notsituationen enthält die fünf Blütenpräparate Impatiens (hilft bei innerer Anspannung, Irritation und Ungeduld), Star of Bethlehem (hilft bei Schock, wirkt ausgleichend), Cherry Plum (hilft bei psychischem Stress, Unruhe, irrationalen Gedanken, Gefühl von Kontrollverlust), Rock Rose (hilft bei Gefühlen von Verzweiflung und Panik) und Clematis (fördert Interesse am Leben, hilft bei Unaufmerksamkeit).
Wichtig: Die Notfallmischung ersetzt keine medizinische Notfallbehandlung.

Psyche und Gemüt

Die Rescue-Mischung wird in emotional aufregenden oder verstörenden Situationen verwendet. Im Vordergrund steht hier die seelische Notfallsituation, in der sich der Mensch plötzlich wiederfindet. Das muss nicht unbedingt ein Unfall sein. Es sind alle Situationen, die einen »erschüttern«. Das kann ein heftiger Streit sein, aber auch eine plötzliche schlimme Nachricht oder der Steuerbescheid, der viel höher ist als erwartet. Man ist aus dem Gleichgewicht gekommen, als Folge davon in innerer Spannung, Panik oder wie gelähmt. Rescue kann hier die Erstarrung oder Panik lösen und dafür sorgen, dass der Mensch wieder »zu sich« kommt. Rescue kann auch begleitend zu plötzlichen körperlichen Beschwerden eingesetzt werden, z. B. bei akuten Kopfschmerzen, plötzlichen Bauchschmerzen wegen Schulaufregung bei Kindern, nach kleineren Unfällen oder akuten Schmerzen. Bei allen Not- und Stresssituationen und in Krisen kann Rescue Entspannung in das Körper-Seele-Geist-System bringen. Mit der Blütenzusammenstellung in der Mischung erfasste Edward Bach ein übergeordnetes archetypisches menschliches Reaktionsmuster. Etwas, was jeder Mensch durchmacht, wenn ihn ein Ereignis so überfordert, dass seine Seele-Geist-Körper-Integration gefährdet ist. Nach der Geburt tut die Rescue-Schwingung sowohl der Mutter als auch dem Neugeborenen gut. Die Blüten eignen sich bei Ängsten und Befürchtungen, z. B. dass etwas Schlimmes passieren könnte. Rescue kann noch lange Zeit nach einem einschneidenden Erlebnis hilfreich sein, z. B. wenn man einen Unfall, Gewaltanwendung oder schockierende Nachrichten noch immer nicht verarbeitet hat.

Danksagung

Lieber Samuel Hahnemann, wir danken dir, dass du uns mit deinen Selbstversuchen und Experimenten vor über 200 Jahren ein wunderbares Heilmittel – die Homöopathie – geschenkt hast. Nichts anders tun wir hier mit der Weiterentwicklung dieser Schwingungsmittel in Symbolform, denn nur durch Erfahrung werden wir klüger – und durch Offenheit den ungeahnten Möglichkeiten gegenüber, die uns die Informationsmedizin in Zukunft noch zeigen und bieten wird. Wir danken allen genialen Homöopathen weltweit, die die Bedeutung der Gemütssymptome für die Heilung so tiefgehend untersucht und erforscht haben.

Wir danken euch Lesern und Anwendern für euer Vertrauen, auch manchmal »ver-rückt« erscheinende Vorgehensweisen auszuprobieren. Denn manchmal muss man wohl ein wenig oder auch ein wenig weiter vom Gängigen abrücken, um faszinierende Welten entdecken zu können. Nur so konnte das mechanistische Weltbild überholt werden. Wir sind gespannt, wohin das führt und in welchen Dimensionen wir uns alle wiedersehen werden.

Danke, Raphael und allen Beteiligten im Mankau Verlag, für die Umsetzung und Verbreitung dieses Buches und eure stets so wohlwollende und tatkräftige Unterstützung!

Eure Roswitha und Christina im August 2024

Literaturverzeichnis

Dr. med. Cordelia Alber-Klein
Regina Hornberger
Bachblüten und 52 neue Blütenessenzen
ISBN 978-3-89416-791-2

Dr. Edward Bach/Gabriele Kuby
Heile dich selbst. Die 38 Bachblüten
ISBN 978-3-44214-150-0

Philipp Bailey
Psychologische Homöopathie: Die Persönlichkeitsprofile der 35 wichtigsten homöopathischen Mittel
ISBN 978-3-8304-8298-7

Catherine R. Coulter
Portraits homöopathischer Arzneimittel. Zur Psychosomatik ausgewählter Konstitutionstypen
ISBN 978-3-8304-7269-8

Dr. Claudia de Laporte
Homöopathie bei seelischen Erkrankungen
ISBN 978-3-93709-530-1

Samuel Hahnemann
Organon der Heilkunst
ISBN 978-3-86511-693-2

Antonie Peppler
Hans-Jürgen Albrecht
Kreative Homöopathie
Der Weg zur Lebenslust
ISBN 978-3-93321-902-2

Anna E. Röcker
Heilen mit Bachblüten
ISBN 978-3-86374-661-2

Anna E. Röcker/Raffaella Sirtoli
Heilen mit Bachblüten. Das Kartenset
ISBN 978-3-86374-099-3

Rajan Sankaran
Die Seele der Heilmittel
ISBN 978-81-9011-030-3

Mechthild Scheffer
Die Original Bachblüten-Therapie
ISBN 978-3-89631-305-8

Keith Souter
Homöopathie für die Seele
ISBN 978-3-44213-829-6

Internetadressen

www.roswithastark.de
Praxis, Seminare und Vortragsangebote für Informationsmedizin und Energetik von Roswitha Stark

www.ypsilon-shop.de
Onlineshop von Christina Baumann mit Schautafeln, Tensoren u.v.m. für die Arbeit mit der Neuen Homöopathie

www.christina-baumann.net
Coaching, Persönlichkeitsentwicklung und Human Design Beratung

www.mankau-verlag.de/forum
Soziale Netzwerke des Mankau Verlags

www.heilen-mit-symbolen.info
Blog rund um die Symbolemedizin

Impressum

Bibliografische Information der Deutschen Nationalbibliothek
Die Deutsche Nationalbibliothek verzeichnet diese Publikation in der Deutschen Nationalbibliografie; detaillierte bibliografische Daten sind im Internet über http://dnb.d-nb.de abrufbar.

Christina Baumann/Roswitha Stark
Homöopathische Symbolapotheke: Psyche und Gemüt
111 Schwingungsmittel für mentale, emotionale und seelische Gesundheit
EXTRA: Alle 38 Bachblüten + Rescue-Mittel in Symbolform
2. Auflage 2026 (1. Aufl. 2024)
ISBN 978-3-86374-725-1

Mankau Verlag GmbH
Pfarrgasse 1, D-82497 Unterammergau
kontakt@mankau-verlag.de
Im Netz: www.mankau-verlag.de
Soziale Netzwerke: www.mankau-verlag.de/forum

Lektorat: Redaktionsbüro Julia Feldbaum, Augsburg
Endkorrektorat: Susanne Langer-Joffroy M. A., Germering
Cover/Umschlag: Guter Punkt GmbH & Co. KG, München
Satz und Bildredaktion: Lydia Kühn, Aix-en-Provence, Frankreich
Layout: Mankau Verlag GmbH

Bildnachweis:
Illustrationen der Symbole: © **Mankau Verlag GmbH**
© **stock.adobe.com** Daniel FerBau: 8; akkash jpg: 11; Birgit Münch: 12–13; alones: 15; tookitook: 19; Melinda Nagy: 20; funkenzauber: 21; AITTHIPHONG: 22–23; v.o.n.u. 37: Conrad (1), salman2 (2), Ruckszio (3–5), M. Schuppich (6, 8), Tanya Keisha (7), simona (9); v.o.n.u. 38: emerald17 (1), Henri Koskinen (2), Bruno Mader (3), Joachim (4), Sabine Se (5), salita2010 (6), farbkombinat (7), Karin Jähne (8), Marc (9); v.o.n.u. 39: Rodolphe GODIN (1), Holger T.K. (2), Tom-W-Photography (3), rsooll (4); nahhan (5), Julien Rondez (6), Maxal Tamor (7), Vesna (8), Yuriy Kulik (9); v.o.n.u. 40: Henri Koskinen (1), Scisetti Alfio (2), mema (3), PIXATERRA (4), digi_dresden (5), ihorhvozdetskiy (6), dachux21 (7), Holger T.K. (8), Erik (9); v.o.n.u. 41: Arpad (1), Maria Brzostowska 2); euthymia: 43; Piotr Marcinski: 44u.; Peter Hermes Furian: 51; A Stock Studio: 56–57; Ruckszio: 59; Valerii Zan: 63; rdnzl: 77; unpict: 81; Swapan: 83; PixieMe: 85; Popova Olga: 87; emuck: 95; msk.nina: 99; Wakhron: 103; Erich Mücke: 105; Scisetti Alfio: 107; uckyo: 111; spline_x: 113; RHJ: 119, 121, 147; jagodka: 123; yevgeniyl1: 125; fotomaster: 127, 135; Djomas: 131; mgkuijpers: 137; Björn Wylezich: 141, 163; kaedeezign: 151; Diana Taliun: 157; 159: Casimiro; bluedesign: 161; Dionisvera: 165; pdm: 171; spline_x: 179; Danny: 185; Krzysztof Bubel: 187
© **Wikipedia Comm** Wellcome Library, London: 17; H. Zell/Wikimedia Commons/CC-BY-SA-3.0/GFDL: 65, 97, 117, 153; EugeneZelenko/Wikimedia Commons/CC-BY-SA-3.0/GFDL: 109
© **Mankau Verlag GmbH** 44o.; 112
© **Christina Baumann** 52; 181
© **lydiakuehn.de** 54
© **Colourbox.de** 61; Daniela Stärk: 69; 101; Callipso: 129; Pavel Iukhimets: 133; Igor Marusitsenko: 139; Neirfy: 155; VV Voennyy: 193
© **Can Stock Photo** Tsekhmister: 67; scis65: 71; ajafoto: 73, 79; JDeBoer: 75; Digifuture: 89; stocksnapper: 91; vvoennyy: 93; silencefoto: 115; spline: 143; alexeysmirnov: 145; marilyna: 149, 189; sinnawin: 167; valzan: 169; nito: 173; _Vilor: 175; Mayerberg: 177; jianghaistudio: 183; Elena: 191

Druck: Westermann Druck Zwickau GmbH, Zwickau/Sachsen

FSC www.fsc.org MIX Papier | Fördert gute Waldnutzung FSC® C110508

Wichtiger Hinweis des Verlags:
Die Informationen und Ratschläge in diesem Buch sind sorgfältig recherchiert und geprüft worden. Dennoch erfolgen alle Angaben ohne Gewähr. Weder Autorinnen noch Verlag können für eventuelle Nachteile oder Schäden, die aus den hier erteilten praktischen Hinweisen resultieren, eine Haftung übernehmen. Die vorgestellten Hilfestellungen und Therapievorschläge sollen den Besuch beim entsprechenden Facharzt, Psychologen oder Heilpraktiker nicht ersetzen, sondern ergänzen.

Stichwortregister

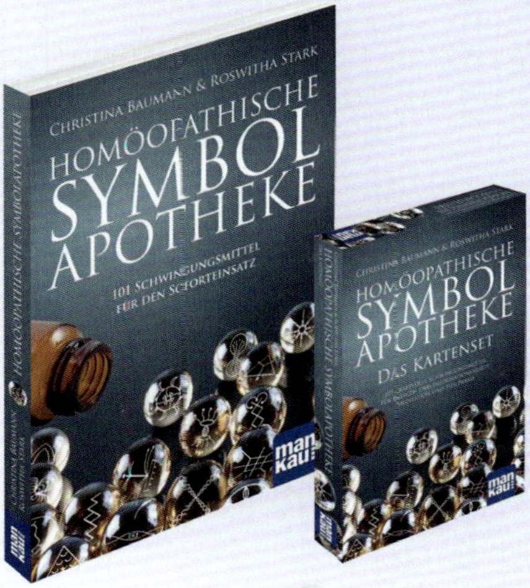
Christina Baumann & Roswitha Stark
Homöopathische Symbol Apotheke
101 Schwingungsmittel für den Soforteinsatz
Das Kartenset
mankau

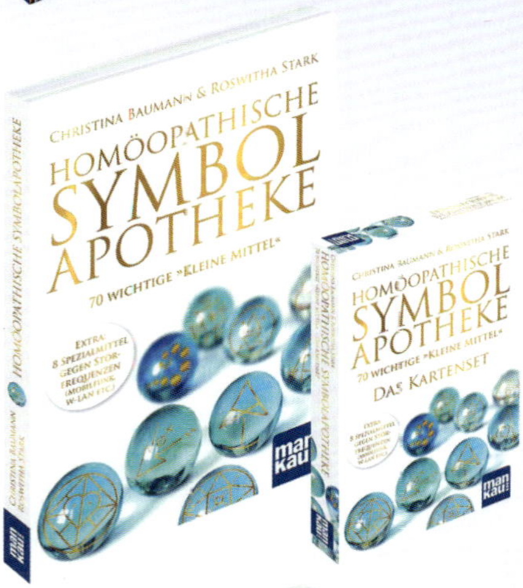
Christina Baumann & Roswitha Stark
Homöopathische Symbol Apotheke
70 wichtige »Kleine Mittel«
Das Kartenset
mankau

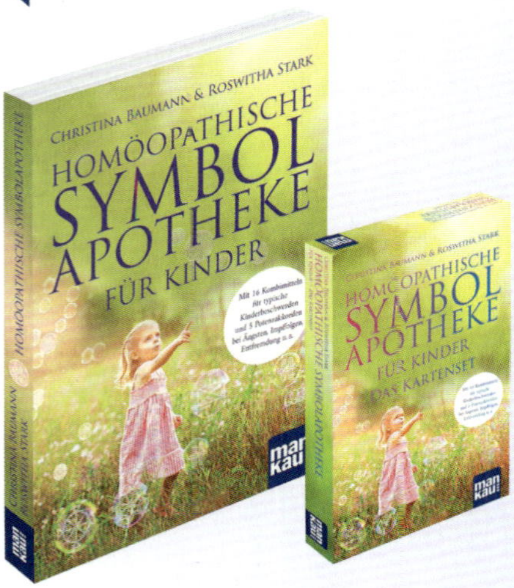
Christina Baumann & Roswitha Stark
Homöopathische Symbol Apotheke
für Kinder
Das Kartenset
mankau